U0272649

五运六气挈要

苏颖 编著

全国百佳图书出版单位

中国中医药出版社

·北京·

图书在版编目（CIP）数据

五运六气挈要 / 苏颖编著 . —北京：中国中医药
出版社，2022.2
ISBN 978-7-5132-6064-0

Ⅰ . ①五… Ⅱ . ①苏… Ⅲ . ①运气（中医）—基本知识
Ⅳ . ① R226

中国版本图书馆 CIP 数据核字（2020）第 006284 号

中国中医药出版社出版

北京经济技术开发区科创十三街 31 号院二区 8 号楼
邮政编码　100176
传真　010-64405721
河北省武强县画业有限责任公司印刷
各地新华书店经销

开本　880×1230　1/32　印张 12.25　字数 281 千字
2022 年 2 月第 1 版　2022 年 2 月第 1 次印刷
书号　ISBN 978 – 7 – 5132 – 6064 – 0

定价　58.00 元
网址　www.cptcm.com

服 务 热 线　010-64405510
购 书 热 线　010-89535836
维 权 打 假　010-64405753

微信服务号　**zgzyycbs**
微商城网址　**https://kdt.im/LIdUGr**
官 方 微 博　**http://e.weibo.com/cptcm**
天猫旗舰店网址　**https://zgzyycbs.tmall.com**

如有印装质量问题请与本社出版部联系（010-64405510）
版权专有　侵权必究

前　言

　　五运六气是中医学理论的精髓，是《黄帝内经》"人与天地相参"整体恒动医学观的核心。五运六气理论吸收了中国古代先进的哲学思想，汲取了中国古代天文历法等自然科学成就，将自然时空规律及气候变化规律与人体生命活动规律及疾病变化规律紧密相结合，其理论对于研究人体生命活动及防治疾病具有重要价值，它是研究人体生命活动及防治疾病的珍贵经典文献。

　　由于五运六气理论涉及到古代天文历法，加之文辞古奥，给学习者带来一定困难。为了弘扬五运六气精髓，传承五运六气理论及其运用，故将《黄帝内经》五运六气理论基本内容及其重要理论简明扼要地提炼，名《五运六气挈要》，以方便读者学习。

　　《五运六气挈要》包括上篇五运六气基本认识、中篇五运六气基本内容、下篇五运六气理论与运用，以及附篇《黄帝内经》运气九篇原文简注。上篇阐述了五运六气理论的形成及沿革；中篇讲解了五运六气理论的基本内容及推求方法；下篇对于五运六气的核心理论、天时民病特点、五运六气与瘟疫、五运六气方剂、五运六气医案予以简述。

　　《五运六气挈要》尽可能地展现《黄帝内经》五运六气的自然时空与人体生命密切相关医学观的科学性及实用性，尽可能地展现五运六气理论的系统性及完整性。文中将深邃古奥的五运六气理论尽可能简明地表述，使学习者一目了然，以达到学习五运六气及掌握五运六气的目的。但愿本文能启发学习者临床运用五运六气的思路，在学习过程中能够培养《黄帝内经》"人与天地相参"的中医整体临床思维，领会五运六气理论的博大精深及其对防治疾病的重要意义。

本书定有不足，还望同仁海涵并恳请指正！

苏颖

2022 年 1 月于长春中医药大学杏林苑

目　录

上篇　五运六气基本认识

中篇 五运六气基本内容

下篇 五运六气理论与运用

附 运气九篇原文简注

上篇

五运六气基本认识

五运六气，简称运气。五运六气是中国古代研究天时气候变化规律以及天时气候变化规律对人体生命影响的一门科学。它是以天人相应整体观为指导思想，以阴阳五行为理论基础，以天干地支为演绎工具，它研究的是以六十年为一个甲子周期的天地自然气候、物候、病候变化规律及临床疾病防治规律。

一、五运六气大要

（一）五运六气概念

五运六气理论记载在《黄帝内经》（简称《内经》）中，主要记载于《素问》的《天元纪大论》《五运行大论》《六微旨大论》《气交变大论》《五常政大论》《六元正纪大论》《至真要大论》《刺法论》《本病论》《六节藏象论》，以及《灵枢》的《九宫八风》等篇章中。

五运六气的基本内容有五运和六气两部分。五运，即木运、火运、土运、金运、水运。五运分别配以天干，用来推求各年岁运及各年春、夏、长夏、秋、冬五个季节的气候变化规律。六气，即风、热、火、湿、燥、寒。六气分别配以地支，用来推求各年初之气、二之气、三之气、四之气、五之气、终之气这六个时段的正常气候变化（主气）及可能出现的异常气候变化（客气）。五运是形成气候变化的地面因素，六气是形成气候变化的空间因素，五运与六气相结合，可综合分析并推求各年气候变化和疾病流行的一般规律，还可以推求各年气候变化和疾病流行的特殊情况，从而为预防自然灾害、疾病流行及临床诊治等提供依据。

五运六气理论是《内经》天人相应理论体系的核心，其理论内容属于中医外感病因学范畴。它在研究人体生命活动规律时，把活着的动态的整体的人体生命放到大自然背景下，研究五运六气节律、自然界阴阳消长规律对人体生命活动的影响，将自然气候变化与人体生命活动规律、发病规律、组方用药规律以及养生防病规律紧密结合在一起，从时空节律角度研究了天时气候变化规律对人体生命活动及发病的影响。中医学天人相应的整体恒动医学思想，完整地反映在五运六气理论中，充分体现了五运六气理论体系的学术特点。

五运六气理论在病因病机方面，强调了人体正气在发病过程中的重要性，提出了"正气存内，邪不可干"的发病观，以及"审察病机，无失气宜""必先五胜"等审察病机的原则；在病位病性方面，根据五运六气气候变化属性及人体疾病症状表现，以木、火、土、金、水五行及肝、心、脾、肺、肾五脏予以疾病定位，以风、热、火、湿、燥、寒六气盛衰等进行疾病定性；在治疗方面，提出了"先立其年，以知其气""必伏其所主，而先其所因""赞所不胜，必折其郁气""折其郁气，资其化源""谨察阴阳所在而调之，以平为期"等原则，提出了"治有缓急，方有大小"及君臣佐使的制方原则；根据五运六气变化规律，提出了"风淫所胜，平以辛凉，佐以苦甘，以甘缓之，以酸泻之"等独特的四气五味组方用药原则。

五运六气理论对中医外感病因学发展起到了积极的推动作用。它阐释了以六十年为一个甲子周期的自然规律及其与人体生命的密切关系，创立了医学气象历法五运六气历，阐发了六气致病理论，提出气化学说和外感病机理论，系统论述了天人相应的整体治疗原则，扩大了中医学理论及其应用范畴，有力地促进了中医学术的发展，长期以来一直有效地指导着中医临床防病治病。作为医生掌握五运六气的重要性，正如《素问·六节藏象论》所云："不知年之所加，气之盛衰，虚实之所起，不可以为工矣。"历代医家也曾有"不通五运六气，检遍方书何济"之训，均强调了习医者学习并研究五运六气理论的重要性与必要性。

历代医家运用五运六气理论指导临床防病治病积累了丰富经验，也推动了中医学的发展与进步。随着医学模式的转变，对于天体运动节律与生物生命活动节律关系的研究，气候变化规律与人体生命节律、发病规律关系的研究日益受到国内外学者的重视。现代的气象医学、地理医学、环境医学、时间医学等新兴交叉学科均属于五运六气理论范畴。

（二）五运六气理论的指导思想

中国古代哲学思想中的气一元论、天人相应观对中医学的形成及发展产生了重要影响。五运六气理论是《内经》的重要组成部分，其指导思想与《内经》相一致，即以气一元论、天人相应观为指导思想。

1. 气一元论

气一元论是中国古代关于世界本源及其发展变化的宇宙观和方法论，是对中医学理论体系包括五运六气的形成及发展产生重要影响的哲学思想。

气一元论认为气是构成万物的本原。"天地合气，万物自生。"（东汉王冲《论衡》）气存在于宇宙之中，是构成宇宙万物本原的运动不息的物质，宇宙万物的生成皆是气自身运动的结果。人体作为宇宙万物之一亦由气构成，也是太虚元气所化，即人是禀天地之气而生。《内经》在这一思想指导下，认为气是构成天地万物的基本物质，气是无时不在，无器不有，其小无内，其大无外，"天气下降，气流于内；地气上升，气腾与天"（《素问·六微旨大论》）。人禀天地之气而生，其生命活动与天地之气息息相关，"人以天地之气生"，"人生于地，悬命于天，天地合气，命之曰人"（《素问·宝命全形论》）。气是生命活动的基本物质，人体生命之气的运行与天地自然之气运行息息相关，逐渐形成了天人相应的整体医学观，可以说"气一元论"是中医学理论体系形成的基石。

气一元论在五运六气理论中占有重要地位。"气"也是《内经》中最基本、运用最广泛的概念。《内经》充分运用了古代"气一元论"的哲学思想，研究了生命起源、自然规律以及人与自然的密切关系，尤其五运六气理论将"气"的概念应用到天文学、气象学、物候学、医学等方面，来研究天时气候变化规律以及气候变化规律对人体生命活动的影响。

阴阳五行学说是气一元论的承载者，是中国古代认识自然和解释自然的世界观与方法论。五运六气理论在研究气候变化规律及其对物候病候影响的规律时，无不运用阴阳五行的法则进行阐述，使阴阳五行理论及其思想贯穿于五运六气理论体系中。五运六气理论认为，气是物质的本源，气是运动的，气的运动是有规律的，形与气是相互转化的，进而探讨了天体演化、宇宙形成及生命的起源。例如《素问·五运行大论》云："夫变化之用，天垂象，地成形，七曜纬虚，五行丽地。地者，所以载生成之形类也。虚者，所以列应天之精气也。形精之动，犹根本之与枝叶也，仰观其象，虽远可知也。帝曰：地之为下否乎？岐伯曰：地为人之下，太虚之中者也。帝曰：凭乎？岐伯曰：大气举之也。"指出了大地及众星辰依靠大气的托举及推动悬浮于太虚之中，并在太虚中按照各自轨迹有规律地运行，太虚之气充满生机，自然万物赖此得以发生。五运六气理论以此为指导思想，全面阐述了以六十年为一个甲子周期的自然界五运六气的运行变化规律及其对人体生命活动的影响。

2. 天人相应整体观

天人相应整体观是中国古代哲学中重要的哲学思想和思维方法。天人相应整体观认为，人之所以能够在自然界中生存，是因为自然界存在着人类赖以生存的环境和条件，自然界环境的变化可以直接或间接地影响人体生命活动，所以说人与自然息息相关，人必须顺应自然规律才能得以生存，顺之者昌，逆之者亡。

天人相应的整体观贯穿于五运六气理论的始终。《内经》在研究人体生命活动规律时，以天人相应的整体观为指导思想来研究人体生命活动与自然气候规律的密切关系。例如，五运六气理论认为，自然界有三阴三阳六气和五行之气的运动变化规律，人体也有三阴三阳六经之气和五脏之气的生命活动规律。自然界三阴三阳六气和五行之气的运行正常与否，直接影响人体三阴三阳六经之气和五脏之气的变化。同时，《内经》认为人体生命活动与自然变化密切相关，自然界阴阳五行之气的运动与人体五脏、六经之气的运动是相互收受通应的，正如《灵枢·岁露论》云："人与天地相参也，与日月相应也。"

天人相应整体观是《内经》五运六气理论的指导思想，并在五运六气理论体系中得到了充分的运用。首先，它强调了人居天地之间、气交之中，与自然界是统一的整体。例如《素问·六微旨大论》云："上下之位，气交之中，人之居也。故曰：天枢之上，天气主之；天枢之下，地气主之；气交之分，人气从之，万物由之。此之谓也。"天气在上而下降，地气在下而上升，人生活于天地之气交会之中，故必须顺应天地之气的变化而变化。《素问·至真要大论》明确指出："天地之大纪，人神之通应也。"说明了人体生命活动与天地自然变化规律是相互通应的。《素问·五运行大论》云："南方生热，热生火，火生苦，苦生心，心生血，血生脾。其在天为热，在地为火，在体为脉，在气为息，在脏为心……喜伤心，恐胜喜；热伤气，寒胜热；苦伤气，咸胜苦。"将天之六气、地之五行、方位与人体的脏腑、七情等紧密联系起来，构成了"四时五脏阴阳"一体的理论体系。

其二，强调了宇宙自然万物是一个有机整体。天人相应整体观认为，由于天体周而复始地运转，才有了四季寒暑交替，才有气候寒热温凉，从而才有各种生命现象及世间万物。正如《素问·天元纪大论》所言："九星悬朗，七曜周旋，曰阴曰阳，曰柔曰刚，幽显既位，寒暑弛张，生生化化，品物咸章。"同时还指出气候寒热变化规律与地域方位有关系，如《素问·五常政大论》云："地有高下，气有温凉，高者气寒，下者气热。"五运六气理论在探求自然界气候变化规律时，将天文、气象、地理、物候融为一体，进而阐明人体生命活动及各种生物对此所做出的相应反应。

其三，论述了六十年甲子周期中的各年份气候的常变与人体发病的关系。如《素问·气交变大论》云："岁火太过，炎暑流行，肺金受邪。民病疟，少气咳喘，血溢血泄注下……岁金太过，燥气流行，肝木受邪。民病两胁下少腹痛，目赤痛眦疡，耳无所闻。"

其四，指出了六十年各岁疾病防治原则。例如《素问·五常政大论》强调了"必先岁气，无伐天和"。所谓岁气，即每年的气候变化；天和，即自然气候的正常变化。岁运岁气逐年变迁，各年不尽相同，因此，组方用药宜法岁而治。例如《素问·六元正纪大论》指出了六十年不同岁运岁气之年所致疾病的防治原则，《素问·至真要大论》阐释了六气司天的组方原则。

总之，五运六气理论认为人体生命活动与自然气候、四时变化息息相关，自然天地万物包括人体生命活动均处在自然整体恒动变化之中，因此，研究自然气候变化规律及其对人体健康与疾病的影响，应从时空角度运用天人相应整体恒动观予以分析。

（三）五运六气理论的认识方法

五运六气理论认识方法的特点是整体恒动观。

首先，阴阳五行理论贯穿在五运六气理论体系的始终，这就决定了五运六气理论的指导思想和认识方法是整体恒动观。因为阴阳五行理论本身就包含着丰富的系统整体结构思想。阴阳的盛衰及协调统一规律是自然界事物间最为普遍的整体系统结构模型。五行理论是普通系统论，用以说明自然事物的普遍联系与生克乘侮关系。五运六气理论的阴阳互根互用及消长平衡观，正是宇宙间自然万事万物所具有的结构系统的最基本内容。

其次，在五运六气理论体系中，研究气象运动规律时，把自然气候变化规律分为五运和六气两个大系统。五运和六气这两个大系统各自又分别包含若干子系统，如五运系统中又包括岁运、主运和客运，六气系统中又包含主气、客气和客主加临等。不论是大系统还是小系统，每一系统又都是一个具有维持相对平衡能力的结构整体，每一系统的运动都是周而复始的往复循环。

其三，在五运六气理论体系中，研究气象变化规律时，始终将其与时间、空间紧密地联系在一起加以研究。例如《灵枢·九宫八风》篇指出:"太一常以冬至之日,居叶蛰之宫四十六日,明日居天留四十六日,明日居仓门四十六日,明日居阴洛四十五日,明日居天宫四十六日,明日居玄委四十六日,明日居仓果四十六日,明日居新洛四十五日,明日复居叶蛰之宫,曰冬至矣。"

太一,即北极星,叶蛰、天留、仓门、阴洛、天宫、玄委、仓果、新洛等八宫为与八卦相对应的八个空间方位。北极星居八宫之中央。北斗七星围绕北极星旋转。冬至日,斗杓恰指正北叶蛰之宫,历时冬至、小寒、大寒三节,共四十六日,斗杓转移指向天留宫,历时立春、雨水、惊蛰三节,四十六日后,斗杓移指仓门之宫,历时春分、清明、谷雨三节,往下依次移指阴洛之宫,主立夏、小满、芒种,移指上天宫,主夏至、小暑、大暑,移指玄委之宫,主立秋、处暑、白露,移指仓果之宫,主秋分、寒露、霜降,移指新洛之宫,主立冬、小雪、大雪。斗杓在每一宫停留四十六日,唯阴洛和新洛四十五日,适当三个节气。《灵枢·九宫八风》篇的论述,正说明了五运六气理论研究气候变化时是将二十四节气的更替与北斗七星斗杓在天之八宫空间方位的变换联系起来进行考察和说明的。

其四,在五运六气理论体系中,研究气象变化因素时,认为构成气象变化的因素是多元的。首先,有风、热、火、湿、燥、寒六种基本气象要素,各自对气象变化起着不同的作用,即"燥以干之,暑以蒸之,风以动之,湿以润之,寒以坚之,火以温之"(《素问·五运行大论》),这六种气象要素不是孤立地发挥作用,而是形成了大小不同的相互联系的系统。实际发生的气象变化都是多种气象要素系统交错叠加,经过相互作用自然地综合而形成的。

其五，在五运六气理论体系中，研究大气运动规律时，注重气候变化的"常"与"变"及其对立统一的关系。五运六气理论认为在气象要素系统中，既有维持常规气候的因素，如主运、主气，也有促使出现异常气候的因素，如客运、客气。实际的气象变化是由"主"与"客"、"常"与"变"相互作用的结果。

《内经》认为"常"的大气循环运动是根本的、永恒不变的，而"变"的大气异常运动现象则是表面的、暂时的。气候变化从根本上来说是有规律、有秩序的，因此，无论怎样变化、变化怎样复杂，它都还是在一个周而复始运行着的大周期当中，五运六气理论肯定了太虚之气周期运动的规律性，以及万物运动的有序性。

气象要素系统有其稳定性的同时，也存在变动性。五运六气理论体系当中的各个时段都可能出现异常气候变化，从总体的长远的运动趋势来看，气象要素系统中稳定性因素的力量超过变动性因素的力量，并且居于主导地位，而变动性因素居从属的地位，从而维持着春夏秋冬四季更迭运转。

自然界异常气候变化规律的研究，对于医学、生物学、物候学，以及农业生产都至关重要，宜高度重视。因为时病及疫病的流行、动植物的生长繁殖、农作物的生长及虫害等均与气候的"常"与"变"关系密切。

其六，在五运六气理论体系中，研究气象变化规律时，始终将其与人体生命活动及其变化紧密地联系在一起，强调以人为本，强调宇宙的统一性及天人相应的整体性。《素问·气交变大论》论述了岁运太过和岁运不及之年的自然界气候变化及物候特点，总结出岁运太过之年气候及疾病规律为本气偏胜，所胜受邪，所不胜之气来复。例如：岁木太过之年，则风气偏胜，燥气来复则易出现应温不温的异常气候，在自然界则影响万物的正常生长，在人体受病脏腑及其证候性质方面则表现为肝气偏胜，脾土受邪，肺气来复，因而在临床上出现肝、脾、肺三脏的疾病表现。

其七，在五运六气理论体系中，探求气象变化时，始终将气象变化与木火土金水五行星的运行变化紧密地结合在一起，认为五星运行的速度及其距离大地的远近对地面气候有直接影响。《素问·气交变大论》云："故岁运太过，畏星失色而兼其母；不及，则色兼其所不胜。"指出了岁运太过之年和岁运不及之年五星明晦变化规律。《素问·气交变大论》还指出了行星运行的三种轨迹，即"以道留久，逆守而小""以道而去，去而速来，曲而过之""久留而环，或离或附"。

二、五运六气理论的形成

五运六气理论体系的形成主要与先秦哲学思想的影响、古代自然科技成果的运用、长期临床实践三个方面有关。

（一）先秦哲学思想的影响

我国古代先秦哲学思想对五运六气理论体系的形成产生了重要影响，其中，以道家、阴阳家思想的影响较为突出。

1. 道家思想的影响

五运六气理论继承并发展了道家"道"。道，即是"气"。《内经》五运六气的气学理论，在道家"通天下一气耳"思想指导下，构建了"人与天地相参"的天人整体恒动观，揭示了木火土金水五运之气变化规律及风热火湿燥寒六气变化规律，运用五运之气和六气运动变化规律，解释天地间气的复杂多样的运动形式，运用五运和六气的规律对疾病进行流行病学分析，指导临床对疾病的诊断辨证及治疗用药。

气是万物的本源。五运六气理论基于道家"气"之理论，认为气是宇宙形成的基础，是构成宇宙万物的最小物质单位。自然界充满了物质性的气，自然界的天气、地气、风气、寒气、热气、燥气、湿气，以及人体的脏腑之气均是天地之气化生而成。例如，《素问·天元纪大论》云："在天为气，在地成形，形气相感而化生万物矣。"《素问·至真要大论》亦云："本乎天者，天之气也，本乎地者，地之气也，天地合气，六节分而万物化生矣。"再如，《素问·天元纪大论》云："太虚寥廓，肇基化元，万物资始，五运终天，布气真灵，揔统坤元，九星悬朗，七曜周旋，曰阴曰阳，曰柔曰刚，幽显既位，寒暑弛张，生生化化，品物咸章。"指出太虚寥廓无际，富有生机的太虚元气的运动产生了阴阳二气，在阴阳二气相互作用下产生了九星、七曜、天地、万物。

气的性质各不同，化生的万物也各异。五运六气理论认为，由于五行之气运行的方位不同，产生的寒暑燥湿风气候变化亦不同，表现在人体，则五脏形态、作用及特点各不相同，所以五脏气化就会有不同的情志表现。例如，《素问·天元纪大论》云："天有五行，御五位，以生寒暑燥湿风，人有五脏化五气，以生喜怒思忧恐。"由于东西南北中五方地域的差异，产生了风热湿燥寒五气，酸苦甘辛咸五味，青赤黄白黑五色等。

气的运动是自然事物生长消亡的根本。五运六气理论认为，自然界万事万物处于不断的运动变化之中，事物的生长消亡规律均是气的运动变化所致。例如,《素问·六微旨大论》云:"夫物之生从于化,物之极由乎变,变化之相薄,成败之所由也……成败倚伏生乎动,动而不已,则变作矣。"再如,《素问·五常政大论》云:"气始而生化,气散而有形,气布而蕃育,气终而象变,其致一也。"

万物变化根源于气之升降。《素问·六微旨大论》云:"气之升降,天地之更用也。""升已而降,降者谓天;降已而升,升者谓地。天气下降,气流于地;地气上升,气腾于天。故高下相召,升降相因,而变作矣。"天地之气上下之间相引相召,升降沉浮的运动是互为因果的。

气之运动具有亢害胜复规律。五运六气理论认为,五运的运行及六气的运行均具有亢害胜复规律。例如,《素问·六微旨大论》云:"气有胜复,胜复之作,有德有化,有用有变。""亢则害,承乃制,制则生化。"认为"制"对于自然界气候变化及生物生化起着决定性作用,任何事物过亢则为灾害,若亢盛事物得到制约,则会促使事物的正常发展。再如,《素问·五常政大论》云:"微者复微,甚者复甚,气之常也。"指出有一分偏胜之气便有一分报复之气(制约之气),即复气的多少根据胜气的多少而定,偏胜之气表现轻微,制约它的复气表现也轻微,偏胜之气表现严重,制约它的复气表现也明显。

2. 阴阳理论的运用

阴阳乃自然万物变化之本。《内经》认为阴阳是宇宙自然事物发生发展运动变化的根本。例如,《素问·天元纪大论》云:"夫五运阴阳者,天地之道也,万物之纲纪,变化之父母,生杀之本始,神明之府也,可不通乎!"再如,《素问·天元纪大论》云:"然天地者,万物之上下也;左右者,阴阳之道路也;水火者，阴阳之征兆也；金木者，生成之终始也。"文中指出了阴阳变化是自然界万事万物变化的根本，宇宙日月星辰的回旋，自然万物的新生和消亡，一切由气到形、由形到气的变换，以及万物生生化化的过程，究其根本均是阴阳之间相互作用所致。

天地阴阳上下相召化生万物。寒、暑、燥、湿、风、火为天之阴阳，木、火（君）、土、金、水、火（相）为地之阴阳。天地阴阳上下相临，动静相互感召，化生自然万物。《素问·天元纪大论》云："寒暑燥湿风火，天之阴阳也，三阴三阳上奉之。木火土金水火，地之阴阳也，生长化收藏下应之。天以阳生阴长，地以阳杀阴藏。天有阴阳，地亦有阴阳……故阳中有阴，阴中有阳。所以欲知天地之阴阳者，应天之气，动而不息，故五岁而右迁，应地之气，静而守位，故六期而环会，动静相召，上下相临，阴阳相错，而变由生也。"

天地阴阳有余不足迎随可期。《素问·天元纪大论》云："阴阳之气各有多少，故曰三阴三阳也。形有盛衰，谓五行之治，各有太过不及也。故其始也，有余而往，不足随之，不足而往，有余从之，知迎知随，气可与期。应天为天符，承岁为岁直，三合为治。"指出了天地阴阳具有有余不足及盛衰往复的规律。

阴阳之中复含阴阳。五运六气理论认为阴阳之中还可以再分阴阳，指出了阴阳的可分性及互含性。例如，《素问·五运行大论》云："夫阴阳者，数之可十，推之可百，数之可千，推之可万。"

六气主客变化具有阴阳盛衰规律。五运六气理论体系运用阴阳理论提出了主气六步变化规律，例如，《素问·六微旨大论》指出主气六步的运行规律是厥阴风木、少阴君火、少阳相火、太阴湿土、阳明燥金、太阳寒水。其云："显明之右，君火之位也；

君火之右，退行一步，相火治之；复行一步，土气治之；复行一步，金气治之；复行一步，水气治之；复行一步，木气治之；复行一步，君火治之。"《素问·五运行大论》指出了客气六步的运行规律是三阴三阳，即厥阴风木、少阴君火、太阴湿土、少阳相火、阳明燥金、太阳寒水。其云："故少阳之右，阳明治之；阳明之右，太阳治之；太阳之右，厥阴治之；厥阴之右，少阴治之；少阴之右，太阴治之；太阴之右，少阳治之。"

气候变化源于阴阳升降。五运六气理论认为，气候变化源于天地阴阳之气的升降。天气下降，气流于地；地气上升，气腾于天。天地阴阳升降相因，产生各种各样的气候变化。例如，《素问·五运行大论》云："阴阳之升降，寒暑彰其兆。"《素问·六微旨大论》亦云："气之升降，天地之更用也。""升已而降，降者谓天；降已而升，升者谓地。天气下降，气流于地；地气上升，气腾于天。故高下相召，升降相因，而变作矣。"

阴阳是疾病发生发展变化的总规律。天地阴阳之气的变化对人体生命具有影响。天地阴阳之气变化正常则气候正常，人体无恙；若天地阴阳之气变化异常则会导致异常气候，异常气候则易致人体发生相应疾病，《素问·六微旨大论》云："至而至者和；至而不至，来气不及也；未至而至，来气有余也。帝曰：至而不至，未至而至如何？岐伯曰：应则顺，否则逆，逆则变生，变则病。"五运六气理论进而运用阴阳理论分析疾病的阴阳属性，判断疾病的阴阳寒热虚实规律。

总之，五运六气理论体系运用阴阳理论，把自然气候现象与生物的生命现象统一起来，把气候变化规律与人体生命活动规律、发病规律、用药治疗规律统一起来，研究气候变化与人体健康疾病的密切关系，并运用阴阳之间的对立、互根、消长及转化规律，解释天时气候变化对人体生命活动及疾病的影响，判断疾病的流行规律与趋势，以指导临床疾病预防及遣方用药。

3. 五行理论的运用

五行理论在中国古代哲学思想中占有重要地位，它能够说明自然界各种事物之间的相互影响及普遍联系。五行理论被引入到中医学后，形成了较系统的中医五行理论框架，体现在中医理论的人与自然的关系、病因、病机、诊断、治则及养生等各个方面，并成为中医理论的重要内容。五运六气理论体系运用五行理论，归纳了自然界不同事物的属性，阐明了五运六气太过、不及、盛衰、生克制化、乘侮等方面的内容。

以五行说明自然事物的普遍联系。五运六气理论体系运用五行理论阐述自然界事物之间的普遍联系。例如，《素问·金匮真言论》以五行五方归纳自然事物，指出："东方青色，入通于肝，开窍于目，藏精于肝，其病发惊骇，其味酸，其类草木，其畜鸡，其谷麦，其应四时，上为岁星，是以春气在头也，其音角，其数八，是以知病之在筋也。"再如，《灵枢·五味》篇指出了五谷、五果、五畜、五菜、五色等均合于五行，将自然界纷繁复杂的事物，通过分类均归属于五行系统，并使之产生有机联系，阐明了自然界事物之间存在着普遍联系，显示了自然万物的整体性。

以五行说明人体生命活动规律。例如，《素问·天元纪大论》指出了天地形气相感化生万物的道理，其云："神在天为风，在地为木，在天为热，在地为火，在天为湿，在地为土，在天为燥，在地为金，在天为寒，在地为水，故在天为气，在地成形，形气相感而化生万物矣。"再如《素问·五运行大论》以五行规律归纳了五行之气合之于人体生命活动规律，指出："东方生风，风生木，木生酸，酸生肝，肝生筋，筋生心。其在天为玄，在人为道，在地为化。化生五味，道生智，玄生神，化生气。神在天为风，在地为木，在体为筋，在气为柔，在脏为肝。其性为暄，其德为和，其用为动，其色为苍，其化为荣，其虫毛，其政为散，其令宣发，其变摧拉，其眚为陨，其味为酸，其志为怒。怒伤肝，悲胜怒；风伤肝，燥胜风；酸伤筋，辛胜酸。"

以五行研究岁运规律。五运六气运用五行配合天干地支来纪气纪运，研究各年份各节令时段的气候变化规律。把五行之气在天地间的运行规律用五运表示，即木运、火运、土运、金运、水运。五运配合天干表示岁运，可研究不同年份的气候变化特征及趋势，即甲己年岁运属土，乙庚年岁运属金，丙辛年岁运属水，丁壬年岁运属木，戊癸年岁运属火。每一年的春、夏、长夏、秋、冬五个季节，又分别由木、火、土、金、水五运所主，以说明不同节令正常的气候特征。即一年之中，春温属木运，夏热属火运，长夏属土运，秋燥属金运，冬寒属水运。各不同时令异常气候变化特征，根据各年岁运不同，也分别运用五运来表示。

以五行配地支，研究岁气属性。丑未年是太阴湿土司天，卯酉年是阳明燥金司天，辰戌年是太阳寒水司天，巳亥年是厥阴风木司天，子午年是少阴君火司天，寅申年是少阳相火司天。五行与六气相合，可分析主客之气的变化规律。各年主气的正常变化规律是自大寒日起，依次为厥阴风木、少阴君火、少阳相火、太阴湿土、阳明燥金、太阳寒水。各年客气的变化规律是厥阴风木、少阴君火、太阴湿土、少阳相火、阳明燥金、太阳寒水。

以五行生克制化研究气候变化及其乘侮胜复。五运六气理论指出，岁运、主运及主气的变化均是依五行相生之序，这是气候依次更替的正常变化，年年如此。例如，《素问·六微旨大论》云："显明之右，君火之位也；君火之右，退行一步，相火治之；复行一步，土气治之；复行一步，金气治之；复行一步，水气治之；复行一步，木气治之；复行一步，君火治之。"气候的异常变化具有五行乘侮规律，例如，《素问·五运行大论》指出："气有余，则制己所胜而侮所不胜；其不及，则己所不胜侮而乘之，己所胜轻而侮之。侮反受邪，侮而受邪，寡于畏也。"气候变化由于有太过不及，所以产生了"胜气"与"复气"。例如，《素问·至真要大论》云："有胜之气，其必来复也。"《素问·五常政大论》也指出："故乘危而行，不速而至，暴虐无德，灾反及之。"

以五行生克制化阐明亢害承制。制化关系，就是相生中有相克，相克中有相生。例如，《素问·六微旨大论》指出："亢则害，承乃制，制则生化，外列盛衰，害则败乱，生化大病。"亢，即亢盛，如果六气亢盛，则会产生危害，从而出现一系列败乱的现象，影响正常的生化过程，所以必须有相应的气来制约。有了正常制约，才能有正常生化，也才能使主岁主时之气循环相承，盛衰有时，保证正常的时序变迁。因此，张介宾曰："造化之机，不可无生，亦不可无制。无生则发育无由，无制则亢而为害。"（《类经图翼·五行统论》）

由上述可见，自然界的气候气象能保持着动态平衡，并按一定的周期循环往复运动，均可以从五行学说的生克制化机制中得到说明。临床应用亦当遵循此规律，诚如《素问·至真要大论》所云："故治病者，必明六化分治，五味五色所生，五脏所宜，乃可以言盈虚病生之绪也。"

（二）古代自然科学成果的运用

《黄帝内经》理论体系在其形成过程中，汲取并运用了我国古代最先进的自然科技成果，尤其是五运六气理论的形成受到我国古代天文、历法、气候、物候、地理、数学等自然科学的影响很大，这也足以说明五运六气理论的科学性及其实用性。兹仅从天文历法方面简述如下。

1. 天体结构理论

《黄帝内经》运用了古代先进的天体结构理论作为五运六气的理论基础。我国古代对宇宙结构的认识主要有三家，即盖天说、浑天说和宣夜说。盖天说是人立于地面直观观测天象，认为天圆如张盖，地方如棋局，即"天圆地方"说，此学说具有局限性。浑天说认为"天包地外，地居于中"，并制造仪器准确度量天体运动，这个学派以张衡《浑天仪注》为代表，浑天说一直被认为是我国古代关于宇宙结构认识的正统学说。但是，它认为天球有天壳存在，天壳之外是无限的宇宙，因此，也具有一定局限性。宣夜说是我国古代先进的宇宙结构理论，其在浑天说基础上认为天没有边际，没有天壳，宇宙是无限的，日月星辰依靠气的推动运行于宇宙之中。五运六气理论博取了以上三说之长，选择了宣夜说为研究天体结构的理论基础，来说明宇宙结构及天体运行规律，指出了自然界运动变化的统一性，阐明了宇宙万物生化的原理，尤其指出了自然万物生存于生化不息的宇宙之中。

2. 九宫八风理论

《黄帝内经》运用古代九宫八风的科技成果来研究人体生命活动与时空的关系。《灵枢·九宫八风》记载了我国古代对时间与空间相关研究的科技成果，即九宫八风。九宫八风，也称作

"太一游宫"。北斗七星居于中央招摇宫，围绕北极星旋转不息，在一年 365.25 日中，北斗七星的斗柄顺时针转动旋指十二辰，历经天之东北方位天留宫、东方仓门宫、东南方位阴洛宫、南方上天宫、西南方玄委宫、西方仓果宫、西北方新洛宫、北方叶蛰宫八宫，每一宫历时三个节气，北斗七星在阴洛宫四十五日、新洛宫四十五日，在其他六宫每一宫的时间是四十六日。天之八宫每一宫的方位不同，其风向不同，伤害人体的部位亦不同，东北方凶风内舍于大肠，东方婴儿风内舍于肝，东南方弱风内舍于胃，南方大弱风内舍于心，西南方谋内风舍于脾，西方罡风内舍于肺，西北折风内舍于小肠，北方大刚风内舍于肾。五运六气理论以九宫八风"太一游宫"为基础，将空间、时间、气候与人体生命活动紧密结合起来，来研究一岁之中二十四节气的时令气候、八个方位的风向、风向与气候的关系、人体脏腑疾病与风向气候的关系及四时阴阳变化规律对人体生命活动的影响。

3. 二十八星宿理论

《黄帝内经》运用古代二十八星宿的科技成果来研究日地月五行星运行规律。二十八星宿是天体中二十八个相对不动的恒星群，分阵四方，以拱北斗。按其构成的图形形象分为东方苍龙星座，包括角、亢、氐、房、心、尾、箕七宿；南方朱雀星座，包括井、鬼、柳、星、张、翼、轸七宿；西方白虎星座，包括奎、娄、胃、昴、毕、觜、参七宿；北方玄武星座，包括斗、牛、女、虚、危、室、壁七宿。二十八星宿共周天 365 度，由于其相对稳定，故成为划分天体星空区域的标志。五运六气理论运用了古代二十八星宿的研究成果，将二十八星宿作为背景标志，来研究日地月五行星的运行规律，其内容记载在《素问·五运行大论》中。

4. 立杆测影理论

《黄帝内经》运用古代立杆测影的科技成果来研究天地阴阳消长盛衰规律。五运六气理论以日月运行规律制定历法，重视日月运行规律对地球及生物的影响。在日地关系方面，利用浑天仪观测太阳在天体运行的位置变化，使用圭表测量地面日影方位和长短变化，建立了确定日地阴阳盛衰的标准及天地阴阳盛衰消长规律的理论，包括日周期、年周期和十二年周期。在研究月地关系时，认为月亮运动对地球的阴阳消长起着极其重要的调节作用。研究月亮运动规律主要有两个，即月相晦朔弦望变化规律和月亮在恒星背景中的运行规律，指出了朔望月周期对地球及人体生命活动的影响。这些理论在《素问·八正神明论》《灵枢·岁露论》等篇均有论述。

5. 天度气数理论

《黄帝内经》运用古代天度气数的科技成果来研究时令气候变化规律。天度，指日行周天365.25度，即"日行"的黄道线上的度数。气数，指一年二十四节气的常数，用以标记天地间万物生长化收藏规律。例如，《素问·六节藏象论》指出："天度者，所以制日月之行也；气数者，所以纪化生之用也。"又指出："日为阳，月为阴，行有分纪，周有道理，日行一度，月行十三度而有奇焉。"明代医家张介宾也有阐述，曰："岁之日数，由天之度数而定；天之度数，实由日之行数而见也。"（《类经图翼·运气上》）张介宾云："气者，天地气候；数者，天地之定数。天地之道，一阴一阳而尽之，升降有气而气候行，阴阳有数而次立焉。次第既立，则先后因之而定，气候既行，则节序由之而成。节序之所以分者，由寒暑之再更；寒暑之所以更者，由日行之度异。"（《类经图翼·运气上》）天气变化影响生物生化，五运六气理论运用古代天度气数的科技成果来研究时令气候变化规律，例如，《素问·六节藏象论》云："五日谓之候，三候谓之气，六气谓之时，四时谓之岁。"在自然界中，五日气候物候就有变化，称为"一候"；三候十五日气候物候就有明显的变化，称为"一气"，即一个节气；六个节气大约经历三个月，大约九十天，称为"一时"，即四季的一个时节；春夏秋冬四个时节构成一岁。节令未到而气候已至，为太过；节令已到而气候未至，为不及。

6. 四分历理论

研究日月运行、气之迁移必然要涉及历法。我国在战国至汉初，普遍实行的历法是四分历。所谓四分历，就是以一回归年约等于 365.25 日，一朔望月约为 29.5 日，十九个太阴年中插入七个闰月的历法。因每岁均余出四分之一日即 0.25 日，而被称为四分历。四分历用朔望月来定月，用闰月的办法使太阴年的平均长度接近回归年，兼有阴历月和回归年的双重性质，属于阴阳合历。《素问·六微旨大论》指出："所谓步者，六十度而有奇，故二十四步积盈百刻而成日也。""有奇"，每年余 0.25 度，经过四年积盈至百刻而为一日，原文中明确提出一个回归年约 365.25日。《内经》将一个回归年约 365.25 日的四分历作为研究五运和六气运行规律的基础，研究的结果是各岁的五运运行分为木（春）、火（夏）、土（长夏）、金（秋）、水（冬）五步，即五运，五步的每一运运行的时间约为 73.05 度，即 73 天零 5 刻，合计365.25 日；各岁的六气运行分为六步，即六气，每一气的运行时间约为约 60.875 度，即 60 天零 87 刻半，合计 365.25 天。在五运六气理论中，没有采用闰年或闰月的方法来调整岁差，而是通过一系列的谐调周期来编历，谐调周期的原则是"五六相合"，指出五运六气有"周天气者，六期为一备；终地纪者，五岁为一周"的五年周期和六年周期，也有"五六相合而七百二十气为一纪，凡三十年岁"的三十年周期，还有"千四百四十气而为一周，不及太过，斯可见矣"的六十年周期。

《黄帝内经》以古四分历为基础创立了五运六气历法系统。五运六气理论以古四分历为基础，据日、月、地三者运行规律，运用天干与地支的规律编排，创立了独特的五运六气历法系统。从历法学角度来看，它属于阳历历法系统。五运六气历的全部历谱是运用干支五运阴阳系统推求出来的，它揭示了日、月、地三体运动的最小相似周期为六十年，其中还包含着五年、六年、十年、十二年、三十年多个调制周期；阐明了六十甲子年中天度、气数、气候、物候、疾病变化规律等，从时空角度研究了天、地、人的统一性。

可见，五运六气理论的六十年气运周期有着深刻的天体运动背景及其科学性，它从更广泛的时空角度揭示了自然界的周期运动规律。

（三）长期生产生活及临床实践

我国是世界历史上最早进入农耕时代的国家之一，农业生产迫切需要对气象的观察与验证。早在殷周时期，我国古代劳动人民对气象变化规律及其与生物的关系已经积累了丰富的经验，为五运六气理论的产生和形成奠定了坚实基础。

例如，《诗经·国风》云："七月流火，九月授衣。一之日觱发，二之日栗烈。无衣无褐，何以卒岁？三之日于耜，四之日举趾。同我妇子，馌彼南亩。"指出根据星宿位置，确定时月，以知气候之寒暖、耕作以应时的情况。《左传·昭公元年》指出：

"天有六气，降生五味，发为五色，徵为五声，淫生六疾。六气曰阴、阳、风、雨、晦、明也，分为四时，序为五节，过则为灾。阴淫寒疾，阳淫热疾，风淫末疾，雨淫腹疾，晦淫惑疾，明淫心疾。"把六气变化与四时五节及五味、五色、疾病发生等直接联系起来，并提示人们对六气变化要加以适应，以防止疾病的发生。

春秋战国时期，随着农业生产发展的需要，气候物候学进一步发展。例如，《管子·幼官》除对五时（春、夏、长夏、秋、冬）之正常气候物象有所论述外，也描述了时令反常变化，并根据这一变化以行人事之所宜。《吕氏春秋》对天文、气象、物候、病候等均有较为系统的论述，例如《孟春纪第一》云："孟春之月，日在营室，昏参中，旦尾中……东风解冻，蛰虫始振，鱼上冰，獭祭鱼，候雁北……是月也，天气下降，地气上腾，天地和同，草木繁动，王布农事，命田舍东郊，皆修封疆，审端径术。是月也……无覆巢，无杀孩虫、胎夭、飞鸟……孟春行夏令，则风雨不时，草木早槁，国乃有恐；行秋令，则民大疫，疾风暴雨数至，藜莠蓬蒿并兴；行冬令，则水潦为败，霜雪大挚，首种不入。"其内容与《素问·四气调神大论》所述有诸多相似之处。东汉时期的易纬书《稽览图》《通卦验》等都对气象、物候、病候等有更为详细的论述，如《通卦验》以八卦结合八风、四立（立春、立夏、立秋、立冬）、二分（春分、秋分）、二至（夏至、冬至）为纲，通贯二十四气，阐明气候正常与反常变化及其与物候病候的关系。虽然风的名称不同，但其意义与《灵枢·九宫八风》篇所述内容相近。总之，从这一时期的文献可以看出，我国古代在天文、历法、气象、物候及其与医学的关系等方面均有较全面的研究，为五运六气理论体系的形成奠定了坚实基础。

1. 五运六气理论来自实际观测

五运六气理论的形成，在现存文献中以《内经》运气七篇为标志。根据运气七篇的记载，可知其理论形成来自实际观测。例如，《素问·五运行大论》云："天地阴阳者，不以数推以象之谓也。""夫候之所始，道之所生，不可不通也。"《素问·六微旨大论》也指出："因天之序，盛衰之时，移光定位，正立而待之。""天气始于甲，地气治于子，子甲相合，命曰岁立。谨候其时，气可与期。"《素问·八正神明论》又指出："验于来今者，先知日之寒温，月之虚盛，以候气之浮沉，而调之于身，观其立有验也。"《素问·六元正纪大论》云："夫六气者，行有次，止有位，故常以正月朔日平旦视之，睹其位而知其所在矣。"这均证明了气候变化规律是靠实际观察自然天象及物候变化总结出来的。

2. 五运六气理论来自临床医疗实践的反复验证

《素问·至真要大论》云："论言治寒以热，治热以寒，而方士不能废绳墨而更其道也。有病热者，寒之而热，有病寒者，热之而寒，二者皆在，新病复起，奈何治？岐伯曰：诸寒之而热者取之阴，热之而寒者取之阳，所谓求其属也。"古代医学家在临床实践中发现，对于虚寒证和虚热证用"寒者热之，热者寒之"的治法不但无效，反而使病情加重，并通过反复实践验证，提出了"诸寒之而热者取之阴，热之而寒者取之阳"新的治疗原则，即对虚寒证和虚热证，应当分别采用补阳和滋阴之法，从而丰富和完善了寒证和热证的治法。古人在长期的观察中还认识到，疫气的出现与气候变化关系密切，且不同的疫气具有不同的气候特性，相同气运的疫气又具有一定的相似性，说明致病原不仅受自然变化的影响，而且还有一定气运规律可循，如气运变化出现

"不迁正""不退位"的气候表现时，三年后有可能有疫病流行。

五运六气理论的产生经历了一个较长的历史时期，它是在先秦哲学思想的指导下，汲取了古代天文、历法、气象、物候等自然科学的先进成果，经过长期临床医疗实践的反复验证而逐步形成的。

三、五运六气理论的沿革

五运六气理论的形成与发展，经历了漫长而又艰难的历史过程。从《内经》中所载的古天文书籍《太始天元册》等记载来看，其起源可推至上古至先秦时期，经过历代的传承与发展，逐渐形成了完整的五运六气理论体系。

（一）先秦至汉

五运六气理论的萌芽可溯源于我国古代对自然界物候变化认识的早期，五运和六气概念的产生与演变是五运六气理论形成的基础。

"五运"一词，据现存文献记载，最早见于战国时期。《史记·封禅书》记载齐国邹衍"著终始五德之运"，且有"主运"之说。《吕氏春秋》中的"孟春行夏令""仲春行秋令""季春行冬令"等论述了客运所致异常气候。《淮南子》在描述天地阴阳升降变化的同时，详细论述了时令气候的变化，包含了丰富的气化、五运、六气、干支、节气等内容，这些内容主要记载于《淮南子》的《时则训》与《天文训》之中。《内经》运用五行生克制化理论来分析天地运行周期中各种时段的相互关系及其周期性规律，例如，《素问·天元纪大论》云："论言五运相袭而皆治之，终期之日，周而复始。"进而运用五行学说认识人体疾病的进退缓剧，并判断疾病预后，进而指导疾病预防。可见，由五行到五运，经历了一个长期的对自然规律的观察和认识过程，说明了五行不仅能够说明天地万物之间的普遍联系，也可以用来说明在时间上有联系性的事物，并将"五运者五行之运也"的五气运行思想应用于对时间、气候的研究和分析方面，促成了五运理论的形成。

在我国古代，很早便对自然星象、气候、日月星辰进行观测，自有文字以来就已开始记述，留下了宝贵的资料。"六气"就是源自古代先贤长期在生产生活实践中对自然气候及其成因的认识与分析。"六气"一词，在现存文献中，最早见于《左传·昭公元年》，其云："天有六气，降生五味，发为五色，徵为五声，淫生六疾。六气曰阴阳风雨晦明也，分为四时，序为五节，过则为灾。"可见，六气是指一年四时的六种气候变化，六气产生于天，六气变化能化生万物，六气太过则为害，易引发疾病。不难看出，此时的"六气"已经蕴涵了五运六气理论中"六气"理论的雏形，可以说，它是五运六气理论中"六气"的前身和基础。《国语·周语下》云："天六地五，数之常也。经之以天，纬之以地，经纬不爽，文之象也。"《左传·鲁昭公二十五年》又云："生其六气，用其五行，气为五味，发为五色，章为五声。"此篇中出现了五行，并与六气并论，已经认识到天有六气，地有五行，天气作用于地，万物赖之以生。孔颖达在《五经疏义》中指出："物皆有本，本自天来。故言五者，皆由阴阳风雨晦明生也。是阴阳风雨晦明，合杂共生五味。"战国以后，随着古代天文、历法、气象知识的进一步积累，六气理论也有了进一步发展。在《素问》五运六气理论中，对六气的阐述较为具体和全面，将五气理论演化为六气，并与三阴三阳相配合，总结出六气的运行规律。

《太始天元册》为五运六气理论的形成提供了古代天文学背景和基础。《太始天元册》是《素问》之中引用的上古天文学著作，其书现已亡佚。《素问·天元纪大论》等运气七篇中，引用了《太始天元册》中的原文，并汲取了古代天文理论，引用文字中深刻地反映出我国古代先贤对于宇宙自然的科学认识。例如，《素问·天元纪大论》云："鬼臾区曰：臣积考《太始天元册》文曰：太虚寥廓，肇基化元，万物资始，五运终天……生生化化，品物咸章。"说明自然界的万物都是由气构成的，包括岁运的推移、时令的交替，都是太虚元气变化的结果。再如，《素问·五运行大论》还记载了《太始天元册》中关于五气经天的理论，《太始天元册》中五气经天理论是《内经》五运六气理论构成的重要天文学基础，它提供了五运六气理论产生的古代天文学背景和天干化五运、地支纪六气的理论依据。《太始天元册》是迄今为止我们所见到的讨论五运六气理论最早的文字资料，虽然资料不多，但是，从其所载内容来看，对现今研究古代天文历法仍具有重要参考价值。通过《太始天元册》记载，可以推算出五运六气理论产生和萌芽的年代，至少比目前人们所认识到的时期还要早。

五运六气理论形成完整的理论体系，大约是在西汉至东汉时期。五运六气理论体系形成与历史上医学的不断进步及天文气象学等自然学科的不断发展密切相关，所以，无论从五运六气理论对天体宇宙结构的认识、对五星运行及亮度的记载，还是运用漏下百刻计时计日的方法，以及对九星七曜的论述来看，五运六气完整理论体系的形成应该是这一时期的成果。

完整的五运六气学理论体系，以《素问》运气七篇和《刺法论》《本病论》为标志。《素问》运气七篇是系统论述五运六气理论的经典文献，它全面地反映了五运六气理论的基本内容。《素问》中，除了运气七篇，还有两篇专论五运六气与疾病的篇章，即《刺法论》《本病论》，这两篇阐述了瘟疫发生与五运六气变化相关，宜引起高度重视。

东汉张仲景在《伤寒论》中，以《内经》五运六气理论为基础，结合外感病的临床实践，创立了六经气化学说。《伤寒论·自序》云："夫天布五行，以运万类，人禀五常，以有五脏，经络府俞，阴阳会通，玄冥幽微，变化难极。"张仲景将气候气象变化规律及三阴三阳的基本原理，与六淫病机、脏腑经络病机、六经辨证遣方用药等规律有机结合在一起，体现了对《内经》五运六气理论的继承、创新与发展。

（二）隋唐时期

唐代是五运六气理论的开倡时期。《素问》的运气七篇是由唐代医家王冰在重订《黄帝内经素问》时补入的，自此五运六气理论引起历代医家高度重视。王冰在《黄帝内经素问》序言中云："时于先生郭子斋堂，受得先师张公秘本，文字昭晰，义理环周，一以参详，群疑冰释。恐散于末学，绝彼师资，因而撰注，用传不朽，兼旧藏之卷，合八十一篇二十四卷，勒成一部。"王冰将其先师张公所藏"秘本"补入《素问》，为后人保留下了五运六气理论的完整资料。

王冰对运气七篇大论逐字逐句逐段注释，凡遇疑难必有解释，既注文词又注文义，并且在注释中博引中国古代重要著作，如《易》《传》《诗》《书》《白虎通》《阴阳法》《太上立言》等古籍。王冰还运用自然实际气候、物候变化现象解释《素问·五运行大论》的五方五行生化原理，以实地考察所获资料为依据，将华夏地域东西南北划分为九野，论述了由于地势高低、地理纬度不同，气候、物候、病候均有差异，以此来阐明五运六气理论的正确性、科学性及实用性。他还结合五运六气理论分析病机、确立治则治法，为后世五运六气理论的研究做出了重要贡献。

王冰不仅为运气七篇作注，而且对"辞理秘密，难粗论述者"，还"别撰《玄珠》以陈其道"，相传《素问六气玄珠密语》《太始天元玉册》《元和纪用经》等均为王冰所著。《素问六气玄珠密语》强调"五运之气上合于天"，指出了五运六气理论产生的天文学背景及岁运太过和不及之岁的气候、物候及自然灾害特点，认为太阴湿土及君相二火司天易发大疫，土运之岁易发黄疸霍乱，太阴湿土在泉又逢岁运属木的年份易发瘟疫黄疸，运天合德民易病疟，特殊星象物象预示大疫。《太始天元玉册》以易理阐发五运六气理论，创立了天八司九室、地八司九室、阴阳二遁、十精太乙等理论，阐述了运气脉象。《元和纪用经》阐述了五运六气变化所致疾病的临床诊治思路及用药原则，重视脾胃气机升降及荣卫气机出入，气味组方重视抑胜扶虚，提出即使是服饵也要顺应运气之机。

（三）两宋金元时期

两宋金元时期是五运六气理论与临床实践相结合，并使五运六气研究与运用进入逐步昌盛的时期。北宋科学家沈括对五运六气理论给予了肯定，并倡导运用；医学家刘温舒阐发五运六气义理；御纂《圣济总录》中首论五运六气并载六十甲子周期五运六气图，还将五运六气列为太医局重要考试科目；林亿等校订

《素问》时确定运气七篇为古医经，使五运六气理论得到了高度重视并在临床实践中得到推广和应用。至金元时期，五运六气理论研究更加深入，刘完素等医家运用五运六气理论解释人体生命活动及疾病变化，进而指导对外感病病因病机的认识，使五运六气理论在指导外感病的临床诊治方面发挥了作用。五运六气理论的研究与运用促进了医学发展及学术流派的形成。

北宋时期，科学家沈括在《梦溪笔谈·象数》中总结和记载了我国古代至北宋时期在自然科学方面所取得的卓越成就。沈括通过仔细观察，对风、霜、雷、雹、虹、海市蜃楼和陆龙卷这些天气现象做了缜密、精详、生动、形象的记述。对五运六气理论也进行了论述，他指出："医家有五运六气之术，大则候天地之变，寒暑风雨，水旱螽蝗，率皆有法；小则人之众疾，亦随气运盛衰。"肯定了五运六气理论的实用性。他还提出："大凡物理，有常有变。运气所主者，常也；异夫所主者，皆变也。"强调自然界变化有规律性的正常变化和非规律性的异常变化之分，异常变化无所不在，不可"胶于定法"，书中举例说明五运六气理论在实际气象物候中的应用，对五运六气理论的推广起到了积极的促进作用。

北宋医学家刘温舒著《素问入式运气论奥》，全书分上中下三卷。该著阐发了五运六气基本原理及理论格局，阐释了运气奥义，强调了五运六气理论的重要性。他在自序中云："医书者，乃三坟之经。""其道奥妙，不易穷研，自非刻意留心，岂达玄机？且以其间气运最为补泻之要。"指出了运气气化本源于宇宙阴阳气化，以宇宙气化阐释了天干地支的来源，以周天解释运气之行，以方位解释正化对化，用干支解释古之纳音法，提出甲己土运为南政，对五运六气交司时刻、五行生成数、运气脉象、运气致病、运气治疗等予以深刻阐释。该书首以图表释义，为后人学习五运六气理论提供了方便，这一方法一直被后世沿用。

宋仁宗、宋徽宗组织医家编撰医学全书《圣济总录》，该著首论五运六气及六十甲子周五运六气图。该著依据《素问》运气七篇，分析逐年的五运六气变化，以医学考试、临床运用等形式大力推广和普及五运六气，还令官私药房依气运"司岁备物"等，推动了五运六气理论的临床运用。

南宋陈无择著《三因极一病证方论》，创立了五运方十首和六气方六首。该书第五卷中《五运论》《五运时气民病证治》《本气论》《六气时行民病证治》等章节，根据年干和岁支提出了五运太过不及和六气司天所致病候，创立了五运方和六气方，其方剂配伍注重药物四气五味与脏腑病机之间的联系，并依据五运六气变化加减，体现了"人与天地相参"的整体辨证观。

金代成无己《注解伤寒论》认为，五运六气理论对《伤寒论》的形成和产生具有重要的作用。其在《注解伤寒论》中将五运六气例为首卷，以图文相结合的形式论述了五运六气与疾病的密切关系，还附有歌诀。成氏在注解《伤寒论》时，始终以《内经》五运六气理论为本，将《伤寒论》理论放在更广的空间、时间中进行研究，从五运六气格局来探讨伤寒类疾病变化规律，研究气候与疾病的关系，认为疾病发生及转归与五运六气变迁密切相关。该著作推动了《伤寒论》的深入研究，促进了五运六气理论的实际应用。可以说成无己是运用五运六气理论解释伤寒演变的第一人。

金元时期刘完素《素问玄机原病式》以五运六气作为阐释病机的纲领。该著以五运六气理论为纲，阐述人体疾病发生与转化机制，基于亢害承制理论，提出"凡亢过极，则反似胜己之化"，基于五运六气提出火热病机，发展了外感病病因病机理论，推动了五运六气理论的临床运用。刘完素认为医家掌握五运六气理论至关重要，指出："法之与术，悉出《内经》之玄机"，"易教体乎五行八卦，儒教存乎三纲五常，医家要乎五运六气"，"不知运气而求医无失者鲜矣"。刘完素五运六气方面著作还有《素问病机气宜保命集》《医方精要宣明论》《内经运气要旨论》《伤寒直格方论》等。

张元素《医学启源》创新五运六气理论及临床运用，创立了天地人六位藏象说。张元素根据季节时令的异常气候变化提出了四因之病机三感治法，基于五运六气理论详解五运六气病机，基于六气生克制化理论，提出了风、暑热、湿土、火、燥、寒水六类方剂六十三首，依据《素问·至真要大论》气味升降厚薄制定用药法度，从五运主病、六气为病、五运病解、六气病解、六气方治等方面论述了五运六气与疾病的关系，吸收并发挥了刘完素的六淫病机。

张从正的《儒门事亲》从五运六气角度论述了病邪理论和祛邪三法。张从正指出："病之一物，非人身素有之，或自外而入，或由内而生，皆邪气也。"认为天地各有六气，人有六味，六气六味均是邪气，均可使人体上中下三部发生病变。张从正言："天之六气，风暑水湿燥寒；地之六气，雾露雨雹冰泥；人之六味，酸苦甘辛咸淡。故天邪发病多在乎上，地邪发病多在乎下，人邪发病多在乎中，此为发病之三也。"张氏还指出，先用吐、汗、下三法攻其邪，邪去则元气自复。张氏认为研究运气要本于五运六气，又不拘于五运六气，因时因地因人制宜，有是证用是法。

李杲《脾胃论》《内外伤辨惑论》以五运六气理论阐释人体

气机升降，提出"脏腑升降应四时六气"的重要观点。李氏把自然界阴阳清浊之气的升降浮沉类比人体气血津液的升降出入，以四时的进退消长比拟人体五脏六腑的相互作用，提出了"脾胃为气机升降之枢纽""脾主升，胃主降"等观点，并用以阐释外感病和内伤病机理。李杲认为，升降沉浮是自然界事物的基本运动形式，自然界气机升降交替、沉浮更变，才有了四季的周期变化，推于人体亦同理。李杲曰："经言岁半以前天气主之，在乎升浮也……岁半以后地气主之，在乎沉降也……升已而降，降已而升，如环无端，运化万物，其实一气也。"李杲基于《素问·六微旨大论》研究了六气六步亢害承制关系，阐述了补中益气汤的立方宗旨是本于天地气运。

（四）明清时期

明清时期，瘟疫频发。明清时期医学家们在诊治温疫类外感疾病的过程中，发现温疫类外感疾病发生与五运六气所致异常气候相关，故更加重视五运六气理论在临床中的运用，促使了温病学派的形成，推动了中医学的发展。

明代汪机的《运气易览》基于《素问》五运六气理论及陈无择五运六气时气民病证治，创立了六气主病方剂。《运气易览》重视四时地域气候寒暖，强调要三因制宜，不可拘泥其法，其云："运气一书……岂可胶泥于其法而不求其法外之遗耶，如冬有非时之温，夏有非时之寒……此四时不正之气亦能病人也……又况百里之内晴雨不同，千里之邦寒暖各异……岂可皆以运气相比例哉！务须随机达变，因时识宜，庶得古人未发之旨，而能尽其不言之妙也。"汪氏还指出，研究气候与疾病不应限于一年一时的变化，应该从千百年五运六气变化规律角度来研究，应该关注"世运会元之统"大司天周期运行规律。"世运会元"是指五运六气更移之理在千百年间的作用和表现，即三十年为一世，十二世为一运，三十运为一会，十二会为一元。汪氏指出，运气交接时日为大寒，甲己土运为南政，阐释了五音建运、干支纳音的原理；以五行生克制化原理，创立了六气主病的风胜燥制火并汤、水胜湿制风并汤、火胜寒制湿并汤、土生风制燥并汤、金淫热制寒并汤、火胜阴精制雾沤渎并汤，分别主治厥阴风木偏胜、太阳寒水偏胜、少阳相火偏胜、太阴湿土偏胜、阳明燥金偏胜、少阴君火偏胜所致病证；创新五运六气传承形式，创制了运气歌诀44首，运气图表46个。

明代张介宾《类经》《类经图翼》设运气八卷专述运气。张介宾医术精湛，精通易理、象数、天文、历法、星纬、律吕之学，他运用河图、洛书、八卦、太极及古代天文历法等自然科学成果，来研究二十八星宿、斗纲、中星、二十四气、岁差、气数、自然万物生化、生命之源及疾病变化，以及九九制会、南北政、五运三纪、岁有胎孕不育、九宫八风等疑难问题，揭示了五运六气理论产生的古代自然科学背景及其科学性。张氏认为，二五之精乃万物之灵，天地氤氲生命生生不息，太极乃万物之始。张氏基于《素问》"亢则害，承乃制，制则生化"理论，指出："亢者，盛之极也。制者，因其极而抑之也……此天地自然之妙，真有莫之使然而不得不然者。天下无常胜之理，亦无常屈之理。"认为制则生化是制之常，害则败乱生化大病是无制之变。张氏认为亢害承制是自然规律"不期然而然者矣"，五运六气胜复之理是自然气候变化的客观规律和客观存在。张氏重视气候变化所导致的各种物候现象，认为物候受气候影响，人体受气候影响，人体生命变化与自然物候变化同步，均受到四时气候变迁的影响，并补充了一年七十二候和自然界物候现象。其云："立春：初候，东风解冻；二候，蛰虫始振；三候，鱼陟负冰。……大寒：初候，鸡乳；二候，征鸟厉疾；三候，水泽腹坚。"张氏对于《内经》中寓意深奥、言而不能尽其意之处，另撰《类经图翼》，以图文互注方式精辟阐述。《类经图翼》共制图 58 幅，有图有论，简明晓畅，为后人深入研究五运六气理论留下了宝贵的文献资料。

　　王肯堂的《医学穷源集》是五运六气理论运用于临床实践的典范。王氏秉承《素问》"太虚寥廓，肇基化元"的万物乃太虚之气所化的整体观思想，认为太虚之气混沌为本，继而生太极，太极动而生万物，所以，太虚元气为万物生化之本。其云："由其本无者言之，曰太虚；由其自无之有者言之，曰太极。""太极剖而阴阳立，天地其最钜者也。"王氏基于文王八卦、六十四卦、河图洛书等将医理与易理相联系，阐释五运六气变化规律，强调学医当知易的重要性。王氏在运气图说中提出了"三元运气论"，指出三元一统，将五运六气变化过程又分为上元、中元、下元，每元 60 年，提出天道 60 年一小变，而人之血气，即人的体质、禀赋亦随之小有变化。王氏承古启新创立了四诊脉法，即脉之神气、脉气与岁气、脉证从舍、诸法撮精。《医学穷源集》载医案 113 例，所有医案的病机均运用五运六气变化规律予以分析，提出"运气之说为审证之捷法"的观点，认为分析病机要参考病人发病之年的五运六气变化特点，运用五运六气变化规律分析病机是审证之捷径。113 例医案分别列入木、火、土、金、水五运年之中，结合当年岁运岁气、客主加临及月建、齐化兼化的特殊年份分析病机。王氏根据岁运的五行属性、岁运太过不及的胜复规律、时令气候变化特点、累及之脏选药组方，113

例医案的首次处方及复诊处方共计 273 首，用药 530 味。

明代楼英的《医学纲目·内经运气类注》阐述了五运六气总论、运气占候、亢害承制、病机十九条等，运用归类法对《素问》运气七篇大论分类并注释，注文阐释原文主旨，深奥难明之处图文结合，说理透彻，见解独到，使运气七篇大论易读易懂。楼英对运气占候分类较详，有五运气至之占、五运太过之占、五运不及之占、复气应时占、五星应化占、五气动乱占、五气郁发占、地理高下左右占、六气正变占、在泉淫胜占、占六气之胜、占六气之复等，占候分类均是依据《素问》运气七篇大论原文，占候注释亦较详细。

明代李梴在《医学入门》卷首《运气总论》中，全面阐述五运六气理论。《运气总论》阐述了五运、六气、五天云色、天干、地支、主运、主气、天符、岁会、太乙天符等基本理论，在分析亢害承制等重要理论时，紧密结合物候与病候。尤其是对《素问》运气七篇原文予以详细注释，强调了五运六气理论对中医临床诊治的重要性，其云："儒之道，博约而已矣；医之道，运气而已矣，学者可不由此入门而求其蕴奥耶！"李氏认为，医生不但要掌握五运六气理论，而且还要灵活运用，并引用张从正之语以强调："病如不是当年气，看与何年运气同，只向某年求活法，方知都在至真中。"

杨栗山在《伤寒瘟疫条辨》中强调治疫应顺大运。其在卷一中，首先提出治疫须知五运六气，指出："天以阴阳而运六气，须知有大运有小运，小则逐岁而更，大则六十年而易。"诊治疫病应顺应于大运，不要拘泥于小运，提出"民病之应乎大运，在大不在小"的重要观点，倡导治疗疫病不应拘于定法，要随岁运不同而灵活变化，若拘于小运，则"遗其本而专事其末也"。杨氏在书中对十干五运、六气司天、南北政脉应、药之主宰等进行了详细阐述，创立治疫名方升降散。

余师愚在《疫疹一得》列《运气便览》《运气之变成疾》等篇专论五运六气，指出疫疹病因病机与五运六气密切相关。其在《疫疹一得》自序中云："参合司天、大运、主气、小运，著为《疫疹一得》。"五运六气异常变化为疫疹之因，疫疹发生与君相二火失调演变为火毒有关，并举例分析了乾隆戊子岁疫疹流行与五运六气所致气候变化的关系，其云："缘戊子岁少阴君火司天，大运主之，五六月间，又少阴君火加以少阳相火，小运主之，二之气与三之气合行其令，人身中只有一水，焉能胜烈火之亢哉？"戊子岁岁运为火运太过，客气少阴君火司天，加临主气三之气少阳相火，二火合行其令，演变为火毒，引发疫疹，创立了清瘟败毒饮，治疗因火热之邪侵犯人体，表里俱盛导致的疫疹，方中重用石膏"捣其窝巢之害"。

吴鞠通《温病条辨》卷首引证《素问·六元正纪大论》"辰戌之岁，初之气，民厉温病……其病温厉"等 19 条经文，并在每条经文后加以注释，用以说明五运六气异常气候变化为温病病源。吴氏指出温疫发生时段为初之气、二之气、五之气、终之气，温疫好发时段虽然主气不同，但是客气均为少阴君火和少阳相火。吴氏强调君相二火加临易发温疬，其云："叙气运，原温病之始也。每岁之温，有早暮微盛不等，司天在泉，主气客气，相加临而然也。"吴氏指出："痘证与温病之发同一类也。"他认为痘证的发生为"人生之胎毒如火药，岁气之君火如火线，非此引之不发"。他还指出气运不同发生的温疫各异，子午丑未岁多发伏暑，寒水之岁易发寒疫，并用亢害承制、标本中气理论阐释秋燥及温暑当汗不当汗。吴氏强调精通运气之理，有先知之妙，临证自有准的。吴氏的制方原则、处方用药谨遵《内经》，例如其在辛凉平剂银翘散方论中云："本方谨遵《内经》'风淫于内，治以辛凉，佐以苦甘；热淫于内，治以咸寒，佐以甘苦'之训。"

王孟英《重订霍乱论》指出运气异常可引起霍乱。王氏认为，霍乱的发生与五运六气变化密切相关。其在《重订霍乱论》序言中云："今避乱来上海，适霍乱大行，司命者罔知所措，死者实多。"序言中指的是 1862 年壬戌岁的霍乱，王氏认为该岁在泉之气太阴湿土内应于脾，感受湿邪则发生霍乱。因为芒种之后交土运，地气渐湿，湿气上腾，热气下降，人处于其中，湿热之邪由口鼻皮毛侵入人体，邪无出路，故称温热、暑疫，霍乱只是其中的一个证而已。王氏进一步指出，霍乱的寒热性质与五运六气所致气候变化密切相关。木运太过之年，"诸郁之发，必从热。土郁者，中焦湿盛而升降气机乃窒。"霍乱之寒证多是脾胃素虚之人，又逢岁土不及之年，中阳不足，虚寒湿偏盛，导致霍乱。如原文云："寒霍乱多见安逸之人，以其深居静处，阳气不伸。"

雷少逸在《时病论》中指出，时病必按四时五运六气而分治之。其在序言中云："春时病温，夏时病热，秋时病凉，冬时病寒，何者为正气，何者为不正气，既胜气复气，正化对化，从本从标，必按四时五运六气而分治之，名为时医。是为时医必识时令，因时令而治时病，治时病而用时方，且防其何时而变，决其何时而解，随时斟酌，此丰时病一书所由作也。"可见，雷氏对疾病的发生与运气之间关系极为重视。雷氏指出，风温是由于冬受微寒，当春厥阴风木行令之时，少阴君火初交之际，感受风邪而发为风温。风温发病与春温类似，邪气未发之时可藏于肌腠或少阴，待来年春季感邪而发病，而且二者都是冬感微寒，区别则在于风温是至春感风邪而发，春温是至春感寒邪而发，二者新感邪气不同，但其伏气相同。

陈耕道《疫痧草》认为疫痧发生与气候反常关系密切。"疫痧"，是感染疫毒之气而发。何谓"疫"？陈氏曰："疫，厉气也。"而"厉气何自而结"，陈氏答曰："结于天应寒而反大热，天应热而反大寒。或大寒之后继以大热，大热之后继以大寒，大寒之后继以淫雨。或河水泛而气秽，或疾风触而气毒，或天久阴而郁热，或天盛暑而湿蒸，此疫气之所由结出。"

刘松峰《松峰说疫》指出，治疫必先明五运六气。刘氏指出："治疫者，必先明乎化水化火之微，客气主气之异，司天在泉之殊致，五运六气之分途。"刘氏重视五运郁发致疫，书中专设五运详注、六气详注、五运五郁天时民病详解等篇，论述五运郁发的天时、民病和治法，制方也从治郁入手，如用竹叶导赤散"治君火郁为疫，乃心与小肠受病，以致斑淋吐衄血，错语不眠，狂躁烦呕，一切火邪等证。"卷六详论疫病发生规律及五疫之治。卷五收集民间验方 120 首，为后世防治疫病提供了重要资料。

萧霆《痧疹一得》认为治痧必先明岁气。萧氏在《痧疹一得》中指出："治痧先明岁气。""痧疹感非时之气，互相传染，于岁气尤为吃紧。"他还指出一些医者在治疗痧疹时的不当之处，"乃医者习而不察，一遇痧疹，不审时令之寒热温凉，概以葛根、荆、防、牛蒡透肌解散，便语治痧之名手。殊不知冬温痧疹虽轻，然治之亦必先岁气"，强调岁气和痧疹的密切关系，治疗痧疹必先明岁气。

陈虬《瘟疫霍乱答问》指出霍乱因运气而发。陈氏曰："本年疫病，何以发霍乱"，"当推五运六气知之"。他认为霍乱发生及流行与运气关系密切。光绪二十八（1902）年壬寅，木运太过之年，亦是同天符之年，司天为少阳相火，在泉为厥阴风木，主运初运太角，客运初运太角，客气初之气为少阴君火，该岁夏秋之时发生霍乱，陈氏认为："皆系木火相扇，土木相忤，故病发于此时，木邪克土，乃成霍乱。"陈氏还认为霍乱病情轻重的地域性特点、时间范围特点与运气亦有密切关系。陈氏指出："本年五月，七赤入中宫，五黄到震木，上克土，本方为杀气方，故偏东如沪闽等处独甚。六月六白入中宫，二黑到坎，下克本方，则壬子癸为死气方，故京都独盛。"

马印麟《瘟疫发源》详述五运六气与瘟疫发病的关系，分析瘟疫之源，并指导临床防治。马氏指出，阴阳五行乃运气之源，认为阴阳化生五行流为十干，阴阳化生十二地支运化五方位，天地阴阳运行化为岁运，阴阳刚柔对冲化为六气，各岁岁运岁气起始时日为大寒。马氏还指出，瘟疫乃运气变化所致，认为时医当明运气乃瘟疫之源，凡遇瘟疫之症流行，不知瘟疫受病之由会误人性命；认为"一乡并兴"及"众人而患同病"乃运气变化所致，其中，"岁中客气之流行，即安危之关系"，即客气变化最为关键。马氏指出，天时民病具有五行生克胜复规律，客气胜复变化、间气升降不前、客主加临等六气异常均可致天时民病。由于六气变化具有胜复规律，故所致疾病亦有胜复规律，因此提出治则也应有胜复规律，总的原则是"泻胜补虚"。《瘟疫发源》载治瘟疫方7首，其中的五瘟丹是治疗五郁致疫的基础方。

李延罡《脉诀汇辨》重视脉象变化与五运六气的关系。李氏基于《素问》及《周易·系辞下》天人相合之理，将脉位法天地五行作为辨脉位的纲领，以五行方位释脉位，以五行生克解脉位。李氏指出，脉位应以左尺肾水为起始，脉气以五行相克之序周流不息，其云："天一生水，故先从左尺肾水生左关肝木。"李氏依据《素问》亢害承制之理，指出脉亦有胜复亢制，其云：

"阳盛者脉必洪大，至盛之极，而脉反伏匿，阳极似阴也。"李氏还论述了人之五脏与天之五星相应、脉与四时之变相应。李氏还提出了甲己土运为南政、少阴所在其脉不应、南北政之脉应等观点。李氏指出，五运六气理论深奥难懂，天地自然气候变化是有规律的客观存在，研究五运六气必须灵活运用而不可拘泥，"是以通于运气者，必当顺天以察运，因变以求气"。《脉诀汇辨》全书载图 52 幅，其中有 26 幅为脉与五运六气相应图，26 幅为五运六气图。

雷丰《时病论》认为时病与五运六气关系密切。雷氏在《时病论》中以《素问·阴阳应象大论》"冬伤于寒，春必温病；春伤于风，夏生飧泄；夏伤于暑，秋必痎疟；秋伤于湿，冬生咳嗽"为纲，以四时六气之病为目，论述了各种时令病的病因病机、症状特点以及立法的依据，次列自拟诸法、备用成方，最后附临证医案作为印证。本书附十三论，其中第二论为《五运六气论》，概述了五运六气的主运、客运、主气、客气、司天在泉之气及五运三纪等，并引用张从正之言"不读五运六气，检遍方书何济"，强调治时令病必须通晓五运六气理论。

叶天士根据当年五运六气特点，从体质、胃气对瘟疫进行辨证论治，认为"人在气交，法乎天地"，"交节病变，总是虚证"。《临证指南医案》卷一至卷八为内科时证、杂证，对非时之气导致的疫疠之病早有深刻认识，为后世研究疫疠提供了重要参考。

薛雪强调治疗瘟疫当对三年司天在泉及本年的五运六气进行推算，指出："凡大疫之年，多有难识之证……当就三年中司天在泉，推气候之相乖何处，再合本年之在泉求之。"

明清时期，医学家们对五运六气大司天周期规律也进行了探讨。例如，清代医家费启泰，在其《救偏琐言》中，提出了大运、小运的概念，认为"大可以覆小，小难以赅大"，小运包含在大运之中。费氏认为，就五运六气与疾病的关系而言，应以大运为本，以小运为末，还要注意疾病的实际症状予以辨证治疗。再如，乾嘉年间名医王丙，他著的《伤寒论附余》中收载《世补斋后集》的内容，他在"天以六为节，地以五为制，五六相合而七百二十气为一纪，凡三十岁，千四百四十气，凡六十岁为一周"基础上，提出"三百六十年为一大运，六十年为一大气，五运六气迭乘，满三千六百年为一大周"。王丙研究了历代医家生活年代所处的甲子周期的五运六气气候特点及背景，指出历代医家学术思想及治疗特色的形成原因与医家生活行医年代的六气大司天有关。此后，医家陆懋修秉承了王丙提出的六气大司天理论，他将自黄帝八年至同治三年的干支纪年序列依次排列，依六气先后之序，分别标记各六十甲子周期的司天、在泉之气，并据此对医学史上重要的医学流派及医家的治法和用药特点进行了分析阐释，他研究发现，张仲景、金元四大家、王好古、张介宾、周扬俊等医家医学思想及用药特点如善用温、善用寒、善用补、善用滋等，皆由其所处的时代（即医家生活的六十甲子周期）气运所致。他在《内经运气病释》中，对《内经》中运气七篇大论的主要经文做了注释和阐发，分析五运六气变化的机理，进而指导疾病治疗。陆氏专门设立《内经运气表》一卷，将五运六气中"有不能图而宜于表者"制表 13 幅，为后世研究五运六气理论及大司天提供了重要资料。

明清时期，研究温病与五运六气关系的医家及著作还有明代虞抟的《医学正传》、李时珍的《本草纲目》、张凤逵《增评伤寒全书》及清代吴谦的《医宗金鉴·运气要诀》、张三锡的《医学六要·运气略》等，这些医家将五运六气理论和疾病的诊断治疗相结合，均为五运六气理论的发展做出了贡献。

综上所述，明清时期将五运六气理论运用于温疫类疾病的诊断及治疗是该时期五运六气理论研究的显著特点，重视瘟疫发生与五运六气变化的关系，并积累了临床防治瘟疫的经验，为后世留下了珍贵的文献。

（五）清末民国时期以来

清末至民国时期的医学家们继续研究《内经》五运六气理论，如张志聪的《内经素问集注》、高世栻的《内经素问直解》等，对五运六气理论及其应用均有不同程度的发挥。近一个世纪以来，五运六气研究受到关注，任应秋的《运气学说》、方药中的《内经素问运气七篇讲解》、王玉川的《运气探秘》等五运六气著作的出版，为五运六气理论的临床运用及传播起到了积极的促进作用。进入 21 世纪以来，五运六气研究备受关注，出版了研究五运六气的相关著作，以及全国高等中医药院校使用的五运六气教材，并有众多五运六气研究的学术论文发表，相关学者从理论研究、文献整理、临床研究、流行病调查研究以及多学科角度研究了五运六气的科学性及其实用性，促进了五运六气的学术研究，推动了中医学发展，为现今临床治疗及预防疾病提供了重要资料。

中　篇

五运六气基本内容

一、干支甲子

干支，即天干和地支的简称。甲子，是因天干始于甲，地支始于子，干支甲子相合而得名。我国古代最早用干支周期纪日，每日用一对干支表示，第一日为甲子，第二日为乙丑，第三日为丙寅……逐日记录，六十日循环一次，周而复始。在公元前 14 世纪的甲骨文中已经有完整的干支周期表。据史学家研究，这种纪日法自春秋以来，至迟从周幽王元年（前 781）十月辛卯日起到现在，没有错乱过，连续记载近二千八百年，是迄今所知的世界上最长的纪日方法。我国古代不仅用干支纪日，还用以纪时、纪月、纪年及纪方位。

在五运六气理论体系中，运用天干和地支可以推演气运规律。例如，五运配十天干纪岁运，六气配十二地支纪岁气，根据各年干支组合构成的名称，以判断各年的气候变化规律、气候变化趋势及发病规律，由此可见，研究五运六气规律及其所致疾病规律离不开天干地支。正如刘温舒《素问入式运气论奥》云："天气始于甲，地气始于子，干支者乃圣人究乎阴阳轻重之用也，著名以彰其德，立号以表其事，由是甲子相合，然后成其纪。远可以步岁而统六十年，近可以推于日而明十二时，岁运之早晏，万物之生死，将今验古，咸得而知之……明其用而察向往之始生，则精微之用，可谓大矣。"十天干统运，运从甲始；十二地支纪气，气从子始。干支相合，推求六十年甲子周期中的各岁运和气的演变规律、气候变化规律、物候变化规律及其对人体生命活动规律、发病规律的影响，进而依据五运六气理论指导临床疾病预防及临床诊治。

（一）天干

"干"，有单个之意。古人最早认识"日"，是以太阳出没为准，日出日没一次为一天，所以"干"又叫"天干"，天干最早用以纪日。天干有十个，依次为甲、乙、丙、丁、戊、己、庚、辛、壬、癸，十天干最早是古人用以记录太阳日节律的序号，后来十天干配合十二地支来用于纪年、纪月、纪时。

十天干不只是数序的符号，它包含着万物由发生而少壮，由少壮而繁盛，由繁盛而衰老，由衰老而死亡，由死亡而更始的周期规律。《汉书·律历志》《史记·律书》均记载了十天干的含义。例如，《汉书·律历志》解释十天干为："出甲于甲"，"奋轧于乙"，"明炳于丙"，"大盛于丁"，"丰楙于戊"，"理纪于己"，"敛更于庚"，"悉新于辛"，"怀任于壬"，"陈揆于癸"。再如，《史记·律书》云："甲者，言万物剖符甲而出也"；"乙者，言万物生轧轧也"；"丙者，言阳道著明，故曰丙"；"丁者，言万物之丁壮也，故曰丁"；"庚者，言阴气庚万物，故曰庚"；"辛者，言万物之辛生，故曰辛"；"壬之为言任也，言阳气任养万物于下也"；"癸之为言揆也，言万物可揆度，故曰癸"。

意即在十天干当中，甲，指嫩芽破甲而出的初生现象；乙，指幼苗逐渐抽轧而生长的形象；丙，指阳气充盛，生长显著之象；丁，指幼苗不断地壮大成长；戊，指幼苗日益茂盛；己，指幼苗已成熟至极；庚，指生命开始收敛；辛，指新的生机又开始酝酿；壬，指新的生命已开始孕育；癸，指新的生命又将开始。

（二）地支

地支，是古人用以纪月的序号。月、地属阴，故纪月的十二支又称"地支"。十二地支的顺序依次为子、丑、寅、卯、辰、巳、午、未、申、酉、戌、亥。古人用十二地支配合十天干来纪年、纪月、纪日、纪时。十二地支同十天干一样，不只是数序的排列，其中蕴含着自然万物的生长壮老已再新生的周期规律。例如，《汉书·律历志》释十二地支为："孳萌于子"，"纽牙于丑"，"引达于寅"，"冒茆于卯"，"振美于辰"，"已盛于巳"，"咢布于午"，"昧薆于未"，"申坚于申"，"留孰于酉"，"毕入于戌"，"该阂于亥"。再如，《史记·律书》解释十二地支为："子者，滋也。滋者，言万物滋于下也。""丑者，纽也。言阳气在上未降，万物厄纽未敢出也。""寅言万物始生蚓然也，故曰寅。""卯之为言茂也，言万物茂也。""辰者，言万物之蜄也。""巳者，言阳气之已尽也。""午者，阴阳交，故曰午。""未者，言万物皆成，有滋味也。""申者，言阴用事，申贼万物，故曰申。""酉者，万物之老也，故曰酉。""戌者，言万物尽灭，故曰戌。""亥者，该也。言阳气藏于下，故该也。"

意即在十二地支中，子，指十一月冬至一阳复苏，生命潜藏于地，已渐有滋生之机；丑，指十二月阴气尽、阳气生，新的生命已将解脱阴纽而出土；寅，指正月孟春，三阳开泰，生机已嫣然活泼；卯，指二月仲春，阳气方盛，生物的成长渐茂；辰，指三月季春，春阳振动，生物生长越发茂美；巳，指四月阳气益为盛壮；午，指五月阳盛阴生，生物的生长葶繁叶布；未，指六月生物盛长，开始结果实，物成有味之意；申，指七月凉秋初至，生物生长尽，果实成熟；酉，指八月阴气益盛，阳气益衰，生物衰老；戌，指九月季秋，生物尽收；亥，指十月阴气渐盛于外，阳气潜藏于内。

由此可见，地支是用来说明地之生物演变之象，正如《大戴礼》云："地支计象。"《汉书·律历志》《史记·律书》当中的地支计象，描述了一年十二个月生物生长盛衰变化的物象表现，因而把十二地支分建于十二月，标志着十二月中生物发展的形态，称谓"月建"。（见表1）

表1　月建表

春			夏			秋			冬		
正月	二月	三月	四月	五月	六月	七月	八月	九月	十月	十一月	十二月
寅	卯	辰	巳	午	未	申	酉	戌	亥	子	丑

古人还根据北斗星斗柄指示的方向来确定时节，这种方法叫作"斗纲月建"。北斗星由七颗星组成，位于北方天空，由于形似酒斗，所以称为北斗星。北斗七星中，天枢、天璇、天玑、天权四星组成斗身，古代称魁；玉衡、开阳、摇光三星组成斗柄，古代称杓。天枢、天璇两星连线延长五倍处，靠近北天极的位置，是北极星。北极星居中，北斗星围绕北极星运转，斗柄顺时针一岁旋指十二辰一周。十二辰就地平圈上以正北为子、正东为卯、正南为午、正西为酉布列的十二地支。古人根据实际观察到的北斗星斗柄指示的方向来确定时令、月份、节气，十二辰顺序依次确定后，便形成了一个以北极星为中心，以北斗斗柄为指针的月建圆盘，这种方法称为"斗纲月建"，简称"斗建"（见图1）。在"斗纲月建"中，十二朔望月与十二辰的关系是：正月建寅，二月建卯，三月建辰，四月建巳，五月建午，六月建未，七月建申，八月建酉，九月建戌，十月建亥，十一月建子，十二月建丑。张介宾指出："天之元气，无形可观，观斗建之辰，即可知矣。"（《类经图翼·运气》）《鹖冠子·环流》云："斗柄东指，天下皆春；斗柄南指，天下皆夏；斗柄西指，天下皆秋；斗柄北

指，天下皆冬。"由此可知，观察北斗斗柄所指的十二辰，对于了解阴阳二气消长、寒热二气更迭具有重要意义。

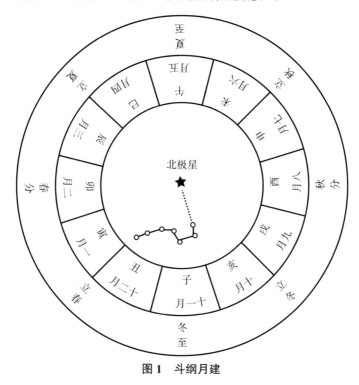

图1　斗纲月建

不论是天干还是地支，其数序次第都不只是单纯的数字排列，而是包含着生物生长化收藏、生长壮老已之后再生长的自然生物周期及气候物候周期规律，天地阴阳五行运行导致的自然界万物生化周期规律尽在其中。古代先贤将十天干与十二地支运用于中医学，来研究天地阴阳五行运行周期对人体生命活动的影响，将十天干和十二地支与岁运、岁气、年月日时、季节、方位、脏腑性能等密切联系起来。

（三）干支的阴阳五行及方位属性

五运六气理论的构建是以阴阳五行理论为基础的，因此，干支必然有其阴阳五行属性。

1.干支的阴阳属性

从阴阳属性来看，日为阳，月为阴，天为阳，地为阴，所以天干属阳，地支属阴。进而在"阳道奇，阴道偶"的原则下，天干地支中又可再分阴阳，即天干之中的甲、丙、戊、庚、壬属阳，乙、丁、己、辛、癸属阴，地支之中的子、寅、辰、午、申、戌属阳，丑、卯、巳、未、酉、亥属阴。见表2。

表2　干支阴阳五行归属表

五行	木		火		土		金		水	
阴阳	阳	阴	阳	阴	阳	阴	阳	阴	阳	阴
天干	甲	乙	丙	丁	戊	己	庚	辛	壬	癸
地支	寅	卯	午	巳	辰、戌	未、丑	申	酉	子	亥

2.干支的五行五方属性

天干与五行的配属是以五行之气的性质，再结合五方五时生物生长化收藏的规律为依据而确立的。如肝气应于春，春主木气，木气生发，万物萌芽，甲乙为万物破甲初生之貌，故属木；心气应于夏，夏主火气，火主长养，万物丰茂，丙丁为万物生长明显壮大之貌，故属火，余以此类推。天干的五行属性为甲乙属木，丙丁属火，戊己属土，庚辛属金，壬癸属水。天干配五方规律为甲乙属东方，丙丁属南方，戊己属中央，庚辛属西方，壬癸属北方。

地支配属五行主要是根据方位与月建（北斗星的斗纲所指十二辰）来确定的。因木为东方之气，旺于春，寅、卯月建是正、二月，位于东方，所以寅、卯属木；火为南方之气，旺于夏，巳、午的月建是四、五月，位于南方，所以巳、午属火；金为西方之气，旺于秋，申、酉的月建是七、八月，位于西方，所以申、酉属金；水为北方之气，旺于冬，亥、子的月建是十、十一月，位于北方，所以亥、子属水；土为中央之气，寄旺于四季之末各十八日，辰、未、戌、丑建于三、六、九、十二月，位于中央，所以辰、未、戌、丑均属土。即地支的五行属性为寅、卯属木，巳、午属火，申、酉属金，亥、子属水，辰、未、戌、丑属土。地支配五方规律为东方寅卯木，南方巳午火，西方申酉金，北方亥子水，中央辰戌丑未土（见表3）。需要提醒的是，此为干支的五行方位属性，与其后要学习的天干化五运、地支化六气的概念及含义是不同的，要注意区别。

表3 干支五方五行时令分属表

五方	东		南		中				西		北	
五时	春		夏		长夏				秋		冬	
五行	木		火		土				金		水	
月	一	二	四	五	三	六	九	十二	七	八	十	十一
天干	甲	乙	丙	丁	戊			己	庚	辛	壬	癸
地支	寅	卯	巳	午	辰	未	戌	丑	申	酉	亥	子

3. 干支配脏腑

天干配脏腑是以天干的五行方位属性配上脏腑的阴阳五行属性。《素问·藏气法时论》云："肝主春，足厥阴少阳主治，其日甲乙，肝苦急，急食甘以缓之。心主夏，手少阴太阳主治，其日丙丁，心苦缓，急食酸以收之。脾主长夏，足太阴阳明主治，其日戊己，脾苦湿，急食苦以燥之。肺主秋，手太阴阳明主治，其日庚辛，肺苦气上逆，急食苦以泄之。肾主冬，足少阴太阳主治，其日壬癸，肾苦燥，急食辛以润之，开腠理，致津液，通气也。"甲、乙配属木，甲为阳干配属胆，乙为阴干配属肝。丙、丁配属火，丙为阳干配属小肠，丁为阴干配属心。戊、己配属土，戊为阳干配属胃，己为阴干配属脾。庚、辛配属金，庚为阳干配属大肠，辛为阴干配属肺。壬、癸配属水，壬为阳干配属膀胱，癸为阴干配属肾（见表4）。

表4　天干配脏腑

天干	甲	乙	丙	丁	戊	己	庚	辛	壬	癸
脏腑	胆	肝	小肠	心	胃	脾	大肠	肺	膀胱	肾

天干配脏腑歌诀：甲胆乙肝丙小肠，丁心戊胃己脾乡，庚属大肠辛属肺，壬居膀胱癸肾脏，三焦阳府须归丙，包络从阴丁火旁。

地支配脏腑是根据人体经脉循行时辰节律相配的。人体经脉循行以平旦为纪，沿着十二经脉之序，寅时出于中焦，注入于手太阴肺经，卯时注入于手阳明大肠经，辰时注入于足阳明胃经，巳时注入足太阴脾经，午时注入手少阴心经，未时注入手太阳小肠经，申时注入足太阳膀胱经，酉时注入足少阴肾经，戌时注入手厥阴心包经，亥时注入手少阳三焦经，子时注入足少阳胆经，丑时注入足厥阴肝经，寅时又返回至肺经，周而复始，如环无端（见表5）。

表5　地支配脏腑

地支	寅	卯	辰	巳	午	未	申	酉	戌	亥	子	丑
脏腑经络	手太阴肺经	手阳明大肠经	足阳明胃经	足太阴脾经	手少阴心经	手太阳小肠经	足太阳膀胱经	足少阴肾经	手厥阴心包经	手少阳三焦经	足少阳胆经	足厥阴肝经

地支配脏腑歌诀：肺寅大卯胃辰宫，脾巳心午小未中，申膀酉肾心包戌，亥焦子胆丑肝通。

4. 天干纪运

天干纪运，是指用十天干纪岁运，以推求五行之气在天地间运动变化的年节律，判断各岁气候变化特点及疾病流行趋势。《素问·天元纪大论》云："甲己之岁，土运统之；乙庚之岁，金运统之；丙辛之岁，水运统之；丁壬之岁，木运统之；戊癸之岁，火运统之。"天干纪运，亦称为"十干统运"，又叫"十干纪运"。其中，年干为甲、丙、戊、庚、壬的年份，为太过之岁；年干为乙、丁、己、辛、癸的年份，为不及之岁。见表6。

表 6　天干纪运表

五运		土运	金运	水运	木运	火运
天干	阳	甲	庚	丙	壬	戊
	阴	己	乙	辛	丁	癸

5. 地支纪气

地支纪气，是指十二地支配三阴三阳六气以纪岁气，用以推求各岁六气的主气与客气的气候变化规律。三阴，即一阴厥阴、二阴少阴、三阴太阴；三阳，即一阳少阳、二阳阳明、三阳太阳。《素问·五运行大论》《素问·天元纪大论》指出了地支配三阴三阳六气规律。例如，《素问·五运行大论》云："子午之上，少阴主之；丑未之上，太阴主之；寅申之上，少阳主之；卯酉之上，阳明主之；辰戌之上，太阳主之；巳亥之上，厥阴主之。"《素问·天元纪大论》云："厥阴之上，风气主之；少阴之上，热气主之；太阴之上，湿气主之；少阳之上，相火主之；阳明之上，燥气主之；太阳之上，寒气主之。所谓本也，是谓六元。"从原文中可知，十二地支配三阴三阳六气的配属规律为：子午少阴君火，卯酉阳明燥金，辰戌太阳寒水，己亥厥阴风木，寅申少阳相火，丑未太阴湿土。见表7。

表7 地支纪气表

地支	丑未	卯酉	辰戌	己亥	子午	寅申
六气阴阳属性	太阴	阳明	太阳	厥阴	少阴	少阳
六气五行属性	湿土	燥金	寒水	风木	君火	相火

（四）甲子

甲子，是指十天干与十二地支相配合形成的甲子周期。《素问·六微旨大论》云："天气始于甲，地气始于子，子甲相合，命曰岁立。谨候其时，气可与期。"五运六气理论通过干支甲子的配合来推求各岁气候变化趋势及发病规律，进而指导临床疾病防治。

1.干支纪年、纪月

（1）干支纪年：从公元前837年（甲子）即西周共和五年迄今，已经历了47个甲子周期，1984年（甲子）为第48个甲子周期的开始，至2043年（癸亥），复行一周，如此往复纪年。天干配地支，天干在上，地支在下，始于甲子，依次相配，终于癸亥，用以纪年，则六十年为一甲子周期。

附 年干支推算方法

把每一年配上一个天干和一个地支，天干在前，地支在后，按着干支的顺序依次排列，天干往复排列六次，地支往复排列五次，共得六十年，所以每六十年称为一个甲子周期或者叫作一个甲子，又称"六十甲子"。

现将十天干、十二地支的代数列表如下。见表8。

表 8　天干地支代数表

代数	1	2	3	4	5	6	7	8	9	10	11	12
天干	甲	乙	丙	丁	戊	己	庚	辛	壬	癸		
地支	子	丑	寅	卯	辰	巳	午	未	申	酉	戌	亥

用已知公元年数减去3，其差再除以60，取余数。余数的个位即为年干代数，直接查表8即得年干。余数若小于或等于12，余数即为年支代数，直接查表8即得年支。余数若大于12，则用余数减去12的倍数，其差即为年支代数，直接查表8即得。简化为下列公式：

（公元年数 –3）÷60，取余数。①余数个位即是年干代数（0代表10）。②余数若小于或等于12，即为年支代数，查表即得。③余数若大于12，则减12的倍数，即得年支代数（0代表12，大于12才减），查表即得。

例如：

例1. 求1984年的年干支

（1984–3）÷60，余数是1。①个位是1，即得年干——甲。②个位是1，即得年支——子。

由此可知，1984年的年干支是甲子。

例2. 求2008年年干支

（2008–3）÷60，余数是25。①个位是5，即得年干——戊。②25–24=1，即得年支——子。

由此可知，2008年的年干支是戊子。

（2）干支纪月：各年的月支是固定的。一年12个月用十二支来表示，即一月是寅，二月是卯，三月是辰，四月是巳，五月是午，六月是未，七月是申，八月是酉，九月是戌，十月是亥，十一月是子，十二月是丑。

各年份月干的推求，只要求出各年第一个月的月干，各年其他月份的月干按十天干顺序依次排列即可得知。各年正月月干规律为：每逢甲己之年正月月干为丙，每逢乙庚之年正月月干为戊，每逢丙辛之年正月月干为庚，每逢丁壬之年正月月干为壬，每逢戊癸之年正月月干为甲。所以，每逢甲己之年，正月干支为丙寅；每逢乙庚之年，正月干支为戊寅；每逢丙辛之年，正月干支为庚寅；每逢丁壬之年，正月干支为壬寅；每逢戊癸之年，正月干支为甲寅。

已知年干求月干支歌诀：甲己之年丙作首，乙庚之年戊为头，丙辛之年庚寅上，丁壬壬寅顺行留，若问戊癸何方起，戊癸甲寅去寻求。

推算月干支可以运用以上歌诀逐步推算，也可直接运用月干支推算方法，推算出各年各月份的月干支。

附　月干支推算方法

求月干：用年干代数乘以2，再加上当月月数，即得当月月干代数，查表8即得。

求月支：用月数加2，若小于12，则此数就是当月月支代数，若大于12，则减去12，则此数就是当月月支代数，查表8即得。

公式：

年干代数×2+当月月数，个位即为月干代数，查表8即得。

当月月数+2，即得月支代数，查表8即得。

例1. 求2007年农历六月的年、月干支。

年干支：

（2007-3）÷60余数是24，故年干代数是4，年干为丁。

年支代数是 24-24=0，年支代数是 0，年支为亥。

因此，2007 年年干支为丁亥。

月干支：

年干代数为 4，当月月数为 6，根据月干支推算公式可得：

4×2+6=14，个位数为 4，月干为丁。

6+2=8，个位数为 8，月支为未。

由此可知，2007 年农历六月月干支为丁未。

例 2. 求 2012 年农历十二月的年、月干支。

年干支：

（2012-3）÷60，余数是 29，故年干代数是 9，年干为壬。

年支代数 29-24=5，年支代数是 5，年支为辰。

因此，2012 年年干支为壬辰。

月干支：

年干代数为 9，当月月数为 12，根据月干支推算公式可得：

9×2+12=30，个位数为 0，月干是癸。

12+2=14，减 12 得 2，月支是丑。

由此可知，2012 年农历十二月月干支为癸丑。

2. 六十甲子周

天干配地支，始于甲子，依次相配合，六十为一周。若用以纪年，则六十年为甲子一周期，又称"六十甲子"。正如《素问·天元纪大论》云："天以六为节，地以五为制，周天气者，六期为一备，终地纪者，五岁为一周……五六相合而七百二十气为一纪，凡三十岁；千四百四十气，凡六十岁，而为一周。不及太过，斯皆见矣。"由于在六十年的甲子周期当中，天干往复排列六次，故云"天以六为节"；地支往复排列五次，故云"地以五为制"。一年有二十四节气，六十年一千四百四十个节气，正好是一个甲子周期。六十甲子周期序列见表 9。

表 9 六十甲子周期表

天干	甲	乙	丙	丁	戊	己	庚	辛	壬	癸
地支	子	丑	寅	卯	辰	巳	午	未	申	酉
天干	甲	乙	丙	丁	戊	己	庚	辛	壬	癸
地支	戌	亥	子	丑	寅	卯	辰	巳	午	未
天干	甲	乙	丙	丁	戊	己	庚	辛	壬	癸
地支	申	酉	戌	亥	子	丑	寅	卯	辰	巳
天干	甲	乙	丙	丁	戊	己	庚	辛	壬	癸
地支	午	未	申	酉	戌	亥	子	丑	寅	卯
天干	甲	乙	丙	丁	戊	己	庚	辛	壬	癸
地支	辰	巳	午	未	申	酉	戌	亥	子	丑
天干	甲	乙	丙	丁	戊	己	庚	辛	壬	癸
地支	寅	卯	辰	巳	午	未	申	酉	戌	亥

二、五运

五运，是木运、火运、土运、金运、水运的简称。五运指木、火、土、金、水五行之气在天地间的运行变化规律。五行在天为气，在地成形，形气相感，化生万物。天地自然界万物的新生与消亡、气候物候变化、人体生命活动及疾病都与五行的生化运动有关。自然界春温属木，夏热属火，长夏湿属土，秋燥属金，冬寒属水，因此，五运可概括一年四季的气候变化特征及不同年份的气候变化趋势。五运，包括岁运、主运和客运。

（一）岁运

岁运，又称中运、大运。岁运以年干为单位，统管全年的五运之气。由于岁运能反映全年的气候特征、物候特点及发病规律，故称为岁运。岁运是五运的基础。

1. 天干化五运

（1）天干化五运规律：天干化五运，即岁运是由当年年干确定的，又叫"十干统运"或"十干纪运"。古人通过观察天象，发现了五运与天干的时空关系，从而使天干成了演绎五运的工具。《素问·天元纪大论》云："甲己之岁，土运统之；乙庚之岁，金运统之；丙辛之岁，水运统之；丁壬之岁，木运统之；戊癸之岁，火运统之。"即大凡年干是甲己之年，岁运是土运；年干是乙庚之年，岁运是金运；年干是丙辛之年，岁运是水运；年干是丁壬之年，岁运是木运；年干是戊癸之年，岁运是火运。这就是天干化五运的规律。

天干化五运歌诀为：甲己化土乙庚金，丁壬化木水丙辛，戊癸化火为五运，五运阴阳仔细分。

（2）天干化五运原理：天干化五运是古人在对天体运动变化进行长期观察的基础上总结出来的。正如《素问·五运行大论》云："臣览《太始天元册》文，丹天之气经于牛女戊分，黅天之气经于心尾己分，苍天之气经于危室柳鬼，素天之气经于亢氐昴毕，玄天之气经于张翼娄胃。所谓戊己分者，奎壁角轸，则天地之门户也。夫候之所始，道之所生，不可不通也。"丹、黅、苍、素、玄指红、黄、青、白、黑五色之气。牛、女、心、尾等是二十八宿。见图2。

图2可清楚地看到二十八宿分别分布在东、南、西、北四个方位上。图中的天干，是标示五行在五方的位置，即东方甲乙木，南方丙丁火，西方庚辛金，北方壬癸水。

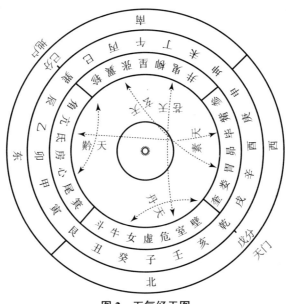

图 2　五气经天图

　　牛、女二宿在北方偏东之癸位，奎、壁二宿当西方戊位，"丹天之气经于牛女戊分"，所以戊癸主火运；心、尾二宿当东方偏北之甲位，角、轸二宿当东南方己位，"黅天之气经于心尾己分"，所以甲己主土运；危、室二宿当北方偏西之壬位，柳、鬼二宿当南方偏西之丁位，"苍天之气经于危室柳鬼"，所以丁壬主木运；亢、氐二宿当东方偏南之乙位，昴、毕二宿当西方偏南之庚位，"素天之气经于亢氐昴毕"，所以乙庚主金运；张、翼二宿位于南方偏东之丙位，娄、胃二宿位于西方偏北之辛位，"玄天之气经于张翼娄胃"，所以丙辛主水运。

　　戊土属乾，己土属巽，六戊为天门，六己为地户。图中的天门、地户是根据太阳在黄道上的运行，时令气候的变化命名的。当太阳的周年运动位于奎、壁二宿戊分时，时值春分，正当由春入夏，是一年之中白昼变长的开始，也是温气流行、万物复苏生发之时，故曰天门，言阳气开启。角、轸二宿为巽位己分，时值秋分，正当由秋入冬，是一年白昼变短的开始，又是清凉之气流行、万物收藏之时，故曰地户，言阳气始敛。所谓春分开启，秋分司闭，有门户之意，故将奎、壁二宿称为天门，将角、轸二宿称为地户。这说明十干统运中的五气经天理论是建立在天文知识基础上的，并以天文背景为客观依据。古人观测天象，候察五气，从而揭示五运六气的运行规律。

　　岁运之所以又称为中运，这是因为五行之气处于天气地气升降之中的缘故。如《素问·六元正纪大论》云："天气不足，地气随之，地气不足，天气从之，运居其中而常先也。"天气在上，地气在下，天地间的气流不断地上下升降运动。天气不足，则地气随之而上升；地气不足，则天气随之而下降。因为岁运居于天地之气间，并随气流的运动而先行升降，所以亦称之为中运。

2. 岁运的特点

　　岁运的特点有三：

　　一是每运主管一年，各年岁运始于大寒节。

　　二是各年岁运以五行相生之序轮转，太过、不及之岁交替。例如，上一年年干是甲，甲岁为土运太过之岁；下一年年干乙，为金运不及之岁；再下一年年干丙，为水运太过之岁，余以此类推。

　　三是各年岁运按照五行则每五年循环一周，按照天干则每十年循环一周。

3. 岁运分太过与不及

　　岁运有太过和不及之分，逢阳干的甲、丙、戊、庚、壬则为岁运太过之年，逢阴干的乙、丁、己、辛、癸则为岁运不及之年。正如《素问·天元纪大论》云："五行之治，各有太过不及也。"

所谓太过与不及是指五运气化的有余和不足。"至而不至，来气不及也；未至而至，来气有余也"（《素问·六微旨大论》）；"太过者先天，不及者后天"（《素问·气交变大论》）；"运有余，其至先；运不及，其至后。此天之道，气之常也"（《素问·六元正纪大论》）。运有余，其气化来得早；运不及，其气化来得迟。关于太过不及之年的气候变化规律，《素问·气交变大论》指出："岁木太过，风气流行"；"岁火太过，炎暑流行"；"岁土太过，雨湿流行"；"岁金太过，燥气流行"；"岁水太过，寒气流行"；"岁木不及，燥乃大行"；"岁火不及，寒乃大行"；"岁土不及，风乃大行"；"岁金不及，炎火乃行"；"岁水不及，湿乃大行"。具体气候表现见表10。

表10 岁运太过不及与气候变化表

五运	太过		不及	
土	甲	雨湿流行	己	风乃大行
金	庚	燥气流行	乙	炎火乃行
水	丙	寒气流行	辛	湿乃大行
木	壬	风气流行	丁	燥乃大行
火	戊	炎暑流行	癸	寒乃大行

4. 岁运与脏腑的关系

岁运用以说明全年的气候变化特点和脏腑变化的大致趋势。各岁运的特点与五行特性一致。该年是哪一个大运主岁，这年的气候变化和人体脏腑的变化就可能表现出与它相应的五行特性。如《素问·气交变大论》云："岁木太过，风气流行，脾土受邪。"说明木运太过之年，风气流行，木胜克土，则脾土受邪。

由此可见，岁运是古人在"人与天地相参"思想指导下，总结出来的自然气候与人体脏腑变化相应的规律。

5. 岁运的交运时日为大寒

岁运的交运时间，受岁运的太过与不及的影响而发生变化。《素问·六元正纪大论》云："帝曰：气至而先后者何？岐伯曰：运太过则其至先，运不及则其至后，此候之常也。"一般来说，属太过的年份在大寒节前十三日交运，属不及的年份在大寒节后十三日交运。这是由于太过之年，时未至而气先到，即"未至而至"；不及之年，时已至而气未到，即"至而未至"的缘故。

6. 岁运有胜复规律

胜，即胜气，偏盛之气。复，指报复之气。所谓胜气，指本运之气偏盛，而复气则指偏盛之气的所不胜之气，即制约偏盛之气的气。复气与胜气，在五行属性上为相克关系，复气克胜气。复气的出现能使气候气化异常得到相对控制，并逐渐恢复正常，正如《素问·至真要大论》云："有胜之复，无胜则否。"岁运气候的胜复现象是自然界气候自稳调控机制自我调控的表现。一个六十年甲子周期中，有三十个阳干年和三十个阴干年，阳干年为太过之年，阴干年为不及之年。如果在没有被化为平气的情况下，太过不及之年气化存在着偏盛偏衰，即会出现胜气和复气所致的气候变化。

根据《素问》运气七篇所载，胜复规律如下：①岁运太过之纪，气候、物候的胜复规律为本气偏盛（胜气），所胜之气受邪，所不胜之气来复（复气）。太过之纪因本气有余，如未逢司天之气或其他因素的制约，则往往本气偏盛成为胜气，其所不胜之气成为复气。如木运太过之年，本气太过成为胜气，在气候变化上以风为特点，风能胜湿，木克土，土湿之气被郁，此时，木之所不胜之金气来复，制约太过的风气。因此，本年度的气候特点，除了考虑风气偏盛外，还要考虑到湿气不及、燥气来复所致的气候变化。该年份异常气候变化影响的脏腑主要有肝胆、脾胃、肺大肠等。②岁运不及之纪，气候、物候的胜复规律为本气不及，所不胜乘之，所胜反侮。不及之纪，因本气不足，故所不胜之气成为胜气乘之，复气则是所不胜之气，即在五行属性上，能够制约克制胜气的气为复气。本气不及，所不胜之气偏盛（胜气），制约所不胜之气的气来复（复气）。如木运不及之年，风气不及，其所不胜之气燥气流行，燥气就是胜气，火热气作为复气制约燥金之气，因此，该年份气候异常变化影响的脏腑主要有肝胆、肺大肠、心小肠等。木运不及之年的气候主要表现为风气不及、燥气偏盛，还可能会出现火热的气候变化。"气有余，则制己所胜，而侮所不胜；其不及，则己所不胜，侮而乘之，己所胜轻而侮之，侮反受邪，侮而受邪，寡于畏也。"（《素问·五运行大论》）岁运的胜复规律是自然气候自稳调制的自然现象。有一分胜气便有一分复气，复气的多少是依据胜气的多少而定，总之，"微则复微，甚则复甚"。

岁运主管一年的气候变化及民病，从大寒节起运，按天干十年为一个周期，各年岁运以五行相生之序轮转，太过与不及之岁交相互替，通过胜复规律来调节自然气候。

（二）主运

主运是指主持一年中春、夏、长夏、秋、冬五个季节的正常气候变化之运。它是根据不同季节的气候变化及五行属性而确定的。

1. 主运的五行规律

主运即五个季节之运，五个季节之运与五行相应，依五行相生之序排列。五行相生之序是主运的固定次第，亦称为五步。主运五步的运行次序，依次为初运、二运、三运、四运、终运。每运主一个季节，依五行相生之序，始于木运，终于水运，年年如此，固定不变。五运主五时，每运主七十三日零五刻，合计三百六十五日零二十五刻，正合周天之数。

2. 主运应季节脏腑

主运五步应春、夏、长夏、秋、冬，即初运属木应春，二运属火应夏，三运属土应长夏，四运属金应秋，终运属水应冬。《素问·天元纪大论》云："天有五行御五位，以生寒暑燥湿风。人有五脏化五气，以生喜怒思忧恐。论言五运相袭而皆治之，终期之日，周而复始。"主运的气候变化特征及所应五脏是：初运属木主风应肝，二运属火主热应心，三运属土主湿应脾，四运属金主燥应肺，终运属水主寒应肾。见图3。

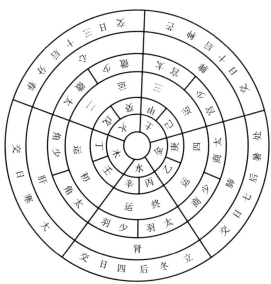

图3　五运主运图

3. 主运太少推求方法

（1）五音建运推求法：主运有五步，分主一年五季，虽然年年如此，固定不变，但是，各年主运五步每一步均有太过和不及的变化。太过，用"太"来表示；不及，用"少"来表示。

先以五音建五运。以五音建五运，意思是将五音建到主运五步的框架内。五音，即角、徵、宫、商、羽五音。推求主运五步每一步的太过或不及，要先将五音建于主运五步之中，并用五音代表主运五步，即：角音对应初运木运，代表初运木运；徵音对应二运火运，代表二运火运；宫音对应三运土运，代表三运土运；商音对应四运金运，代表四运金运；羽音对应终运水运，代表终运水运。

五音建运不仅适用于主运，也适用于客运。

关于五音建运原理，张介宾认为："五音者，五行之声音也。土曰宫，金曰商，水曰羽，木曰角，火曰徵。《晋书》云：角者，触也，象诸阳气触动而生也，其化丁壬。徵者，止也，言物盛则止也，其化戊癸。商者，强也，言金性坚强也，其化乙庚。羽者，舒也，言阳气将复，万物将舒也，其化丙辛。宫者中也，得中和之道，无往不畜。"（《类经图翼·五音建运图解》）这说明五音性同五行，可以代表五运，用角代表初运木运，用徵代表二运火运，用宫代表三运土运，用商代表四运金运，用羽代表终运水运（见表11）。

表 11　主运五音五步相生表

初运 → 二运 → 三运 → 四运 → 五运				
木运 → 火运 → 土运 → 金运 → 水运				
角	徵	宫	商	羽
春	夏	长夏	秋	冬

再用五音太少相生推求太过和不及。太少相生，太少互生之意，指主运五步具有阴阳太少相生规律，即太生少，少生太。太，指太过、有余；少，指不及、不足。如果主运五步的初运是少角，那么，二运即是太徵，三运便是少宫，四运便是太商，终运便是少羽，一个太，一个少，主运五步太少依次接续。《类经图翼·五音五运太少相生解》云："盖太者属阳，少者属阴，阴以生阳，阳以生阴，一动一静，乃成易道。故甲以阳土，生乙之少商；乙以阴金，生丙之太羽；丙以阳水，生丁之少角；丁以阴木，生戊之太徵；戊以阳火，生己之少宫；己以阴土，生庚之太商；庚以阳金，生辛之少羽；辛以阴水，生壬之太角；壬以阳木，生癸之少徵；癸以阴火，复生甲之太宫。"

各年主运初运的太少是有规律的，知道了主运的初运是"太"还是"少"，其余四步，依据太少相生顺推即可知晓。

主运五步太少相生与年干有关，即年干是甲、乙、丙、壬、癸年，主运五步太少规律是：太角（初运）→少徵（二运）→太宫（三运）→少商（四运）→太羽（终运）。年干是丁、戊、己、庚、辛年，主运五步太少规律是：少角（初运）→太徵（二运）→少宫（三运）→太商（四运）→少羽（终运）。

各岁主运五步五音太少相生规律，见图4。图的左半部分，年干是甲、乙、丙、壬、癸这五年，逆时针向下推，见角即止，见到的是"太角"，说明这五年主运的初运为太角。之后，再逆时针向上，即可知道，二运为少徵，三运为太宫，四运为少商，终运为太羽。图的右半部分，年干是丁、戊、己、庚、辛这五年，逆时针向上推，见角即止，见到的是"少角"，说明这五年主运的初运为少角。之后，再顺时针向下，即可知道，二运为太徵，三运为少宫，四运为太商，终运为少羽。

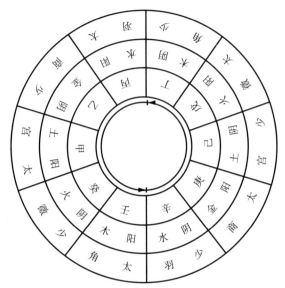

图4　五音建运太少相生图

（2）主运太少简便推求法：①先确定该年的岁运及其太过不及。②再用该年的岁运及其太过与不及确定与该年岁运五行属性相同的那个主运的太过与不及。③用五音太少相生规律，前后一推，便得出其余四步的太少。

例如：求甲年主运五步的太少。甲年的岁运为土运太过；在主运五步中，三运宫属土，与岁运的五行属性相同，故三运为太宫；之后，按照太少相生求出其余四步的太少。那么，甲年主运五步的太少便是：太角（初运）→少徵（二运）→太宫（三运）→少商（四运）→太羽（终运）。

再如：求辛年主运五步的太少。辛年的岁运为水运不及；在主运五步中，终运羽属水，与岁运的五行属性相同，故终运为少羽；少羽确定后，则其他四步的太少即可求得，五音太少相生的原则仅限于在一个五行周内，那么，生少羽的是太商，生太商的是少宫，生少宫的是太徵，生太徵的是少角。辛年主运五步的太少便是：少角（初运）→太徵（二运）→少宫（三运）→太商（四运）→少羽（终运）。

不难发现，在十干年中，甲、乙、丙、壬、癸五年的主运五步太少是相同的，丁、戊、己、庚、辛五年的主运五步太少是相同的。归纳这个规律，见表12。

表 12　主运五步太少相生表

年干	初运	二运	三运	四运	终运
甲	木→太生少→	火→少生太→	土→太生少→	金→少生太→	水
乙	木→太生少→	火→少生太→	土→太生少→	金→少生太→	水
丙	木→太生少→	火→少生太→	土→太生少→	金→少生太→	水
丁	木→少生太→	火→太生少→	土→少生太→	金→太生少→	水
戊	木→少生太→	火→太生少→	土→少生太→	金→太生少→	水
己	木→少生太→	火→太生少→	土→少生太→	金→太生少→	水
庚	木→少生太→	火→太生少→	土→少生太→	金→太生少→	水
辛	木→少生太→	火→太生少→	土→少生太→	金→太生少→	水
壬	木→太生少→	火→少生太→	土→太生少→	金→少生太→	水
癸	木→太生少→	火→少生太→	土→太生少→	金→少生太→	水

注：有□的为太，无□的为少

4. 主运的交运时刻

主运的交运时刻是每年的大寒日，每运 73 天零 5 刻，五运共计 365 日零 25 刻。其具体交运时刻为每年大寒日起交初运，至春分后十三日交二运，至芒种后十日交三运，至处暑后七日交四运，至立冬后四日交终运。

主运交运时刻歌诀：初大二春十三日，三运芒种十日晡，四运处暑后七日，五运立冬四日主。

关于交运的日期，一般来说，主运五步是年年不变的，但是，随着年份不同，气候不同，各年主运初运的具体交司时刻略有差异。见表13。

表13 主运五步起运时间表

主运	初运	二运	三运	四运	终运
交运时刻	大寒日	春分 后十三日	芒种 后十日	处暑 后七日	立冬 后四日
子、辰、申	寅初 初刻起	寅正 一刻起	卯初 二刻起	卯正 三刻起	辰初 四刻起
丑、巳、酉	巳初 初刻起	巳正 一刻起	午初 二刻起	午正 三刻起	未初 四刻起
寅、午、戌	申初 初刻起	申正 一刻起	酉初 二刻起	酉正 三刻起	戌初 四刻起
卯、未、亥	亥初 初刻起	亥正 一刻起	子初 二刻起	子正 三刻起	丑初 四刻起

由上表可知，各年主运的交运具体时刻规律：①初运逐年依次推移三个时辰，那么，各年的二运、三运、四运、终运起运的具体时间也随之往后推移。②由于每年365.25日，即每年余四分之一日，累积四年闰一日，故各年主运初运起运的时刻，存在四年一周期的规律，即子、辰、申年同，丑、巳、酉年同，寅、午、戌年同，卯、未、亥年同。

古代用铜漏计时。古代计时的仪器叫"漏壶"，即通常说的铜壶滴漏，又称壶漏、铜漏或铜壶漏刻。其法以铜壶盛水，壶底穿一孔，壶中立箭，箭上刻度数一百，即一百刻，每刻为六十分。壶水由底孔逐渐外漏，箭上的刻度逐渐显露，就根据箭标上露出的刻数来计时。一百刻度的水在一昼夜漏尽。用十二支将每日分为十二个时辰，使之与刻数对应，则每时辰有八刻二十分。每时辰又分为前初后正。前四刻十分为初，以十分置于最前，称为初初刻，其余四刻分别称为初一刻、初二刻、初三刻、初四刻；后四刻十分为正，亦以十分置于最前，称为正初刻，其余四刻分别称为正一刻、正二刻、正三刻、正四刻。以寅时为例，寅初初刻、寅初一刻、寅初二刻、寅初三刻、寅初四刻、寅正初刻、寅正一刻、寅正二刻、寅正三刻、寅正四刻。其余十一个时辰的名称仿此（见图5）。

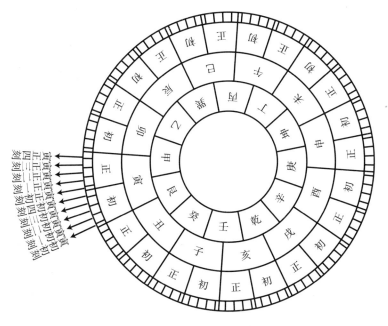

图5　十二时八刻二十分图

（三）客运

客运是指每年春、夏、长夏、秋、冬五个季节气候的异常变化。客运与主运相对而言，也是主时之运。气候的异常变化因年干不同而有变化，如客之往来，故名客运。客运每运亦主一个时节，五运分主一年五个时节，每运各主 73 天零 5 刻，合计 365 日零 25 刻，客运亦是按五行相生之序太少相生。但是，各年客运的五步之运是随着各年岁运的五行属性不同而发生相应变化。各年客运五步的太少也是用五音太少表示。

1. 客运太少推求方法

客运初运的五行属性及其太少与当年岁运的五行属性及其太过不及是相同的。先确定客运的初运后，再按五音太少相生求出其他四步及其太少。但特别提出注意的是：客运太少相生只限于客运初运所在的这一个五行周期之内的从角至羽。例如，甲年，岁运是土运太过，那么，该年客运的初运就是太宫，之后以太宫为基准，以太少相生向后推求至羽，便可知：太宫（初运）→少商（二运）→太羽（三运）。

关键是四运、终运的太少怎么求。前述太少相生只限于客运初运所在的这个五行周期之内，不能太羽生少角往下推求。正确的方法是从太宫往前推求至角，生太宫的是少徵，生少徵的是太角，即太宫→少商→太羽→太角→少徵。

之后，再将框内太角、少徵按五行相生之序移至太羽之后，便是客运的四运和终运。即甲年客运五步的太少便是：太宫（初运）→少商（二运）→太羽（三运）→太角（四运）→少徵（终运）。

2. 五运的客主加临

客运表示不同年份五个季节当中每一个季节可能出现的异常气候，主运指的是五个季节气候的常规变化，主运是"常"，客运是"变"。异常气候是非其时而有其气的邪气，异常气候变化是短暂的，异常气候骚扰数日后气候便会恢复该季节应该有的正常气候，因此，分析各年客运五个时段的异常气候，要在主运的前提下进行分析。将主运的"常"与客运的"变"相比较来分析异常气候的方法，就是通常说的"客主加临"。

例如：求庚年五运的客主加临

木运　火运　土运　金运　水运

春　　夏　　长夏　秋　　冬

初运　二运　三运　四运　终运

主运：少角→太徵→少宫→太商→少羽

客运：太商→少羽→少角→太徵→少宫

通过庚年五运的客主加临比较，可以判断该岁五个季节各时段的气候趋势，初运金克木，客克主，肃杀之气偏盛，木之生气不及；二运水克火，客克主，时有寒凉；三运木克土，客克主，风湿相争；四运火克金，客克主，燥热交错；终运土克水，客克主，寒湿相媾。

《素问·六元正纪大论》明确指出了六气司天之年各年份的主运和客运，并将各年主运和客运排列在一行表示，右下角小字表示该年主运五步的初运至终运。例如，太阳司天之政：

壬辰、壬戌年，太角_{初正}→少徵→太宫→少商→太羽_终；

戊辰、戊戌年，太徵→少宫→太商→少羽_终→少角_初；

甲辰、甲戌年，太宫→少商→太羽_终→太角_初→少徵；

庚辰、庚戌年，太商→少羽_终→少角_初→太徵→少宫；

丙辰、丙戌年，太羽_终→太角_初→少徵→太宫→少商。

3. 客运的意义

客运用以判断各年五个季节各时段的异常气候，春、夏、长夏、秋、冬五季应五脏，客运的异常气候变化会对五脏之气产生一定影响，因此，提前判断各时节的异常气候性质及趋势，对于临床预防疾病及根据各时段异常气候的性质有针对性地组方用药具有重要意义。

4. 客运的交运时刻

客运的交运时刻与主运交运时刻相同，详见表13主运五步起运时间表。

综上所述，岁运、主运、客运都是运用阴阳五行理论配合天干来推求六十年甲子周期中的自然界气候变化规律的方法，三者的区别是岁运反映全年气候变化、物候变化及疾病流行趋势和性质，主运反映一年中各季节气候的变化和人体脏腑变化的一般状况，客运反映的是一年各季节气候的异常变化及人体脏腑随之发生的相应变化。

在五运六气的推演中，岁运是五运的基础，因为其统管全年，故一般情况下，判断全年气候变化趋势是以岁运为主；其次是客运，因为客运可以分析各年每个季节中可能出现的异常气候及天时民病的异常变化。

三、六气

六气，指风、热、火、湿、燥、寒六种气候变化。六气的基本内容包括主气、客气、客主加临。主气用以测气候之常，客气用以测气候之变，客主加临是把主气和客气综合在一起来分析气候变化及其对自然万物和人体生命的影响。

六气变化与三阴三阳密切相关。风、热、火、湿、燥、寒六气之气化，可用三阴三阳来识别，六气是气化之本，三阴三阳是六气产生的标象，即六气为本，三阴三阳为标，标本相合可以判断六气变化规律。六气与三阴三阳标本相合的气化规律是风化厥阴、热化少阴、湿化太阴、火化少阳、燥化阳明、寒化太阳。正如《素问·天元纪大论》云："厥阴之上，风气主之；少阴之上，热气主之；太阴之上，湿气主之；少阳之上，相火主之；阳明之上，燥气主之；太阳之上，寒气主之。所谓本也，是谓六元。"

六气变化与五行关系密切。六气为五行在天之气，五行为六气在地之质。《素问·天元纪大论》云："在天为风，在地为木；在天为热，在地为火；在天为湿，在地为土；在天为燥，在地为金；在天为寒，在地为水。故在天为气，在地成形，形气相感而化生万物矣。"

六气变化与阴阳五行具有配属规律。六气变化与阴阳五行配属规律是厥阴风木、少阴君火、少阳相火、太阴湿土、阳明燥金、太阳寒水。这六种具有不同特征的气候，时至而气至，便为宇宙间的六元正气，如果化非其时，便为邪气，可能会出现异常气候甚至灾害性天气。正如《素问·五运行大论》所云："非其时则邪，当其位则正。"

（一）主气

主气，即主时之气，指一年六个时段的正常气候变化规律，用来说明一年六个时段气候的常规变化。因其属常规变化，年年如此，恒居不变，静而守位，故称之为主气。

主气有六，即厥阴风木、少阴君火、少阳相火、太阴湿土、阳明燥金、太阳寒水，此主气六步分主二十四节气，显示着一年六个时段气候的常规，反映一年六个时段风、热、火、湿、燥、寒的气候常规变化特点。主气六步次序具有五行相生规律，即木、火（君火）、火（相火）、土、金、水。

1.主气六步运行规律

主气分为六步，即六个时段，分主一年二十四节气，每步主四个节气，每步所主的时间是 60 日零 87 刻半。初之气厥阴风木是从大寒节开始，主大寒、立春、雨水、惊蛰四个节气；二之气少阴君火是从春分节开始，主春分、清明、谷雨、立夏四个节气；三之气少阳相火是从小满开始，主小满、芒种、夏至、小暑四个节气；四之气太阴湿土是从大暑开始，主大暑、立秋、处暑、白露四个节气；五之气阳明燥金是从秋分开始，主秋分、寒露、霜降、立冬四个节气；终之气太阳寒水是从小雪开始，主小雪、大雪、冬至、小寒四个节气。

主气六步遵五行相生之序。主气六步按照五行相生之序运行，初之气厥阴风木起于大寒，二之气少阴君火起于春分，三之气少阳相火起于小满；四之气太阴湿土起于大暑，五之气阳明燥金起于秋分，终之气太阳寒水起于小雪，终于大寒前一日，其规律是木、火（君火）、火（相火）、土、金、水五行相生之序，这也是自然界万物生长化收藏之序，年年如此，固定不变。其中，火有君相之分，君火在前，相火在后，即先君后臣。《素问·六微旨大论》云："愿闻地理之应六节气位何如？岐伯曰：显明之右，君火之位也；君火之右，退行一步，相火治之；复行一步，土气治之；复行一步，金气治之；复行一步，水气治之；复行一步，木气治之；复行一步，君火治之。"见图 6。

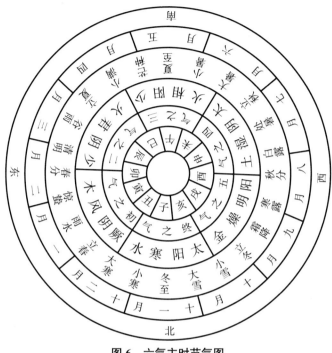

图 6　六气主时节气图

2. 主气六步交司时刻

主气六步的交司时刻为初之气交自大寒日，二之气交自春分日，三之气交自小满日，四之气交自大暑日，五之气交自秋分日，终之气交自小雪日。但是，由于每一气所主时间为 60 日零 87 刻半，故其交司时刻各岁不同。《素问·六微旨大论》详细指出了六气交司时刻，云："帝曰：愿闻其岁，六气始终，早晏何如？岐伯曰：明乎哉问也！甲子之岁，初之气，天数始于水下一刻，终于八十七刻半；二之气，始于八十七刻六分，终于七十五刻；三之气，始于七十六刻，终于六十二刻半；四之气，始于六十二刻六分，终于五十刻；五之气，始于五十一刻，终于三十七刻半；六之气，始于三十七刻六分，终于二十五刻。所谓初六，天之数也。乙丑岁，初之气，天数始于二十六刻，终于一十二刻半；二之气，始于一十二刻六分，终于水下百刻；三之气，始于一刻，终于八十七刻半；四之气，始于八十七刻六分，终于七十五刻；五之气，始于七十六刻，终于六十二刻半；六之气，始于六十二刻六分，终于五十刻。所谓六二，天之数也。丙寅岁，初之气，天数始于五十一刻，终于三十七刻半；二之气，始于三十七刻六分，终于二十五刻；三之气，始于二十六刻，终于一十二刻半；四之气，始于一十二刻六分，终于水下百刻；五之气，始于一刻，终于八十七刻半；六之气，始于八十七刻六分，终于七十五刻。所谓六三，天之数也。丁卯岁，初之气，天数始于七十六刻，终于六十二刻半；二之气，始于六十二刻六分，终于五十刻；三之气，始于五十一刻，终于三十七刻半；四之气，始于三十七刻六分，终于二十五刻；五之气，始于二十六刻，终于一十二刻半；六之气，始于一十二刻六分，终于水下百刻。所谓六四，天之数也。次戊辰岁，初之气，复始于一刻，常如是无已，周而复始。帝曰：愿闻其岁候何如？岐伯曰：悉乎哉问也！日行一周，天气始于一刻，日行再周，天气始于二十六刻，日行三周，天气始于五十一刻，日行四周，天气始于七十六刻，日行五周，天气复始于一刻，所谓一纪也。是故寅午戌岁气会同，卯未亥岁气会同，辰申子岁气会同，巳酉丑岁气会同，终而复始。"

从上述原文可知，六气交司时刻具有每四年一周期的规律，即子、辰、申年主气六步交司时刻相同，丑、巳、酉年主气六步交司时刻相同，寅、午、戌年主气六步交司时刻相同，卯、未、亥年主气六步交司时刻相同，六气初之气的交司时刻与主运、客运的初运交司时刻相同。见表 14。

表 14 六气交司时刻表

主气	初之气	二之气	三之气	四之气	五之气	终之气
交运时刻	大寒日	春分日	小满日	大暑日	秋分日	小雪日
子、辰、申	寅初初刻	子正初刻	亥初初刻	酉正初刻	申初初刻	卯正初刻
丑、巳、酉	巳初初刻	卯正初刻	寅初初刻	子正初刻	亥初初刻	酉正初刻
寅、午、戌	申初初刻	午正初刻	巳初初刻	卯正初刻	寅初初刻	子正初刻
卯、未、亥	亥初初刻	酉正初刻	申初初刻	午正初刻	巳初初刻	卯正初刻

3.六气之间的相互关系

六气之间具有相互制约、相互承制的关系，这一关系是自然界气候的正常自稳调控机制，说明六气之间具有相互调节的作用。《素问·六微旨大论》云："亢则害，承乃制，制则生化，外列盛衰，害则败乱，生化大病。""相火之下，水气承之；水位之下，土气承之；土位之下，风气承之；风位之下，金气承之；金位之下，火气承之；君火之下，阴精承之。"下，指下承之气，因其位居于本气之后，故称"下"。承，指承接而来的制约之气，六气之间相互制约，以维持各时令气候正常的变化。

（二）客气

客气，指一年六个时段的异常气候变化规律。客气亦是主时之气，但是，由于客气的变化是随年支的不同而发生变化，犹如客之往来，故称为客气。

1. 客气六步运行规律

客气与主气一样，均将一年分为六步，但是，客气与主气两者在六步的运行次序上完全不同。客气六步运行规律是三阴三阳之序，即一阴厥阴风木，二阴少阴君火，三阴太阴湿土，一阳少阳相火，二阳阳明燥金，三阳太阳寒水。正如《素问·六微旨大论》所云："上下有位，左右有纪。故少阳之右，阳明治之；阳明之右，太阳治之；太阳之右，厥阴治之；厥阴之右，少阴治之；少阴之右，太阴治之；太阴之右，少阳治之。"客气六步随各年年支不同，各气所主之位发生相应变化。

客气同主气一样，分六步运行，每气一步，各主 60 日零 87 刻半，客气六步的交司时刻与主气六步的交司时刻相同。

2. 客气司天在泉及左右间气

客气包括司天之气、在泉之气、司天的左间气、司天的右间气、在泉的左间气、在泉的右间气。客气司天之气，对应主气三之气；在泉之气，对应主气终之气；司天的左间气，对应主气四之气；司天的右间气，对应主气二之气；在泉的左间气，对应主气的初之气；在泉的右间气，对应主气五之气。

三阴三阳六步之气按照一定次序分布于上下左右，互为司天，互为在泉，互为左右间气，以六年为一周期，周行不息。见图 7。

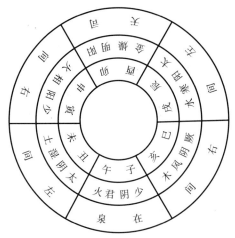

图7　司天在泉左右间气位置图

3. 司天之气的推求

在客气六步当中，位于主气三之气位置的气就是司天之气。推求各年客气六步变化，须先确定该年的司天之气。

司天，指轮值主司天气。六气往复运动于太虚之中，施化于万物，当客气六步的其中一步运行于上方当天之位，即正上方三之气的位置，这个气就称为司天之气。司天之气不只主小满至大暑时段的气候变化，司天象征在上，还主司上半年的气候变化，故也称岁气，故《素问·六元正纪大论》云："岁半之前，天气主之。"天气，即指司天之气。司天的位置在六步气运的三之气位置上。

司天之气随年支不同发生变化，三阴三阳轮流司天。古人在长期对自然气候变化的观察中总结出以年支推演司天之气的规律。《素问·五运行大论》云："子午之上，少阴主之；丑未之上，太阴主之；寅申之上，少阳主之；卯酉之上，阳明主之；辰戌之上，太阳主之；巳亥之上，厥阴主之。"上，即指位于上的天气，亦即司天之气。年支逢子、午之岁，则少阴君火司天；年支逢丑、未之岁，则太阴湿土司天；年支逢寅、申之岁，则少阳相火司天；年支逢卯、酉之岁，则阳明燥金司天；年支逢辰、戌之岁，则太阳寒水司天；年支逢巳、亥之岁，则厥阴风木司天。三阴三阳客气六步与年支配合反映了客气所主六个时段的异常气候及天时民病特点。见表15。

表15　年支与司天之气规律表

年支	子午	丑未	寅申	卯酉	辰戌	巳亥
司天六气	少阴君火	太阴湿土	少阳相火	阳明燥金	太阳寒水	厥阴风木

地支化六气歌诀：子午少阴化君火，丑未太阴湿土分，寅申少阳化相火，卯酉阳明化燥金，辰戌太阳化寒水，巳亥风木为厥阴。

例如：年支是子或午的年份，司天之气为少阴君火，即少阴君火在主气六步的三之气的位置上，那么，按客气的三阴三阳的顺时针变化顺序，便可求出其余五气，即司天之气少阴君火为二阴，那么，四之气位置的客气便是三阴太阴湿土，五之气位置的客气便是一阳少阳相火，终之气位置的客气二阳阳明燥金，初之气位置的客气是三阳太阳寒水，二之气位置的客气是一阴厥阴风木。见图8。

再如，年支是丑或未的年份，司天之气为太阴湿土，即太阴湿土在主气六步三之气的位置上，那么，按客气的三阴三阳的顺时针变化顺序，便可求出客气其余五气。司天之气太阴湿土为三阴，那么，四之气位置的客气便是一阳少阳相火，五之气位置的客气便是二阳阳明燥金，终之气位置的客气便是三阳太阳寒水，初之气位置的客气是一阴厥阴风木，二之气位置的客气是二阴少阴君火。见图9。

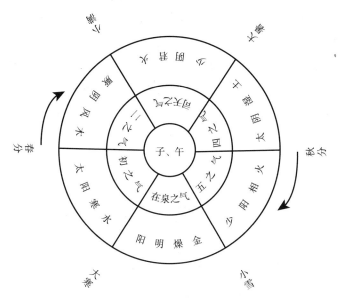

图 8　子午岁司天在泉图

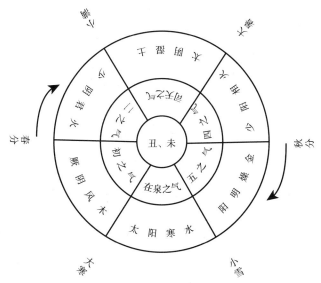

图 9　丑未岁司天在泉图

再如，年支是寅或申的年份，司天之气为少阳相火，即少阳相火在主气六步三之气的位置上，那么，按客气的三阴三阳的顺时针变化顺序，便可求出客气其余五气。司天之气少阳相火为一阳，那么，四之气位置的客气便是二阳阳明燥金，五之气位置的客气便是三阳太阳寒水，终之气位置的客气便是一阴厥阴风木，初之气位置的客气是二阴少阴君火，二之气位置的客气是三阴太阴湿土。见图10。

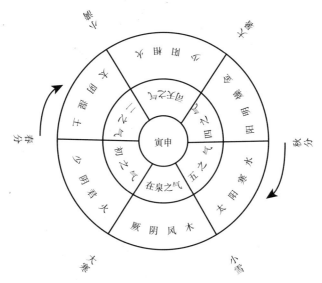

图 10　寅申岁司天在泉图

各岁司天之气运行的规律是每年逆时针移动一步，即各岁四之气的客气便是下一岁的司天之气。例如，子午岁少阴君火司天，四之气的太阴湿土在下一岁丑未岁就上升为司天之气；丑未岁太阴湿土司天，四之气的少阳相火在下一岁寅申岁就上升为司天之气；寅申岁少阳相火司天，四之气的阳明燥金在下一岁卯酉岁就上升为司天之气；卯酉岁阳明燥金司天，四之气的太阳寒水在下一岁辰戌岁就上升为司天之气；辰戌岁太阳寒水司天，四之气的厥阴风木在下一岁巳亥岁就上升为司天之气；巳亥岁厥阴风木司天，四之气的少阴君火在下一岁子午岁就上升为司天之气。见图 11～16。

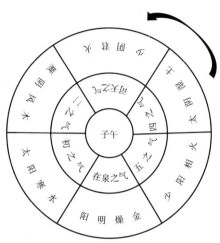

图 11　子午岁司天图

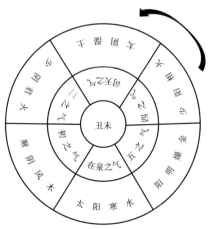

图 12　丑未岁司天图

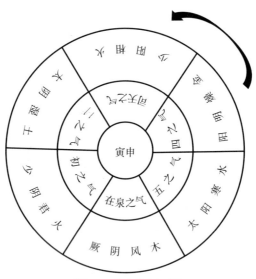

图 13 寅申岁司天图

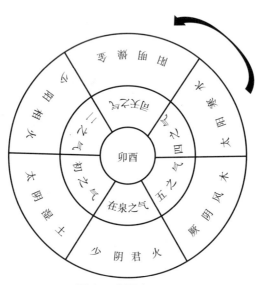

图 14 卯酉岁司天图

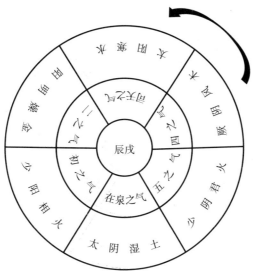

图 15　辰戌岁司天图

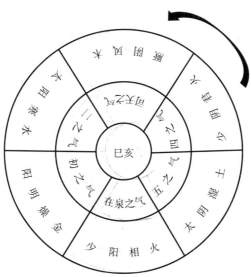

图 16　巳亥岁司天图

客气六步对应终之气位置的气就是在泉之气。在泉之气位于终之气的位置。在泉之气不只是主管小雪至大寒时段的气候变化，在泉之气也是岁气，还统管下半年的气候变化。《素问·六元正纪大论》云："岁半之后，地气主之。"地气，即指在泉之气。在泉之气与司天之气是阴阳相对应的。凡一阴司天，必然是一阳在泉；二阴司天，必然是二阳在泉；三阴司天，必然是三阳在泉。反之亦如此，一阳司天则一阴在泉，二阳司天则二阴在泉，三阳司天则三阴在泉。即一阴厥阴风木与一阳少阳相火，二阴少阴君火与二阳阳明燥金，三阴太阴湿土与三阳太阳寒水，互为司天在泉，总是一阴与一阳、二阴与二阳、三阴与三阳的司天与在泉相互对应。见图 17 ～ 22。

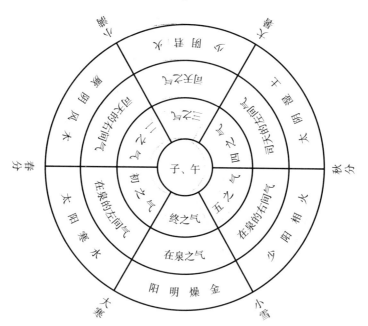

图 17　子午岁司天在泉左右间气位置图

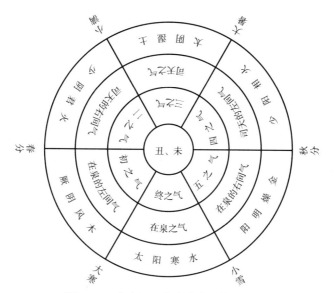

图 18　丑未岁司天在泉左右间气位置图

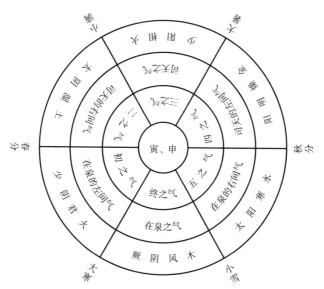

图 19　寅申岁司天在泉左右间气位置图

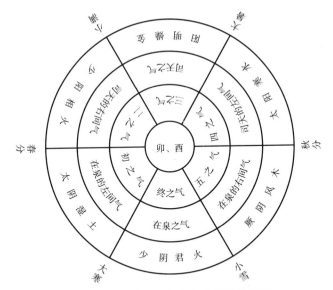

图 20　卯酉岁司天在泉左右间气位置图

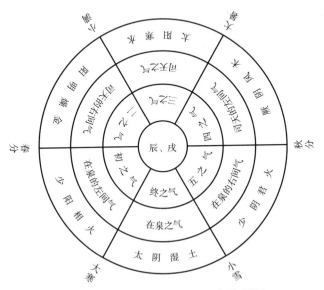

图 21　辰戌岁司天在泉左右间气位置图

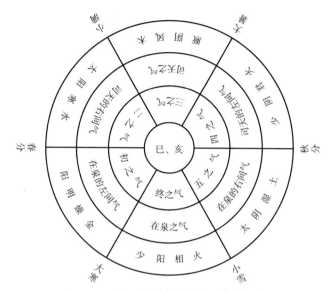

图22　巳亥岁司天在泉左右间气位置图

　　客气六步，除司天之气、在泉之气外，其余的初之气、二之气、四之气、五之气，统称为间气。间气有四，分别是司天之气的左间气、司天之气的右间气、在泉之气的左间气、在泉之气的右间气。司天之气的左间气位于四之气的位置，司天之气的右间气位于二之气位置；在泉之气的左间气位于初之气位置，在泉之气的右间气位于五之气位置。正如《素问·至真要大论》云："帝曰：间气何谓？岐伯曰：司左右者，是谓间气也。"说明司天之气的左右间气、在泉之气的左右之气均为间气，间气能够说明所主时段的气候异常变化。

　　确定司天之气的左右间气，要面向北而确定，即面北而立定左右。六气圆形图的方位是上南、下北、左东、右西，司天之气的左右间气分别是四之气与二之气，四之气是司天之气的左间气，二之气是司天之气的右间气。例如，厥阴风木司天之岁，司天之气的左间气即四之气的位置为少阴君火，右间气即二之气的位置为太阳寒水；少阴君火司天之岁，司天之气的左间气为太阴湿土，右间气为厥阴风木；太阴湿土司天之岁，司天之气的左间气为少阳相火，右间气为少阴君火；少阳相火司天之岁，司天之气的左间气为阳明燥金，右间气为太阴湿土；阳明燥金司天之岁，司天之气的左间气为太阳寒水，右间气为少阳相火；太阳寒水司天之岁，司天之气的左间气为厥阴风木，右间气为阳明燥金。正如《素问·五运行大论》所云："诸上见厥阴，左少阴，右太阳。见少阴，左太阴，右厥阴。见太阴，左少阳，右少阴。见少阳，左阳明，右太阴。见阳明，左太阳，右少阳。见太阳，左厥阴，右阳明。所谓面北而命其位，言其见也。"见图17～22。

确定在泉之气的左右间气，要面向南而确定，即面南而立定左右。在泉之气的左右间气，分别是初之气与五之气，初之气是在泉之气的左间气，五之气是在泉之气的右间气。例如：一阴厥阴风木司天，则一阳少阳相火在泉，在泉之气的左间气为阳明燥金，右间气为太阴湿土；二阴少阴司天，则二阳阳明在泉，在泉之气的左间气为太阳寒水，右间气为少阳相火；三阴太阴湿土司天，则三阳太阳寒水在泉，在泉之气的左间气为厥阴风木，右间气为阳明燥金；一阳少阳相火司天，则一阴厥阴风木在泉，在泉之气的左间气为少阴君火，右间气为太阳寒水；二阳阳明司天，则二阴少阴君火在泉，在泉之气的左间气为太阴湿土，右间气为厥阴风木；三阳太阳寒水司天，则三阴太阴湿土在泉，在泉之气的左间气为少阳相火，右间气为少阴君火。正如《素问·五运行大论》所云："何谓下？岐伯曰：厥阴在上则少阳在下，左阳明右太阴；少阴在上则阳明在下，左太阳右少阳；太阴在上则太阳在下，左厥阴右阳明；少阳在上则厥阴在下，左少阴右太阳；阳明在上则少阴在下，左太阴右厥阴；太阳在上则太阴在下，左少阳右少阴。所谓面南而命其位，言其见也。"见图17～22。

客气有司天、在泉、四间气，客气六步六位性质不同，其作用亦异。《素问·至真要大论》云："主岁者纪岁，间气者纪步也。"其中，"主岁者"，指司天在泉之气能主司一岁，即司天之气主管上半年，在泉之气主管下半年；"纪步"，指四个间气只主司其所在时位的气候。

4. 客气有胜复变化规律

客气的胜复变化是气候异常变化的一般规律，也是气候变化过程中大自然对气候自稳调节的自然现象。

胜，指偏盛之气；复，有报复之意，指制约偏盛之气的气。自然气候异常变化的一般规律是有一分胜气，便有一分复气，复气的轻重是由胜气的轻重来决定的。由于复气是制约太过胜气的，所以复气的五行属性与胜气是相克的关系，即复气克胜气。复气制约的轻重依据胜气多少而定，但有时也有矫枉过正的现象出现。正如《素问·五常政大论》指出："微者复微，甚者复甚，气之常也。"即偏盛之气的气候表现得轻微，那么，制约胜气的复气表现得也较轻微；如果偏盛之气的气候表现得比较严重，那么，制约偏盛之气的复气表现得也比较明显。胜复之气的制约规律是自然界气候自身自稳调节机制，有了这种自稳调节机制，自然界才能在气候此起彼伏变化当中始终维持着相对平衡稳定的状态。

自然界即使出现胜复之气的变化，但是，气候的"常"始终起着主要作用，即稳定性因素超过变动性因素，以维持一年四季气候的正常变化。胜复之气的出现是异常变化，是一过性的、一时性的，是一个短暂时间段的气候异常。通过年支可以判断各年份的六气各时间段异常气候。

《素问·至真要大论》论述了客气胜复变化的气候物候特点及民病特点，还指出了四气五味组方原则，其云："厥阴之胜，耳鸣头眩，愦愦欲吐，胃膈如寒。大风数举，倮虫不滋。胠胁气并，化而为热，小便黄赤，胃脘当心而痛，上肢两胁，肠鸣飧泄，少腹痛，注下赤白，甚则呕吐，膈咽不通……治之奈何？岐伯曰：厥阴之胜，治以甘清，佐以苦辛，以酸泻之。少阴之胜，治以辛寒，佐以苦咸，以甘泻之。太阴之胜，治以咸热，佐以辛甘，以苦泻之。少阳之胜，治以辛寒，佐以甘咸，以甘泻之。阳明之胜，治以酸温，佐以辛甘，以苦泻之。太阳之胜，治以甘热，佐以辛酸，以咸泻之。帝曰：六气之复何如？岐伯曰：悉乎哉问也。厥阴之复，少腹坚满，里急暴痛。偃木飞沙，倮虫不荣。厥心痛，汗发呕吐，饮食不入，入而复出，筋骨掉眩清厥，甚则入脾，食痹而吐。冲阳绝，死不治。"

5. 客气有不迁正、不退位

迁正，指上一年司天之气的左间气，迁升为新一年的司天之气；上一年在泉之气的左间气，迁升为新一年的在泉之气。所谓"不迁正"，是指值年的司天之气不能应时而至，即上一年的四之气应上升为新一年的三之气位置，成为司天之气，但是，由于前一年司天之气太过，新一年的司天之气不及，以致影响值年司天之气不能应时而至，不能按时主值司天之令，因此，气候仍然显示上一年司天之气的特点。《素问遗篇·刺法论》中提出了客气的不迁正、不退位。原文云："司天未得迁正，使司化之失其常政。"《素问遗篇·刺法论》云:"太阳复布,即厥阴不迁正";"厥阴复布,少阴不迁正";"少阴复布,太阴不迁正";"太阴复布,少阳不迁正";"少阳复布,则阳明不迁正";"阳明复布,太阳不迁正"。"复布",指上一年司天之气继续施布主事。

不退位,是指上一年的司天之气太过,留而不去,致下一年气候物候变化仍然有上一年的岁气特点。如此则左右四间气自然亦是应升不升,应降不降,使客气的运行规律失序,出现异常的气候。《素问遗篇·刺法论》云:"气过有余,复作布政,是名不退位也。使地气不得后化,新司天未可迁正,故复布化令其故也。"如《素问遗篇·刺法论》云:"巳亥之岁,天数有余,故厥阴不退位也,风行于上。"即巳年与亥年,司天的气数有余,到了午年与子年,则厥阴风木之气,不得退位,风气运行于上,木气仍布化于天。再如《素问遗篇·刺法论》云:"子午之岁,天数有余,故少阴不退位也,热行于上";"丑未之岁,天数有余,故太阴不退位也,湿行于上";"寅申之岁,天数有余,故少阳不退位也,热行于上";"卯酉之岁,天数有余,故阳明不退位也,金行于上";"辰戌之岁,天数有余,故太阳不退位也,寒行于上"。这均阐述了司天之气太过不退位造成的异常气候变化。原文又云:"故天地气逆,化成民病,以法刺之,预可平疴。"即司天之气和在泉之气出现异常变化就会导致疾病。

6. 间气有升降

间气,有四个,即司天的左右间气和在泉的左右间气。

升,指客气在泉之气的右间气在下一年上升为司天之气的左间,即从五之气位置上升到四之气位置;降,指客气司天之气的右间气在下一年降为在泉之气的左间,即从二之气位置下降到初之气位置。如果上一年六气气化有余,司天之气应去而不去,时至而气不退，至下一年仍表现上一年司天之气的气化特征，即上一年司天之气或在泉之气不退位，至下一年司天之气和在泉之气不能迁至司天在泉之位，即不迁正，就会影响司天和在泉左右四间气的升降，使上年司天之气的右间不能降为在泉之气的左间，上一年在泉之气的右间不能升为司天之气的左间，称为不能升或不能降，《素问遗篇·刺法论》将其称之为"升降不前"，其云："升降不前，气交有变，即成暴郁。"升降不前所致的异常气候易引发相关疾病甚至瘟疫。

（三）客主加临

1. 概念

临，以上对下，有会合之意。客主加临，即将每年轮值的客气六步加临在固定的主气六步之上，也就是将各年的主气六步与客气六步在时间相位上一一相对应。主气能反映一年六气所主的六个时段气候的常规变化，客气能反映一年六个时段气候的异常变化，因此，把随年支而变的客气六步与固定不变的主气六步两者加临在一起，综合分析各年六气各时间段可能出现的异常气候，以把握该年实际气候变化及疾病变化的趋势。

2. 客主加临推求方法

第一步，先画一个四层的圆形图，圆心标明所求年支。第二步，在第二层圆上将主气六步位置确定，分别在第三层圆上标注主气，主气的六步次序按着五行相生的次序，即木、君火、相火、土、金、水之序，初之气厥阴风木，二之气少阴君火，三之气少阳相火，四之气太阴湿土，五之气阳明燥金，终之气太阳寒水。初之气始于大寒，在圆图上标记六气六步交接的节气点，即大寒、春分、小满、大暑、秋分、小雪。第三步，在第四层圆即主气的外圈，确定该年的司天之气，将所求年支的司天之气写到司天之位置，即主气三之气少阳相火位置的上方，之后，按照三阴三阳的之序顺时针依次在其余五步，写上各步的客气。也可以先将该年的司天之气加临于主气的三之气之上，在泉之气加临于主气的终之气之上，其余的四间气分别依次加临。第四步，分析客主加临图中六个时间段异常气候变化的性质，以提前预防疾病及为中医临床治疗疾病提供辨证思路，尤其要关注异常气候下的传染性疾病发生的可能。

　　例如，子午岁的客主加临图，按照上述三个步骤，即可画出图23。

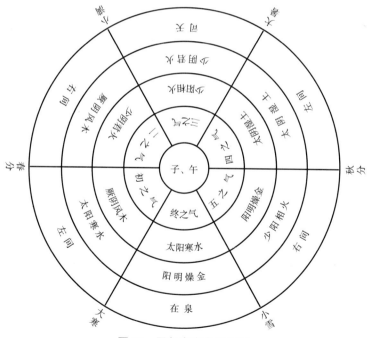

图23　子午岁客主加临图

3. 客主加临的意义

研究客主加临，可以判断各岁六气各时段的异常气候变化趋势、异常气候的风热火湿燥寒性质，以及异常气候变化所导致的物候变化、人体疾病性质及变化趋势，尤其可以判断异常气候影响下各岁包括瘟疫在内的外感流行性疾病流行的程度、性质及趋势，目的是提前做好预防及根据异常气候性质有针对性地遣方用药治疗。兹根据《素问·六元正纪大论》，将十二年支六气客主加临分析。

《素问·六元正纪大论》云："凡此少阴司天之政，气化运行先天，地气肃，天气明，寒交暑，热加燥，云驰雨府，湿化乃行，时雨乃降，金火合德，上应荧惑太白。其政明，其令切，其谷丹白。水火寒热持于气交而为病始也，热病生于上，清病生于下，寒热凌犯而争于中，民病咳喘，血溢血泄鼽嚏，目赤眦疡，寒厥入胃，心痛腰痛，腹大嗌干肿上。初之气，地气迁，燥将去，寒乃始，蛰复藏，水乃冰，霜复降，风乃至，阳气郁，民反周密，关节禁固，腰脽痛，炎暑将起，中外疮疡。二之气，阳气布，风乃行，春气以正，万物应荣，寒气时至，民乃和。其病淋，目瞑目赤，气郁于上而热。三之气，天政布，大火行，庶类番鲜，寒气时至。民病气厥心痛，寒热更作，咳喘目赤。四之气，溽暑至，大雨时行，寒热互至。民病寒热，嗌干黄瘅，鼽衄饮发。五之气，畏火临，暑反至，阳乃化，万物乃生乃长荣，民乃康，其病温。终之气，燥令行，余火内格，肿于上，咳喘，甚则血溢。寒气数举，则霿雾翳，病生皮腠，内舍于胁，下连少腹而作寒中，地将易也。必抑其运气，资其岁胜，折其郁发，先取化源，无使暴过而生其病也。食岁谷以全真气，食间谷以辟虚邪。岁宜咸以耎之，而调其上，甚则以苦发之；以酸收之，而安其下，甚则以苦泄之。适气同异而多少之，同天气者以寒清化，同地气者以温热化，用热远热，用凉远凉，用温远温，用寒远寒，食宜同法。有假则反，此其道也，反是者病作矣。"

凡是少阴君火司天的年份，气化运行比正常的天时要早，地气清肃，天气明朗，天地寒暑之气相交，燥热之气相加，则阴云密布，湿气行令，时降雨水。金火二气相互配合发挥作用，上应荧惑太白二星。天气主政光明，地气行令劲切，其主岁的谷物为红色、白色，水火寒热之气相互交争于气交之中而产生许多疾病。热病发生于上部，寒病发生于下部。寒热之气交争于人体，使人患咳嗽、喘促、血溢、血泄、鼻塞流涕、喷嚏、目赤、眼角溃疡等病。若寒邪入胃，则心痛、腰痛、腹部胀大、咽干、面部浮肿。

初之气，地气迁移，太阳寒水主事，燥气将去，寒气始临，蛰虫伏藏，水结成冰，寒霜复降，因厥阴主气，故刮风。阳气被郁，人们深居密室以避寒。若邪气伤人，则关节活动不利、腰椎痛，待炎暑之气来临之际，人体内部和外部易发疮疡。

二之气，厥阴风木主事，二之气的主气是少阴君火，故阳气布散，风气流动，春气当令，万物生发以荣，但寒气时临。人体相对健康。若感于邪气，则人们易患小便淋沥不尽、目花、目赤等病，若气郁于上则易患热病。

三之气，客气少阴君火主事，主气是少阳相火，司天是少阴君火，所以少阴君火大行其政令，大火行令，万物繁荣，但寒气时至。若感于邪气，则人易患气厥、心痛、发热恶寒交替发作、咳嗽、喘促、目赤等疾病。

四之气，客气主气均是太阴湿土，故湿热气至，时有大雨，寒热交作，时冷时热。若人感于邪气，则易患发热恶寒、咽干、黄疸、鼻塞流涕、衄血、痰饮等病。

五之气，客气少阳相火用事，炎热之气反而降临，阳气偏盛，万物因此生长繁荣，人们身体相对较安和，但若感受邪气，则易患温病。

终之气，客气阳明燥金主事，气候寒凉而燥，但因五之气的火气仍残留未尽，故邪气犯人则易患颜面浮肿、咳嗽、喘促甚至血溢等病。因寒气时常降临，故天色昏暗，烟雾迷蒙，疾病多生于皮腠而内舍于胁肋，下连于少腹则为寒中于内的泄泻。此时地气又要转换了。（见图23）

必须抑其太过的运气，资其不及的运气，折伐其郁遏之气，首先要调其生化之源，以避免因气候太过而发生疾病。宜食当年岁气所化的谷物以保全真气，食间气所化的谷物以避免虚邪贼风的侵袭。该年岁宜用咸寒之品以软坚，以调和上部之气，甚至以苦味使邪气发散；以酸味之品收敛燥气，以安和下部之气，甚至以苦味泄其邪气。根据运气的异同来确定所用药物的多少，岁运与岁气相同的，应用性质寒凉的药物；岁运与在泉之气性质相同的，应用性质温热的药物。炎热的季节或热性病，应不用或慎用热性药；清凉的季节应不用或慎用凉性药；温和的气候或温热病，应不用或慎用温性药。饮食调养的原则也同此法。如果病人出现假象，或气候与季节不相应，则视其具体病情灵活变动，这就是根据自然界气候变化而用药的一般规律，若违反了这一原则，则发生疾病。

《素问·六元正纪大论》云："凡此太阴司天之政，气化运行后天，阴专其政，阳气退辟，大风时起，天气下降，地气上腾，原野昏霧，白埃四起，云奔南极，寒雨数至，物成于差夏。民病寒湿，腹满身膹愤胕肿，痞逆寒厥拘急。湿寒合德，黄黑埃昏，流行气交，上应镇星辰星。其政肃，其令寂，其谷龄玄。故阴凝于上，寒积于下，寒水胜火，则为冰雹，阳光不治，杀气乃行。故有余宜高，不及宜下，有余宜晚，不及宜早，土之利，气之化也，民气亦从之，间谷命其太也。初之气，地气迁，寒乃去，春气正，风乃来，生布万物以荣，民气条舒，风湿相薄，雨乃后。民病血溢，筋络拘强，关节不利，身重筋痿。二之气，大火正，物承化，民乃和，其病温厉大行，远近咸若，湿蒸相薄，雨乃时降。三之气，天政布，湿气降，地气腾，雨乃时降，寒乃随之。感于寒湿，则民病身重胕肿，胸腹满。四之气，畏火临，溽蒸化，地气腾，天气否隔，寒风晓暮，蒸热相薄，草木凝烟，湿化不流，则白露阴布，以成秋令。民病腠理热，血暴溢疟，心腹满热胪胀，甚则胕肿。五之气，惨令已行，寒露下，霜乃早降，草木黄落，寒气及体，君子周密，民病皮腠。终之气，寒大举，湿大化，霜乃积，阴乃凝，水坚冰，阳光不治。感于寒，则病人关节禁固，腰脽痛，寒湿推于气交而为疾也。必折其郁气，而取化源，益其岁气，无使邪胜，食岁谷以全其真，食间谷以保其精。故岁宜以苦燥之温之，甚者发之泄之。不发不泄，则湿气外溢，肉溃皮拆而水血交流。必赞其阳火，令御甚寒，从气异同，少多其判也，同寒者以热化，同湿者以燥化，异者少之，同者多之，用凉远凉，用寒远寒，用温远温，用热远热，食宜同法。假者反之，此其道也，反是者病也。"

太阴湿土司天的年份，气化运行比正常的天时要晚。阴气专其政令，阳气退避，大风时起，司天之气兼主管下半年，在泉之气也兼主管上半年，故原野昏蒙，阴云四起，云雨多见，寒雨时至，万物成熟于夏秋之交。人们易患寒湿病，症见腹满、身体肿胀、足肿、痞塞、气逆、寒厥、手足拘急等。寒湿协同发挥作用，则黄黑之雾气迷漫，布于气交之中，上应镇星、辰星。太阴湿土司天行其肃令，在泉太阳寒水之气行其寂静之令，其主岁的谷物是黄色、黑色。阴气凝聚于上，寒气聚积于下，寒气盛于火热之气，故降冰雹，阳气不足，一派肃杀阴胜之象。所以运气有余的年份，应在地势高处种植谷物；运气不及的年份，应在地势低洼之处种植谷物。太过之年宜晚种，不及之年宜早种，一定要根据气运太过不及和地势高低来决定，人也要遵守这个道理。间谷是感受太过的间气而成熟的谷物。

初之气，地气迁移，厥阴风木主事，寒气去，春气正，春风来临，万物因此而生发繁荣，人体之气也条达舒畅。风湿之气相互薄结，雨期延后。人们多患血溢、筋脉拘急强直、关节屈伸不利、身体困重、筋痿不用等病。

二之气，少阴君火主事，因客气与主气同，故曰大火正，万物因此而生化，人们也较安和。但因热气太过所以温疫大流行，不论地域距离远近症状基本相似，湿气蒸腾，雨水时降。

三之气，太阴湿土主事行其政令，湿气降，地气上腾，雨水时降，寒气随之而来。若人体感受寒湿，则多患身体困重、足肿、胸腹胀满等病。

四之气，少阳相火主事，火蒸湿气，地气上腾，使司天之气下降受阻，早晚较寒凉，湿热相搏，草木之处烟雾笼罩，湿气不流动，成为白露，以成秋令。人们多因热在腠理而患血暴溢、疟疾、心腹胀满烦热、腹胀甚至足肿等病。

五之气，阳明燥金主事，行其秋之清肃之政，寒露时下，霜也早降，草木枝黄叶落，寒气容易伤及人体，所以人们应深居密室以避寒邪。若病则多在皮肤腠理。

终之气，因太阳寒水主事，主气与客气同，故大寒大临，湿气大化，寒霜积，阴气凝，水结坚冰，阳气被遏而不治化。若感于寒邪，则人们易患关节屈伸不利甚至强直、腰椎疼痛等病，这是因寒湿之邪布于气交之中所造成的疾患。（见图24）

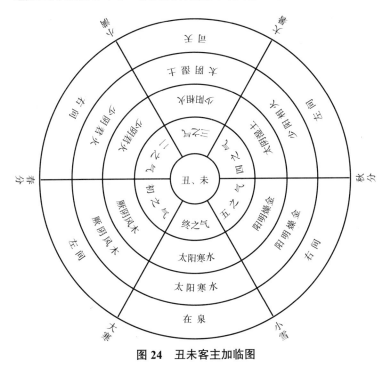

图24　丑未客主加临图

必须要削伐其郁遏之气，资其化源，扶助岁气，以免邪气太过，宜食本岁气所化的谷物以保全真气，食间气所化的谷物以保全精气。故本年岁治病应用苦味燥湿的药物及温热药物，甚至用发汗、利尿的药物来治疗。若不用发汗、利尿之法，则湿气外溢，皮肉溃烂裂开，脓血流出。所以必须要补益阳气，驱散严重的寒邪，根据气运之间的异同，来判定用药的多少。岁运与岁气均属寒的，应用温热散寒之法；岁运与岁气均属湿的，应用燥湿之法；运与气不同的，散寒、燥湿药应少用；运与气相同的，散寒、燥药应多用。清凉的季节，应不用或慎用凉性药；寒冷的季节或寒证，应不用或慎用寒性药；温和的气候或温热病，应不用或慎用温性药；炎热的季节或热性病，应不用或慎用热性药。饮食调养的原则也同此法。如果病人出现假象，或气候与季节不相应，应视具体病情灵活变化，这就是根据自然界气候变化而用药的一般规律，若违反了这一原则，则发生疾病。

《素问·六元正纪大论》云："凡此少阳司天之政，气化运行先天，天气正，地气扰，风乃暴举，木偃沙飞，炎火乃流，阴行阳化，雨乃时应，火木同德，上应荧惑岁星。其谷丹苍，其政严，其令扰。故风热参布，云物沸腾，太阴横流，寒乃时至，凉雨并起。民病寒中，外发疮疡，内为泄满。故圣人遇之，和而不争。往复之作，民病寒热疟泄，聋瞑呕吐，上怫肿色变。初之气，地气迁，风胜乃摇，寒乃去，候乃大温，草木早荣。寒来不杀，温病乃起，其病气怫于上，血溢目赤，咳逆头痛，血崩胁满，肤腠中疮。二之气，火反郁，白埃四起，云趋雨府，风不胜湿，雨乃零，民乃康。其病热郁于上，咳逆呕吐，疮发于中，胸嗌不利，头痛身热，昏愦脓疮。三之气，天政布，炎暑至，少阳临上，雨乃涯。民病热中，聋瞑血溢，脓疮咳呕，鼽衄渴嚏欠，喉痹目赤，善暴死。四之气，凉乃至，炎暑间化，白露降，民气和平，其病满身重。五之气，阳乃去，寒乃来，雨乃降，气门乃闭，刚木早雕，民避寒邪，君子周密。终之气，地气正，风乃至，万物反生，霿雾以行。其病关闭不禁，心痛，阳气不藏而咳。抑其运气，赞所不胜，必折其郁气，先取化源，暴过不生，苛疾不起。故岁宜咸辛宜酸，渗之泄之，渍之发之，观气寒温以调其过，同风热者多寒化，异风热者少寒化，用热远热，用温远温，用寒远寒，用凉远凉，食宜同法，此其道也。有假者反之，反是者病之阶也。"

　　凡是少阳相火司天的年份，气化运行比正常的天时要早，少阳司天，阳得其正。厥阴在泉，则风气扰动，风气太过，则狂风大作，树木被吹倒，飞沙走石，炎暑流行，气温较高，雨应时而下。司天之气（少阳相火）与在泉之气（厥阴风木）共同发挥作用，上应火星、岁星（木星）。其主岁之谷物是红色、苍色，司天之气作用剧烈，在泉之气行令多扰动不定，所以风与热相互参合散布，云腾气热，于是太阴湿土之气横流，寒气时至，凉雨时降。人们多患寒中、皮肤疮疡、泄泻、胀满等病。所以圣人遇见这些情况，就能使其寒热调和而不相交争。若寒热之气胜复交作，则人们多患寒热、疟疾、泄泻、耳聋、目瞑、呕吐、头面部因郁滞而浮肿且皮肤颜色改变等疾病。

　　初之气，地气迁移，客气少阴君火用事，厥阴风木为在泉主气，风气亢盛而振摇，太阳寒水退位，气候偏热，草木提前生长。虽时有寒气至，但不能为害，故时发温病，人们多因气血郁滞于上而患血溢、目赤、咳嗽、气逆、头痛、血崩、胁痛胀满、肌肤疮疡等疾病。

　　二之气，因客气太阴湿土加临于主气少阴君火，故火被湿郁，湿气四布，风不胜湿，雨水降临，因气候转凉爽，人们稍觉舒服。若病则易患因热郁于上的咳嗽、气逆、呕吐、生疮、咽胸部不利、头痛、身热、昏愦、脓疮等疾病。

　　三之气，少阳相火司天，炎暑之气来临，客气少阳相火加临主气少阳相火，故没有雨水。人们多患热中、耳聋、目瞑、血溢、脓疮、咳嗽、呕吐、鼻塞流涕、衄血、口渴、喷嚏、哈欠、喉痹、目赤等疾病，严重者则易发猝死。

四之气，客气阳明燥金加临主气太阴湿土，清凉之气乃至，间有炎暑之气来临，白露正常降临，人们感到很舒适。若病则易患胸腹胀满、身体自觉酸重无力等疾病。

五之气，客气太阳寒水加临主气阳明燥金，阳气去，寒气来临，雨水较多，汗孔闭合，树木提早凋零，人们居于温暖严密的室内避寒。

终之气，主气太阳寒水，冬季来临，故曰地气正。客气厥阴风木主事，风气来临，草木反有萌芽生长，天昏多雾。人们易患因阳气不致密于外所致的心痛、咳嗽等病。（见图25）。

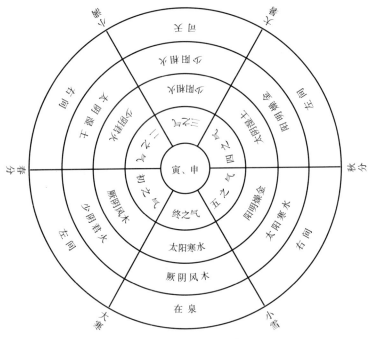

图25　寅申岁客主加临图

要想抑制太过的运气，扶助不及的运气，必须要减弱其郁遏之气，资助生化之源，那么太过之气也就不会影响人体，严重的疾病也就不会发生了。所以应多食与来年相应的咸味、辛味、酸味，并且应用利尿、通便、热水浴、发汗等法，观察气候的寒热，以调整其病之所过。气候与证候同属风热的，应多用寒药；不同的，少用寒药。炎热的季节或热证，应不用或慎用热药；温和的气候或温热病，应不用或慎用温性药；寒冷的季节或寒证，应不用或慎用寒药；清凉的季节，应不用或慎用凉性药。饮食调养的原则也同此法。这就是根据自然界的气候变化而用药的一般规律。如果病人出现假象，或气候与季节不相应，就要根据具体情况灵活运用。如果违反了这个原则，疾病就容易发生。

《素问·六元正纪大论》云："凡此阳明司天之政，气化运行后天，天气急，地气明，阳专其令，炎暑大行，物燥以坚，淳风乃治，风燥横运，流于气交，多阳少阴，云趋雨府，湿化乃敷。燥极而泽，其谷白丹，间谷命太者，其耗白甲品羽，金火合德，上应太白荧惑。其政切，其令暴，蛰虫乃见，流水不冰，民病咳嗌塞，寒热发，暴振栗癃闷，清先而劲，毛虫乃死，热后而暴，介虫乃殃，其发躁，胜复之作，扰而大乱，清热之气，持于气交。初之气，地气迁，阴始凝，气始肃，水乃冰，寒雨化。其病中热胀，面目浮肿，善眠，鼽衄嚏欠呕，小便黄赤，甚则淋。二之气，阳乃布，民乃舒，物乃生荣。厉大至，民善暴死。三之气，天政布，凉乃行，燥热交合，燥极而泽，民病寒热。四之气，寒雨降。病暴仆，振栗谵妄，少气嗌干引饮，及为心痛痈肿疮疡疟寒之疾，骨痿血便。五之气，春令反行，草乃生荣，民气和。终之气，阳气布，候反温，蛰虫来见，流水不冰，民乃康平，其病温。故食岁谷以安其气，食间谷以去其邪，岁宜以咸以苦以辛，汗之清之散之，安其运气，无使受邪，折其郁气，资其化源。以寒热轻重少多其制，同热者多天化，同清者多地化，用凉远凉，用热远热，用寒远寒，用温远温，食宜同法。有假者反之，此其道也。反是者，乱天地之经，扰阴阳之纪也。"

凡是阳明燥金司天的年份，气化运行比正常的天时要晚，天气劲急，地气清明，阳气专权行其令，炎热暑气盛行，万物燥而坚，风木和淳正常。风燥之气横行于气交之中，阳气多，阴气少，至四之气太阴湿土当令之时，云行雨施，湿气敷布，干燥至极的气候得以湿润，其主岁之谷物为白色、红色，其感受太过的间气而生长的谷物为间谷，甲虫、羽虫类多遭损害，金火二气相互配合，上应太白、荧惑二星。其天气主清肃劲切，其地气主火热暴烈，蛰虫不藏，水流动而不结冰，人们多患咳嗽、咽肿、寒热、突然发寒发热、二便不通等病证。主管上半年的阳明燥金之气轻劲有力，故属木的毛虫类死亡，主管下半年的少阴君火之气火热暴烈，故属金的介虫类多遭殃，金气、火气的发作是急暴的，胜复之气交作，正常气候被扰乱，清气、热气交持于气交之中。

初之气，太阴湿土之气用事，阴气开始凝聚，受司天之气的影响，天行肃杀之气，水结成冰，寒雨降落，人们多患内热胀满、面目浮肿、嗜睡、鼻塞流涕、鼻出血、喷嚏、哈欠、呕吐、小便黄赤甚则小便淋沥不畅等病。

二之气，客气少阳相火用事，阳气施布，人体感到舒服，万物生长繁荣。但疫疠流行，人们多因此而暴死。

三之气，客气阳明燥金司天，阳明燥金之气加临于主气少阳相火，清凉之气四布，而主气是少阳相火，所以客气燥气与主气热气相结合，燥至极点则转化为润泽，人们多患寒热病。

四之气，客气太阳寒水用事，主气是太阴湿土，故气候偏冷，雨水较多，人们多患突然昏厥、寒战、谵语、狂妄、气短、咽干口渴、心痛、痈肿、疮疡、疟疾、骨软无力、血便等病。

五之气，客气厥阴风木之气加临主气阳明燥金，秋天反像春天一样，植物生长茂盛，人们感到很舒适。

终之气，客气少阴君火加临主气太阳寒水，阳气四布，气候反温，蛰虫不藏，水不结冰，因气候不冷，故人们感到很舒适，但人们多易患温病。（见图26）

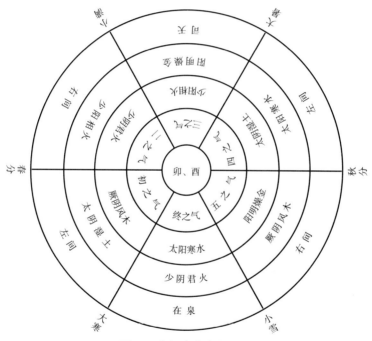

图26　卯酉岁客主加临图

所以应多食本年岁所化之谷物（红色、白色谷物）以保全其正气，食感间气所化之谷物以驱除邪气，食宜咸味、苦味、辛味，药宜用汗法、清法、散法。使人体之气适应运气的变化，而避免邪气的侵袭，折伐体内郁积之气，资助生化之源。根据寒热的轻重，来确定方药的多少。证候与气候同属热的，应多用阳明司天之气所化的性质偏凉的药物；证候与气候同属寒的，应多用在泉之气所化的性质偏温的药物。清凉的季节，应不用或慎用凉药；炎热的季节或热证，应不用或慎用热药；寒冷的季节或寒证，应不用或慎用寒性药；温和的气候或温热病，应不用或慎用温性药。饮食调养的原则也同此法。如果病人出现假象，或气候与季节不相应，就不要受上述原则的约束，应视具体情况来决定。这是根据自然界的气候变化而用药的一般规律，若违反了这个原则，就会扰乱天地阴阳变化的法度和规律。

《素问·六元正纪大论》云："凡此太阳司天之政，气化运行先天，天气肃，地气静，寒临太虚，阳气不令，水土合德，上应辰星镇星。其谷玄黅，其政肃，其令徐。寒政大举，泽无阳焰，则火发待时。少阳中治，时雨乃涯，止极雨散，还于太阴，云朝北极，湿化乃布，泽流万物，寒敷于上，雷动于下，寒湿之气，持于气交。民病寒湿，发肌肉萎，足痿不收，濡泻血溢。初之气，地气迁，气乃大温，草乃早荣，民乃厉，温病乃作，身热头痛呕吐，肌腠疮疡。二之气，大凉反至，民乃惨，草乃遇寒，火气遂抑，民病气郁中满，寒乃始。三之气，天政布，寒气行，雨乃降。民病寒，反热中，痈疽注下，心热瞀闷，不治者死。四之气，风湿交争，风化为雨，乃长乃化乃成。民病大热少气，肌肉萎足痿，注下赤白。五之气，阳复化，草乃长乃化乃成，民乃舒。终之气，地气正，湿令行，阴凝太虚，埃昏郊野，民乃惨凄，寒风以至，反者孕乃死。故岁宜苦以燥之温之，必折其郁气，先资其化源，抑其运气，扶其不胜，无使暴过而生其疾，食岁谷以全其真，避虚邪以安其正。适气同异，多少制之，同寒湿者燥热化，异寒湿者燥湿化，故同者多之，异者少之，用寒远寒，用凉远凉，用温远温，用热远热，食宜同法。有假者反常，反是者病，所谓时也。"

凡是太阳寒水司天的年份，气化运行比正常的天时要早，天气清肃，地气安静，寒气充满宇宙间，阳气不能发挥作用，太阳寒水与太阴湿土相互配合发挥作用，上应水星、土星。其主岁之谷物为黑色、黄色，因其政主清肃，地之万物生长缓慢。气候特别寒冷，阳气被遏制，好像有水无火一样，被郁之火只有待时而发。故待到少阳相火主治之时，雨露下降。太阳寒水司天之气主管上半年，故三气终期，则在泉之气（太阴湿土）用事，太阳寒水作用终止而寒雨消散，太阴湿土用事，故雨水多，气候潮湿，润泽万物。太阳寒水主管上半年，少阴君火又是下半年客气的间气，也可见偏热的气候，但主要是寒湿气候为主。所以人们多患寒湿性的肌肉萎缩无力、肢体痿废不用、泄泻出血等病。

初之气，客气少阳相火用事，气候温暖，草木早荣，人们多病疫疠、温病，症状是身热、头痛、呕吐、肌肤疮疡等。

二之气，客气阳明燥金当令，大凉之气反而到来，人们感受到凄惨的秋令气候，草木遇寒，火气被郁，人们多病气郁中满。虽说上半年太阳寒水司天，但真正的偏寒是从二之气开始的。

三之气，客气太阳寒水司天，客气太阳寒水加临于主气少阳相火，寒气四布，多降雨水，人们多因外寒里热而发生痈疽、泻痢、心中烦热、神志昏蒙等病证。若不及时治疗，则易死亡。

四之气，客气为厥阴风木，主气为太阴湿土，风湿两气交争，风气转化为雨，使万物生长、变化、成熟。人们则多病高热、少气、肌肉萎缩、下肢无力痿废不用、下痢赤白等病。

五之气，客气少阴君火加临于主气阳明燥金，火气又开始运行，草木因此而生长、变化、成熟，人体也因阳气复运而感到舒服。

终之气，在泉之气太阴湿土当令，客气太阴湿土加临于主气太阳寒水，湿气运行，阴湿之气凝聚于太空之中，弥漫于郊野，人们多惨凄不乐，寒风之气时至，若不能适应这种气候，则生物就不能孕育生长。（见图 27）

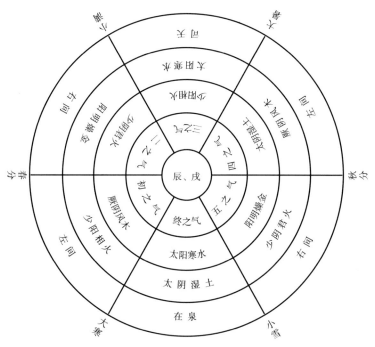

图 27　辰戌岁客主加临图

所以太阳寒水司天的年份，治病宜多用苦温之品以燥湿祛寒，必须要泻其偏盛之气，培补生化之源，抑制其太过的运气，扶植其不足的运气，不要使其因太过而发生疾病。多食与岁运相应的谷类以保全真气，及时躲避不正常之气以安人体之正气。根据司天、在泉、中运的相同或不同，来调整治疗措施。岁运与岁气都是以寒湿为主的，用药应以温热燥湿为主；岁运与岁气不同，不是属于寒湿的，用药应以清热燥湿为主；岁运与岁气相同的，则气势盛，宜多用温热燥湿药；不同的，则少用。寒冷的季节，或寒证的病人，应禁用或慎用寒凉的药物；温暖的季节，或患温热病的人，应禁用或慎用温性的药物；炎热的季节，或患热性病的人，应禁用或慎用热性的药物。饮食的调养也同此法。如果病人出现假象，或气候与季节不相应，就不要受上述原则的约束，应视具体情况来决定。上述的原则是不能违反的，这就是所说的因时制宜。

《素问·六元正纪大论》云："凡此厥阴司天之政，气化运行后天，诸同正岁，气化运行同天，天气扰，地气正，风生高远，炎热从之，云趋雨府，湿化乃行，风火同德，上应岁星荧惑。其政挠，其令速，其谷苍丹，间谷言太者，其耗文角品羽。风燥火热，胜复更作，蛰虫来见，流水不冰，热病行于下，风病行于上，风燥胜复形于中。初之气，寒始肃，杀气方至，民病寒于右之下。二之气，寒不去，华雪水冰，杀气施化，霜乃降，名草上焦，寒雨数至，阳复化，民病热于中。三之气，天政布，风乃时举，民病泣出耳鸣掉眩。四之气，溽暑湿热相薄，争于左之上，民病黄瘅而为胕肿。五之气，燥湿更胜，沉阴乃布，寒气及体，风雨乃行。终之气，畏火司令，阳乃大化，蛰虫出见，流水不冰，地气大发，草乃生，人乃舒，其病温厉。必折其郁气，资其化源，赞其运气，无使邪胜。岁宜以辛调上，以咸调下，畏火之气，无妄犯之。用温远温，用热远热，用凉远凉，用寒远寒，食宜同法。有假反常，此之道也，反是者病。"

　　凡是厥阴风木司天的年份，气化运行比正常的天时要晚。诸平气之年，气化运行无太过与不及，与正常的天时相一致。风木司天，故天气扰动；少阳在泉，故地气正常。厥阴风木之气在上司天，在泉之炎热与之相从，至太阴湿土主事之时，则湿气化行，云雨降临。风火二气共同发挥作用，上应岁星、荧惑二星。风行扰动之政，火行急速之令，其主岁的谷物是苍色、红色。间谷是感受太过的间气而成熟的谷物。毛虫、羽虫的繁殖生长受到严重影响。风性燥，火性热，风燥火热相互胜复，蛰虫不藏，水不能结冰，热性病多发生在下半年，风病多发生在上半年。上半年风气偏盛，则燥气胜之，风燥之气相互交争，使人患肝、肺之病。

　　初之气，客气阳明燥金加临于主气厥阴风木，寒凉肃杀之气降临，人们因感寒凉之气而患寒病。

　　二之气，客气太阳寒水加临于主气少阴君火，寒气不去，雪降水冰，肃杀之气施化，寒霜降临，草木焦枯，常降寒雨。当阳气来复之时，气候有时偏热，人们易患热郁于里的表寒里热证。

　　三之气，司天之气厥阴风木用事，客气厥阴风木加临于主气少阳相火，风气偏盛，时常刮风，人们易患迎风流泪、耳鸣、头面或肢体震颤、头晕目眩等病。

　　四之气，客气少阴君火加临于主气太阴湿土，因主气是太阴湿土，故湿热相互搏结，交争于司天之气的左间，人们多病黄疸、浮肿。

　　五之气，客气太阴湿土加临于主气阳明燥金，因主气是阳明燥金，燥湿之气相互胜复，阴沉之气密布，寒凉之气伤人，风雨时作。

　　终之气，客气少阳相火加临主气太阳寒水，阳气旺盛，蛰虫不藏，水不结冰，地气生发，草木生长，因冬季不冷，故人感到舒适，但若感邪，则易患温疫。（见图28）

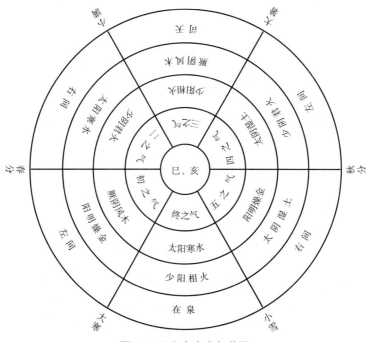

图28　巳亥岁客主加临图

　　必须要折伐其郁遏之气，资助生化之源，赞助不足的运气，以避免因邪气太胜所造成的危害。故本年份的上半年，应以辛味调之，下半年应以咸味调之，不要冒犯少阳相火之气。温和的气候或温热病，应不用或慎用温性药；炎热的季节或热性病，应不用或慎用热性药；清凉的季节，应不用或慎用凉性药；寒冷的季节或寒证，应不用或慎用寒性药。饮食调养的原则也同此法。如果病人出现假象，或气候与季节不相应，应视具体情况灵活变动，这就是根据自然界气候变化而用药的一般规律。若违反了这一原则，则发生疾病。

依年支归纳十二年客主加临规律，可以自制一个能转动的圆盘，如图29。

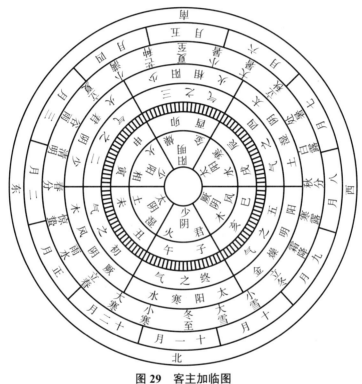

图 29 客主加临图

▢▢▢▢▢▢▢▢内圈为可转动的

客主加临的意义，还有三种情况可以进一步分析。其一，主客之气是否相得。将客气加于主气之上，凡主客之气为相生关系，或者主客同气，便为相得。如果主客之气表现为相克关系，便为不相得。凡相得，则气候正常，人体不易发生疾病；不相得，则气候异常，容易引起疾病的发生。正如《素问·五运行大论》所云："气相得则和，不相得则病。"其二，在不相得之中，主客相克又有顺和逆。凡客气胜（克）主气为顺，主气胜（克）客气为逆。所以《素问·至真要大论》云："主胜逆，客胜从。"从，即顺和的意思。因为主气主常令，固定不变，客气轮流值年，主时是短暂的。如果主气制胜客气，则客气的作用受到抑制，所以为逆。相反，客气制胜主气，但为时短暂，很快就会过去，因而对主气的影响不甚，所以为顺和。其三，在相得中，如果君火与相火加临，君火为主，相火为从，因此，当君火为客气加临于相火（主气）时，也称为顺，而当相火为客气，君火为主气，相火加临于君火之上时，便为逆，即所谓"君位臣则顺，臣位君则逆"。

四、运气相合

运气相合，指将该年的五运与六气综合在一起，以分析当年的气候变化性质及趋势。《内经》五运六气理论认为，气候变化因素不是单一的，而是五运与六气两个大系统及其子系统相互作用相互影响的结果，因此，应当将五运和六气综合在一起来分析气候变化。即在分析各年的岁运、主运、客运、主气、客气、客主加临基础之上，必须将五运与六气综合在一起分析，才能判断出各年气候趋势、异常气候性质及疾病流行状况。

运气相合主要包括运气同化、运气异化及平气三种。

（一）运气同化

运气，在此指岁运与客气。同化，指同类化合。运气同化，指岁运与客气在五行属性上出现了相同的情况，即五运与六气同类化合。在六十年甲子周期的运与气的变化中，有二十六年的运与气是同化关系，构成了比较特殊的年份，这样的年份可能会出现比较典型的异常气候变化。岁运遇上同一性质的客气，或客气遇上同一性质的岁运，由于运与气两者五行属性相同，必然会出现同一气象的表现，这是五行性质相同的运与气共同作用的结果。无论是气或运，只要它们遇着同一性质的运或气的变化，如木同风化，火同暑化，土同湿化，金同燥化，水同寒化，便叫作同化。岁运有太过不及，客气有司天在泉，因此，就有同天化、同地化的区别。运气同化，主要有天符、岁会、同天符、同岁会、太乙天符等。

1. 天符

天符，指该年岁运的五行属性与司天之气的五行属性相同，这样的年份称为天符年。符，是符合之意。例如，《素问·六微旨大论》云："帝曰：土运之岁，上见太阴；火运之岁，上见少阳、少阴；金运之岁，上见阳明；木运之岁，上见厥阴；水运之岁，上见太阳，奈何？岐伯曰：天之与会也，故《天元册》曰天符。"文中土运、火运、金运、木运、水运指岁运，"上"，即当年的司天之气。"土运之岁，上见太阴"，即己丑、己未年，岁运是土运，岁运之土与司天的太阴湿土之气同类化合，故此二年称为天符年。

在六十年甲子周期当中，天符年有十二年，即：己丑、己未，岁运是土运，司天之气是太阴湿土；戊寅、戊申、戊子、戊午，岁运是火运，司天之气是少阳相火、少阴君火；丁巳、丁亥，岁运是木运，司天之气是厥阴风木；丙辰、丙戌，岁运是水运，司天之气是太阳寒水；乙卯、乙酉，岁运是金运，司天之气是阳明燥金。上述十二年岁运的五行属性与客气司天之气的五行属性相同，故均称为"天符年"，《素问·天元纪大论》云："应天为天符。"（见图30）

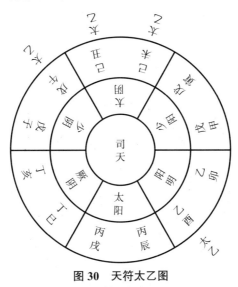

图30　天符太乙图

天符年气候变化剧烈，人体疾病病势相对也比较凶猛。如果岁运与司天之气的五行属性相同，则说明这一年某一气偏盛，必然导致剧烈的气候变化及较凶猛的疾病的发生，正如《素问·六微旨大论》所云："天符为执法……中执法者，其病速而危。"

2. 岁会

岁会，指该年岁运的五行属性与该年年支的五行方位属性相同，这样的年份称为岁会年。《素问·六微旨大论》云："木运临卯，火运临午，土运临四季，金运临酉，水运临子，所谓岁会，气之平也。"临，就是本运加临本气。例如，丁卯年，丁年的岁运为木运，卯的五行方位是东方，是木的正位，故称"木运临卯"。年支的五行方位属性见表3。

在六十年甲子周期当中，岁会年有八年，即甲辰、甲戌、己丑、己未、乙酉、丁卯、戊午、丙子。其中，己丑、己未、乙酉、戊午这四年既属岁会年，又属天符年，因此，单纯是岁会的年份，实际上只有四年（见图31）。

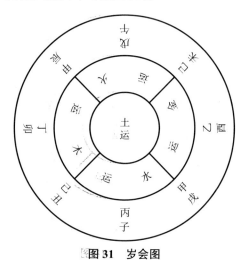

图31 岁会图

岁会年气候变化相对不剧烈，人体疾病病势也较缓和。岁运代表着该年的气候变化，岁支的五行方位属性则代表着正常的季节气候变化与物化现象，因此，岁会之年气候变化与人体疾病状况相对比较平稳，基本属于正常范围，《素问·六微旨大论》云："岁位为行令……中行令者，其病徐而持。"

3. 同天符

逢阳干之年，太过岁运的五行属性与客气在泉之气的五行属性相同，这样的年份称为同天符年。例如，《素问·六元正纪大论》云："太过而同地化者三……甲辰、甲戌太宫，下加太阴；壬寅、壬申太角，下加厥阴；庚子、庚午太商，下加阳明。如是者三。"又云："加者何谓？岐伯曰：太过而加同天符。"意思是太过之岁的五行属性与在泉之气的五行属性相同年份的气候变化剧烈程度与天符年相同，故称为"同天符"。

在六十年甲子周期当中，同天符年有六年，即甲辰、甲戌、壬寅、壬申、庚子、庚午。甲辰、甲戌，甲为太宫用事，岁运属土运太过，辰戌岁客气的在泉之气是太阴湿土，太过的土运与在泉之湿气相合而同化，在气候变化上两者同类化合，共同作用。壬寅、壬申年，壬为阳木太角用事，岁运是木运太过，寅申岁客气的在泉之气是厥阴风木，太过的木运与在泉之风气相合而同化，共同作用。庚子、庚午年，庚为阳金太商用事，岁运是金运太过，子午岁客气的在泉之气是阳明燥金，故太过的金运与燥气同类化合，共同作用（见图32）。

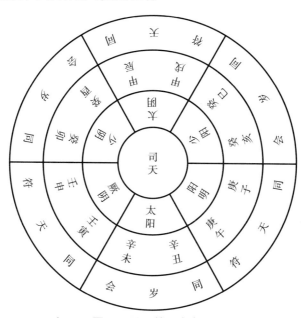

图32　同天符同岁会图

4. 同岁会

凡逢阴干之年，不及的岁运五行属性与客气的在泉之气五行属性相同的年份，称为同岁会年。《素问·六元正纪大论》云："不及而同地化者亦三……癸巳、癸亥少徵，下加少阳；辛丑、辛未少羽，下加太阳；癸卯、癸酉少徵，下加少阴。如是者三。"又云："不及而加同岁会也。"意思是不及之岁的岁运五行属性与在泉之气的五行属性相同年份的气候变化程度与岁会年相同，故称为"同岁会"。

在六十年甲子周期当中，同岁会年有癸巳、癸亥、辛丑、辛未、癸卯、癸酉六年。其中，癸卯、癸酉、癸巳、癸亥是阴干之年，岁运为火运不及，而客气的在泉之气分别是少阴君火（热）和少阳相火（暑）在泉，不及的岁运五行属性（火）与在泉之气的五行属性相同而同化。辛丑、辛未年，岁运为水运不及，丑未年在泉之气是太阳寒水，不及的岁运（水）与在泉之气的五行属性相同而同化。上述六年均是不及的岁运与客气的在泉之气相合而同化，故是同岁会之年。

5. 太乙天符

太乙天符，又称太一天符，指既是天符年又是岁会年的年份，即该年岁运的五行属性与司天之气的五行属性及年支的五行方位属性相同的年份。《素问·六微旨大论》云："天符岁会何如？岐伯曰：太一天符之会也。"意思是既是天符年又是岁会年，这样的年份就叫作太乙天符年。

在六十年甲子周期当中，太乙天符年有四年，即戊午、乙酉、己丑、己未年。太乙天符是指岁运的五行属性与司天之气的五行属性、年支的五行方位属性均相同的年份，三者同类化合主司岁令，这种情况，在《素问·天元纪大论》中将其称为"三合为治"。例如，戊午年，戊为火运，午为少阴君火司天，年支午的五行方位属性为火，这既是岁运（火）与司天之气（火）五行属性相同的天符年，又是岁运（火）与年支（火）五行属性相同的岁会年。乙酉年，乙为金运，酉为阳明燥金司天，既是岁运与司天之气五行属性相同的天符年，又是岁运与年支五行方位属性相同的岁会年。己丑、己未年，己为土运，丑未为太阴湿土司天，岁运与司天之气两者的五行属性相同，属于天符年，又是岁运与年支五行方位属性相同的岁会年。故此四年，司天、岁运、年支三者的五行属性同类化合，故均为太乙天符年。

运气同化的天符、岁会、同天符、同岁会、太乙天符五种情况，虽然具体有所不同，但是，均是运与气五行属性相同，同类化合的年份，运与气两者彼此之间由于没有胜复约束，彼此之间失去了相互制约的关系，因此易导致气候变化比较单一的异常气候，可能会造成一气偏盛偏亢独治的异常气候现象，这样的异常气候现象就容易给人体生命及自然界生物造成危害。正如《素问·六微旨大论》所云："岐伯曰：天符为执法，岁位为行令，太一天符为贵人。帝曰：邪之中也奈何？岐伯曰：中执法者，其病速而危；中行令者，其病徐而持；中贵人者，其病暴而死。"一般情况下，在一年之中，岁运、司天、在泉各行其令，如果一旦自然会合，五行属性同类化合贯通在岁气之中，就会形成较强烈又单纯的气候变化，所以《内经》分别以"执法""行令""贵人"形容其力量和作用。"执法"位于上，故为"天符"之邪所伤，则发病迅速而严重；"行令"位于下，故为"岁会"之邪所伤，则病势徐缓而持久；"贵人"统乎上下，故为"太乙天符"之邪所伤，则病势急剧而有死亡的危险。见表16。

表16 六十甲子运气同化表

甲子	乙丑	丙寅	丁卯岁会	戊辰	己巳	庚午同天符	辛未同岁会	壬申同天符	癸酉同岁会
甲戌岁会同天符	乙亥	丙子岁会	丁丑	戊寅天符	己卯	庚辰	辛巳	壬午	癸未
甲申	乙酉太乙天符	丙戌天符	丁亥天符	戊子天符	己丑太乙天符	庚寅	辛卯	壬辰	癸巳同岁会
甲午	乙未	丙申	丁酉	戊戌	己亥	庚子同天符	辛丑同岁会	壬寅同天符	癸卯同岁会
甲辰岁会同天符	乙巳	丙午	丁未	戊申天符	己酉	庚戌	辛亥	壬子	癸丑
甲寅	乙卯天符	丙辰天符	丁巳天符	戊午太乙天符	己未太乙天符	庚申	辛酉	壬戌	癸亥同岁会

（二）运气异化

运气异化，指岁运与六气五行属性不同的年份。五运与六气结合在一起判断气候变化趋势，除上述运气同化的五种情况外，还有运气异化的年份，这就需要根据运与气的五行生克关系来判定运与气的偏盛偏衰，运气异化的年份根据运和气的五行生克关系，分为四种，即顺化、天刑、小逆、不和。

1.运盛气衰

运生气或运克气，均为运盛气衰。运生气，为小逆；运克气，为不和。

例如：辛亥年，年干是辛，岁运是水运，年支是亥，故司天之气是厥阴风木，水与木的关系是水生木，运生气，因此，这一年是运盛气衰的小逆年。再如：甲辰年，甲年土运，辰年是太阳寒水司天，土与水的关系是土克水，运克气，因此，这一年是运盛气衰的不和年。关于运气异化，可根据气运的盛衰，推求各年气候变化的主次。运盛气衰的年份，在分析气候变化时，便以运为主，以气为次。根据运气盛衰，还可以进一步推求各年复杂的气候变化，例如小逆及不和之年气候变化较大。

2. 气盛运衰

气生运或气克运，便为气盛运衰。岁运不及之年，气克运，为天刑；岁运太过之年，气生运，为顺化。例如：己亥年，岁运是土运，年支是亥，故司天之气是厥阴风木，木与土的关系是木克土，即气克运，因此，这一年便是气盛运衰的天刑年。再如：甲子年岁运是土运，年支是子，故司天之气是少阴君火，火与土的关系是火生土，即气生运，因此，甲子年是气盛运衰的顺化年。气盛运衰之年，分析气候变化时，以气为主，运为次。顺化之年气候变化较平和，天刑之年气候变化较剧烈。

（三）平气

平，平和之意；平气，指平气之岁。平气之岁，气候相对比较平和，疾病流行相对较少，即使发病，其病情也相对比较单纯。如果该年气运既非太过又非不及，即化为平气。平气之岁与太过之岁、不及之岁并称为"五运三纪"。根据运与气的关系，即可以推求平气之岁。《类经图翼·五运太少齐兼化逆顺图解》云："平气，如运太过而被抑，运不及而得助也。"说明平气可由岁运和岁气之间的关系来确定。

1. 岁运太过而被司天所抑

凡岁运太过之年，如果该年的司天之气的五行属性与岁运的五行属性构成相克关系，即司天之气克岁运之气，那么，该年的岁运虽为太过，但因受到司天之气的制约，则构成平气之年。如戊辰年，岁运是火运太过，司天之气为太阳寒水，水克火，即构成平气之年。又戊戌、庚寅、庚申、庚午、庚子年亦是此种情况。

2. 岁运不及而得司天之助

岁运不及而得司天之助，构成平气之年。该年的司天之气与不及的岁运是五行相生关系，即气生运。如辛卯、辛酉年，虽为水运不及，但得卯酉岁阳明燥金司天之助，又得卯酉西方金位之助，金能生水，故构成平气之年。

刘温舒《素问入式运气论奥·论月建》云："若五运阴年不及之岁，大寒日交初气，其日时建干与年干合者，谓之曰干德符，当为平气，非过与不及也。"即指岁运不及之岁，若年干的"阴"与大寒日初气所始之日、时的"阳干"相合时，则称为"干德符"。由于日与时的阳干，补救了不及的年干，因此，干德符之年亦认为是平气之年。

下篇

五运六气理论与运用

一、五运六气理论

（一）气化

五运六气理论体系的形成受到古代哲学中"气一元论"思想影响。《黄帝内经》这部著作在认识自然界及人体生命时，始终将气本源论作为其理论的核心，认为自然界万物均是气化的结果。例如，《素问·五常政大论》指出："气始而生化，气散而有形，气布而蕃育，气终而象变，其致一也。"自然之气在运动变化过程中，施化成为纷纭万物，这个过程就是"气化"的过程。气化，就是气的运动变化以化育万物的过程。可以说，气化是自然之气运动变化的根本特征，即有了气化才有自然万物的产生。气化理论是五运六气理论的核心。

1. 自然之气化

《素问·天元纪大论》根据"气一元论"指出："太虚寥廓，肇基化元，万物资始，五运终天，布气真灵，揔统坤元，九星悬朗，七曜周旋，曰阴曰阳，曰柔曰刚，幽显既位，寒暑弛张，生生化化，品物咸章。"认为天地宇宙的运动是气化产生的根本，自然万物均存在气化运动。《素问》运气七篇大论详细论述了五运六气两大系统的气化运动规律，阐述了自然气候物候及万物的气化形态与结果，并以此研究人体生命活动及疾病变化的气化规律。

《内经》将自然之气化规律分为五运之化和六气之化。五运六气各有不同的特性，其施之自然，便会对自然气象及万物的生化活动产生不同影响。就五运而言，其存在五运气化的常化、不及与太过的不同气化结果。《素问·五常政大论》将五运气化的常化称为木曰敷和、火曰升明、土曰备化、金曰审平、水曰静顺；将五运气化不及称为木曰委和、火曰伏明、土曰卑监、金曰从革、水曰涸流；将五运气化太过称为木曰发生、火曰赫曦、土曰敦阜、金曰坚成、水曰流衍。

六气之气化亦有其气化规律，《素问·至真要大论》指出了六气气化之常化规律，即厥阴司天为风化，在泉为酸化，司气为苍化，间气为动化。少阴司天为热化，在泉为苦化，不司气化，居气为灼化。太阴司天为湿化，在泉为甘化，司气为黅化，间气为柔化。少阳司天为火化，在泉为苦化，司气为丹化，间气为明化。阳明司天为燥化，在泉为辛化，司气为素化，间气为清化。太阳司天为寒化，在泉为咸化，司气为玄化，间气为藏化。《素问·六元正纪大论》详细阐述了六气气化太过与不及的气候、物候及病候的变化规律，指出六化六变乃"天地之纲纪，变化之渊源"。六气的正常气化称为化，异常气化称为变，如《素问·天元纪大论》云："故物生谓之化，物极谓之变。"《素问·六微旨大论》亦云："夫物之生从于化，物之极由乎变，变化之相薄，成败之所由也。"《素问·至真要大论》在论述外感六淫病机根本时，便从六气气化的正常和异常入手，指出："百病之生也，皆生于风寒暑湿燥火，以之化之变也。"六气之间还存在着相互转化规律，即《素问·六元正纪大论》的"之化之变，各归不胜而为化"。

2. 人体之气化

人体生命活动过程就是气化活动的过程。人体五脏六腑的功能活动、气血津液的化生过程、饮食的消化、糟粕的形成等均是依赖于气化完成的。例如，《素问·阴阳应象大论》云："味归形，形归气，气归精，精归化；精食气，形食味，化生精，气生形；味伤形，气伤精，精化为气，气伤于味。"强调了药食气味滋养人体之气、人体之形依赖人体的气化活动。《素问·灵兰秘典论》的"小肠者，受盛之官，化物出焉；……膀胱者，州都之官，津液藏焉，气化则能出矣"论述了饮食精微的转化代谢依赖于脏腑的气化。再如，《灵枢·卫气》云："五脏者，所以藏精神魂魄者也；六腑者，所以受水谷而行化物者也。"《素问·五脏别论》云："夫胃、大肠、小肠、三焦、膀胱，此五者，天气之所生也，其气象天，故泻而不藏，此受五脏浊气，名曰传化之府，此不能久留，输泻者也。"指出了人体生命活动过程就是气化活动的过程。

后世医家发展了气化理论，认为人体所有脏腑、经络、精气的功能活动均是以气化的形式呈现的。刘完素认为，"玄府"为人体与自然相通的气化之通道，运用气化理论阐释五运主病和六气主病；张元素以气化之理建立本草药物理论；李杲认为，脾胃是脏腑气化之枢纽，少阳春升之气是人体气化活动的关键；孙一奎注重原气命门的气化作用。这些医家将气化理论的研究及运用逐步深化和发展，使之成为中医学理论具有独特内涵的重要部分。

（二）升降出入

升降出入是《内经》对自然之气运动形式的基本概括。它是自然万物气机运动的基本形式。气之升降出入运动是无物不有，无时不有。因此，无论是天体还是生物体乃至人体，其气化均以升降出入为其基本气化形式。正如《素问·六微旨大论》云："出入废则神机化灭，升降息则气立孤危。故非出入，则无以生长壮老已；非升降，则无以生长化收藏。是以升降出入，无器不有。故器者生化之宇，器散则分之，生化息矣。故无不出入，无不升降。化有小大，期有近远，四者之有，而贵常守，反常则灾害至矣。"指出了气的升降出入对维持万物生化活动的重要性，所有反常的生命活动及生命体的死亡均是源自气的升降出入的失常或止息。纵观《内经》对阴阳、藏象、经络、营卫气血以及病机等认识，无不是升降出入理论的具体呈现。

1. 升降出入是自然阴阳之气运动的基本规律

升降出入是自然界阴阳气交运动形式。天地之气的交流运动表现为天气下降、地气上升的不停息的升降运动，例如，《素问·六微旨大论》云："气之升降，天地之更用也。""升已而降，降者谓天；降已而升，升者谓地。天气下降，气流于地；地气上升，气腾于天。故高下相召，升降相因，而变作矣。""上下之位，气交之中，人之居也……气交之分，人气从之，万物由之。"指出了天气下降、地气上升、升降相因、阴阳相感的过程是天地之气氤氲而化生万物的过程，只有天地之气升降不息，才有自然界的勃勃生机。天地云雨之气的形成，也为天地之气升降过程的表现之一，例如，《素问·阴阳应象大论》云："地气上为云，天气下为雨，雨出地气，云出天气。"四时春生、夏长、秋收、冬藏的生化状态，也是气机升、浮、降、沉所致，亦源自气的升降出入。若天气不降，地气不升，则自然界天地气机不相交通，生机止息，万物不得生存，如《素问·四气调神大论》所言："交通不表，万物命故不施，不施则名木多死。"

在五运六气理论中，气机的升降出入运动，还指客气六步位置的升降正常与否，有迁正、退位、不迁正、不退位及升降不前等。不迁正、不退位及升降不前属于自然界气机升降出入运动失常，常引起气候异常变化及温疫等相关疾病。

2. 升降出入是人体阴阳运动的基本形式

人体阴阳之气具有升降出入规律。升降，是升清阳，降浊阴；出入，是出浊阴，入清阳。例如，《素问·阴阳应象大论》云："清阳出上窍，浊阴出下窍；清阳发腠理，浊阴走五脏；清阳实四肢，浊阴归六腑。"即是谈人体阴阳之气的升降出入。"清阳出上窍，浊阴出下窍"，是指阴阳之气的升降。"清阳发腠理，浊阴走五脏；清阳实四肢，浊阴归六腑"，则是谈阴阳之气的出入。人体阴阳的升降出入失常则发生疾病，如"清气在下，则生飧泄；浊气在上，则生䐜胀。"

人体脏腑气机运动的基本形式是升降出入。《素问·刺禁论》云："肝生于左，肺藏于右，心部于表，肾治于里，脾为之使，胃为之市。"人体精微之气的代谢和分布亦是以五脏之气的升降出入为基础的，例如《素问·经脉别论》云："饮入于胃，游溢精气，上输于脾，脾气散精，上归于肺，通调水道，下输膀胱，水精四布，五经并行。"此皆为脏腑升降出入之理。

人体营卫之气运行及三阴三阳之气的运行有升降出入规律。《灵枢·营气》《灵枢·卫气行》等篇均指出了营气和卫气一昼夜的升降出入循行规律。人体三阴三阳经脉主持人体阴阳表里出入。《灵枢·根结》指出了人体三阴三阳之气除运行气血、联络脏腑与肢体的功能之外，还具有主持人体阴阳之气表里出入的作用，云："太阳为开，阳明为阖，少阳为枢……太阴为开，厥阴为阖，少阴为枢。"即人体之气的运行是由一阴而三阴，由一阳而三阳，而邪气的传变，则与正气的运行相反。

天地气机升降出入失常影响人体气机易致疾病。例如，《素问·六元正纪大论》指出，五运气机郁滞不发及郁极乃发则使人体发生疾病，其云："郁极乃发，待时而作也……土郁之发……故民病心腹胀，肠鸣而为数后，甚则心痛胁䐜，呕吐霍乱，饮发注下，胕肿身重。"

历代医家对升降出入理论颇为重视。例如，金代刘完素认为，玄府即气机升降出入的通道。金代李杲认为，人体气机升降的枢纽是中焦脾胃。金代张元素在《医学启源》中提出了药物"风生升，热浮长，湿化成，燥降收，寒沉藏"等升降规律。清代吴达《医学求是·血证求源论》中强调指出，中焦脾胃在火上、水下、左木、右金五行五脏之位中的重要地位与作用，中焦升降失常可影响上下左右四脏。清代张琦《素问释义》指出："五脏相通，其气之旋转本有一定之次……其左右之行，则水木左升，火金右降，土居中枢，以应四维。"何梦瑶在《医碥》中指出藏属肾、泄属肝、肝主升、肺主降、脾胃为转枢。周学海《读医随笔》认为，气机升降失常多为内伤，气机出入失常多为外感。

（三）标本中气

标本中气是五运六气理论中关于三阴三阳与六气承制关系的理论。本，指风、寒、暑、湿、燥、火六气；标，指三阴三阳，为六气之标；中气，指处于标本之间的气，亦为三阴三阳之气。标本中气理论概括了六淫对人体病机影响的规律，对中医分析病因病机及辨证论治具有指导意义。标本中气理论记载于《素问》的《天元纪大论》《五运行大论》《至真要大论》及《阴阳离合论》等篇。

1. 标本中气的基本原理

标本中气理论以六气为本，以三阴三阳为标。《素问·六微旨大论》云："少阳之上，火气治之，中见厥阴；阳明之上，燥气治之，中见太阴；太阳之上，寒气治之，中见少阴；厥阴之上，风气治之，中见少阳；少阴之上，热气治之，中见太阳；太阴之上，湿气治之，中见阳明。所谓本也，本之下，中之见也，见之下，气之标也，本标不同，气应异象。"从原文可知，标本中气的基本内容是阐述三阴三阳与风寒暑湿燥火六气标本的从化关系的，即少阳为火，阳明为燥，太阳为寒，厥阴为风，少阴为热，太阴为湿，指出了六气的阴阳属性及六气的阴阳制约关系。

中气，是指与标气互为表里的气，又是与本气相关或相反的气。如少阳火的中气是厥阴风，因就自然现象而言，往往存在风火相扇的现象；阳明燥的中气是太阴湿，燥湿二气相反但又相济；太阳寒的中气为少阴热，寒热有相互制约的关系。同样，厥阴风的中气为少阳火，少阴热的中气为太阳寒，太阴湿的中气为阳明燥。因此，中气的作用是通过阴阳表里关系对标气进行制约与调解，维持六气的阴阳平衡，又能通过与本气的关联性，体现六气之间或相助或相制的复杂的气候特性。可见，标本中气理论表达了六气之间相互影响、互相制约又互相接济的复杂关系。

2. 标本中气的从化规律

标本中气的从化规律有标本同气从本、标本异气从本从标以及从乎中气三种。正如《素问·至真要大论》所言："六气标本，所从不同奈何？……少阳太阴从本，少阴太阳从本从标，阳明厥阴，不从标本从乎中也。故从本者化生于本，从标本者有标本之化，从中者以中气为化也。"

（1）标本同气从其本：标本同气指本与标的阴阳属性相同。如少阳之标为阳，其本是火也为阳；太阴之标为阴，其本是湿也为阴，是谓标本同气。因标本同气，故其病性亦表现为本气的特性，治疗时则从本。

（2）标本异气从本从标：标本异气指本与标的阴阳属性相反。如少阴之标为阴，其本却是热属阳；太阳之标为阳，其本却是寒属阴，是谓标本异气。因标本异气，故其作用于人体，既可表现为本的病性，又可表现为标的病性，在治疗时，应根据病证的从化，或从标治，或从本治。

（3）从乎中气：中气对标本有调剂作用。如阳明本燥，燥从湿化，故中见之气为太阴湿。厥阴本风，木从火化，故中见之气为少阳相火。阳明从乎中气之湿，其机制是燥湿互济，又是对阳明之病临床亦可表现为湿邪内盛的提示。厥阴风木从乎中气之火，其机制为风火相扇，风邪内盛，临床常表现为火热之象。见表17。

表17 标本中气及从化关系表

本	中气	标	所从
风	少阳	厥阴	从其中气
燥	太阴	阳明	从其中气
火	厥阴	少阳	从其本气
湿	阳明	太阴	从其本气
寒	少阴	太阳	从本从标
热	太阳	少阴	从本从标

六气标本从化规律是六气化生作用的体现。春夏风火相助，万物生长；夏至一阴生，阳极生阴，故有太阳标阳本寒之说；长夏与秋，燥化其湿，万物枯萎凋落；冬至一阳生，阴极生阳，故有少阴标阴本热之说。如此展现了天道的生长壮老已的规律。以冬至和夏至为阴阳分界线来划分六气阴阳属性，则冬至到夏至为阳，风火主之，故厥阴少阳为表里。夏至到冬至为阴，湿燥主

之，故太阴阳明为表里。冬至阴极一阳生，故少阴之上，热气治之；夏至阳极一阴生，故太阳之上，寒气治之，因此，少阴太阳为表里。六气变化超过常度即向相对立的方面转化，如热气不及便是寒，寒气有余便是燥。而阳明、厥阴从乎中是因燥湿相济、木火同气之故，体现了阴阳互根的道理。标本中气从化关系也是六气之间的气化关系，体现了六气气化之间三组承制关系，即燥湿调和、水火既济、风火相助，从而维持着自然界六气的正常气化及自我调节机制。

标本中气理论具有重要临床指导意义。一是可指导病机分析。六气的三种从化规律对临床有针对性地分析病机具有指导价值。临证诊治时结合症状表现，确定其病在本、在标，还是中见，例如，太阳表寒证其病机为出于本，而太阳表热证则为病出于标。再如，太阳、少阴从本从标，就有寒化、热化的可能性。二是可确定辨治方向。六气作用于人体，其从化关系是不同的。例如，少阳太阴从本，即少阳之病，易从热化、火化，表现为火热上炎，辨治以清泻火热为主；太阴病，易于湿化，临床多见湿浊困阻，辨治应以健脾化湿为主等。

（四）亢害承制

亢害承制是关于自然界六气之间相互承制关系的理论。亢害承制理论出自《素问·六微旨大论》，其云："亢则害，承乃制，制则生化，外列盛衰，害则败乱，生化大病。"

1. 亢害承制的基本内容

亢害承制阐述了自然界六气之间具有五行相互承制的特点。正如《素问·六微旨大论》云："相火之下，水气承之；水位之下，土气承之；土位之下，风气承之；风位之下，金气承之；金位之下，火气承之；君火之下，阴精承之。"承，制约之意，指六气主令之时，均有所承之气伴随存在，所承之气与主时之气的关系是按照五行之间相克关系呈现的。例如："相火之下，水气承之"，指相火主时之气，其所以不得过亢，因为有寒水之气的制约，从而保证了相火之气的正常。"承制"之气，既可制约主气之太过，又可促进主气的生机。自然界承制关系的存在，不仅是维系六气在一定范围内变动的关键，也是维系自然界生化活动正常进行的必要条件。亢害承制是自然六气的一种自稳定机制。

2.六气变化是亢害承制产生的基础

自然界风、热、火、湿、燥、寒的六气变化现象与规律是亢害承制理论产生的基础。唐代医家王冰在《黄帝内经素问》中指出："热盛水承，条蔓柔弱，凑润衍溢，水象可见"，"寒甚物坚，水冰流固，土象斯见"，"疾风之后，时雨乃零，是则湿为风吹，化而为雨"，"风动气清，万物皆燥，金承木下，其象昭然"，"煅金生热，则火流金，乘火之上，理无妄也"，"君火之位，大热不行，盖为阴精制承其下也"。

亢害承制具有重要临床指导意义。人之生命活动、疾病变化亦具有亢害承制规律。金代刘完素在《素问玄机原病式》中提出六气过亢则"反兼胜己之化"，例如，湿邪过盛见筋脉强直，即是湿极反兼风化制之的表现，风邪太过见筋脉拘急，乃风邪偏盛所致，于是得出"木极似金，金极似火，火极似水，水极似土，土极似木……谓己亢过极，则反似胜己之化也"的结论。明代虞抟指出："夫天地万物，无往而非五行，则亢害承制，亦无往而非胜复之道。其在于人，则五脏更相平也，五志更相胜也，五气更相移也，五病更相变也。"元代朱震亨在《丹溪心法治要》中运用亢害承制辨治月经病。元代王履认为，在人体也有"亢而自制"和"亢而不能自制"的现象。明代周之干在《慎斋遗书》中指出肝亢则害脾，脾害则不能生金水。明代李梴在《医学入门》中云："心火亢甚，口干、发燥、身热，则脾土失养，肺金受害，由是水乘而起，以复金母之仇，而制平心火，汗出发润、口津身凉而平矣。"

（五）六淫致病

六气，即风、热、火、湿、燥、寒六气。六气正常则为六气之正，六气异常即为六淫邪气。《素问·至真要大论》云："夫百病之生也，皆生于风、寒、暑、湿、燥、火，以之化之变也。"指出了百病之生不外风、寒、暑、湿、燥、火六气的异常变化。

1.六气异常化六淫

六气气化异常为六淫。《素问·六元正纪大论》云："非气化者，是谓灾也。"非正常气化可产生灾害，导致疾病发生。气化正常则人体不易生病，即"气相得则和"；若六气气化反常便演化为六淫，人体若不能与之相适应则易发生疾病，即"不相得则病"。

六气不当其位亦为六淫。五运六气理论认为五运和六气均有正常之气位，气位正常才能保证气化正常，人体安和。若失于位序，则易引起气候反常而使人体发生疾病。如《素问·五运行大论》云："不当其位者病，迭移其位者病，失守其位者危。"

2.六淫致病特点

六淫致病各有特点。《素问·五常政大论》云："寒热燥湿，不同其化。"《素问·五运行大论》将六气气化特性归纳为"燥胜则地干，暑胜则地热，风胜则地动，湿胜则地泥，寒胜则地裂，火胜则地固矣"。《素问·六元正纪大论》指出，六淫致病特点为

"风胜则动,热胜则肿,燥胜则干,寒胜则浮,湿胜则濡泄,甚则水闭胕肿,随气所在,以言其变耳"。

六淫相兼亦为病,六淫相兼为病常有同气相求的特征。例如,《素问·六微旨大论》云:"寒湿相遘,燥热相临,风火相值。"《素问·六元正纪大论》亦云:"风生高远,炎热从之,云趋雨府,湿化乃行,风火同德。"

六气之间存在着五行相互转化的规律。湿可化寒,寒可化热,热可化燥,燥可化风,风可化湿。人体疾病的病性也可以相互转化,如寒邪入里可以化热,热邪可化燥伤阴等。《素问·六元正纪大论》云:"六气之用,各归不胜而为化。故太阴雨化,施于太阳,太阳寒化,施于少阴,少阴热化,施于阳明,阳明燥化,施于厥阴,厥阴风化,施于太阴。"

金元刘完素提出"六气皆从火化",认为多数病证由热、火所致,自制诸多辛凉解表、通里解表的方剂;张元素从五运主病、六气为病及六气方治等方面论述了六淫与疾病的关系。六淫致病理论提示,研究六淫病因既要注意主气常规气化与致病的规律,更要考虑六淫特殊气化与致病的关系。

(六)运气病机

病机,指疾病发生、发展变化及转归的机理。五运六气理论以五运六气变化规律为基础,提出了分析病机的纲领,即"审察病机,无失气宜"(《素问·至真要大论》),强调审察疾病病机,要考虑气运盛衰变化及胜复郁发之变,不要违背六气的主时规律。运气病机理论以《素问·至真要大论》病机十九条为代表。

1. 五脏病机

人体是以五脏为核心的有机整体,五脏功能正常与否直接影响人体生命健康。因此，五脏病机在中医学病机理论中占有重要地位。《素问·至真要大论》研究病机变化时，首先提出了五脏病机的辨析方法，其云：诸风掉眩，皆属于肝。诸寒收引，皆属于肾。诸气膹郁，皆属于肺。诸湿肿满，皆属于脾。诸痛痒疮，皆属于心。

2. 六气病机

六气变化正常与否对人体脏腑有相应影响，并且决定着疾病的病位和病性。因此，可根据六气盛衰变化对脏腑疾病进行定位和六气的定性。《素问·至真要大论》云："夫百病之生也，皆生于风、寒、暑、湿、燥、火，以之化之变也。"认为六气异常变化是疾病发生及变化的重要原因。《素问·至真要大论》指出了六气病机，其云：诸热瞀瘛，皆属于火。诸禁鼓栗，如丧神守，皆属于火。诸痉项强，皆属于湿。诸逆冲上，皆属于火。诸胀腹大，皆属于热。诸躁狂越，皆属于火。诸暴强直，皆属于风。诸病有声，鼓之如鼓，皆属于热。诸病胕肿，疼酸惊骇，皆属于火。诸转反戾，水液浑浊，皆属于热。诸病水液，澄澈清冷，皆属于寒。诸呕吐酸，暴注下迫，皆属于热。

六气升降失常影响脏腑气机。《素问·刺法论》指出："升降不前，气交有变，即成暴郁。"自然界之气机升降失常主要有不迁正、不退位及升降不前等，自然界气机升降失常，天地上下气机壅塞，致使其气暴郁，直接影响人体脏腑气机失常，主要使脏腑气机阻滞甚至闭塞，易发生温疫及相关病证。

六气升降不前则气化失司，气机升降郁塞，易致瘟疫。《素问·刺法论》云："升之不前，即有其凶也……木欲升而天柱窒抑之……当刺足厥阴之井……水欲发郁，亦须待时，当刺足少阴之合。"又云："刚柔二干，失守其位……天地迭移，三年化

疫。""假令甲子年，刚柔失守……如此三年变大疫也……刺之当
先补肾俞……次三年作土疫。"明确指出司天在泉的左右间气不
能迁正为司天之气或在泉之气，此后三年左右可造成木疫、火
疫、土疫、金疫、水疫等疫病流行，可以提前针刺相应脏腑腧穴
以预防瘟疫。

运气胜复影响疾病病机病性。《素问·至真要大论》云："盛
者责之，虚者责之。"运气的盛衰取决于运气的太过不及，太过
者有余则气盛，不及者不足则气衰。因此，感受盛气之邪则病
实，感受衰气之邪则病虚。"有胜必复"，"胜盛则复甚"。

3. 五运病机

五运变化与脏腑病机密切相关。《素问·气交变大论》阐述
了五运太过与不及之岁所致脏腑病机变化规律，其云："岁木太
过，风气流行，脾土受邪，民病飧泄，食减，体重烦冤，肠鸣，
腹支满，上应岁星，甚则忽忽善怒，眩冒颠疾……反胁痛而吐
甚，冲阳绝者死不治。"木运不及之岁的主要病机为"岁木不及，
燥乃大行……民病中清，胠胁痛，少腹痛，肠鸣溏泄……脾土受
邪，赤气后化，心气晚治，上胜肺金，白气乃屈，其谷不成，咳
而鼽"。五运病机变化，表明了岁运太过，则与之五行属性相应
之脏偏盛为病，其变化规律即《素问·五运行大论》所说的"气
有余，则制己所胜，而侮所不胜"。

《素问·至真要大论》指出了分析病机的思路与方法。首
先，"审察病机，无失气宜"，即分析病机时要充分考虑到五运六
气气候变化对病机的影响；其二，"谨守病机，各司其属"，即谨
慎辨析病证的病机归属；其三，"有者求之，无者求之"，对于原
文中没有谈及的病证也按病机分析方法探求其病机归属；其四，
"盛者求之，虚者求之"，对于虚实病证均应追究病机归属。

（七）胜复郁发

五运的太过不及、六气的亢害承制及其相互作用，构成了一个形式复杂、内容丰富、关系密切的五运六气理论体系，除五运六气的各种常规变化外，还存在着胜复、郁发等复杂变化。胜复郁发是自然界维持正常气化现象而产生的一种自稳调节机制。

1. 胜复

（1）五运胜复：胜，即胜气，偏盛之气。复，复气，指报复之气，是偏盛之气的所不胜之气。复气是制约亢盛之胜气的，与胜气是五行相克关系，即复气克胜气。复气的出现能使偏盛的异常气候变化和气化现象受到制约，使其逐渐恢复正常，正如《素问·五运行大论》所云："气有余，则制己所胜，而侮所不胜；其不及，则己所不胜，侮而乘之，己所胜轻而侮之，侮反受邪，侮而受邪，寡于畏也。"胜气表现轻微，则复气来势亦轻微，胜气表现明显，则复气来势亦凶猛。有一分胜气，便有一分复气。偶尔也会有矫枉过正的现象出现。正如《素问·五常政大论》所云："微者复微，甚者复甚，气之常也。"

1）岁运太过的胜复变化：岁运太过之纪，自然界气候、物候的变化现象表现为本运之气偏盛。但是由于该气是本气有余而盛，是当盛之盛，若盛之有度，不失常令，则所胜之气被同化，就不会产生复气。若盛之过度，则有复气来制约。

例如，壬年，岁运为木运太过，本气木气偏盛，若盛之有度，就不产生复气，该年在气候变化上以风气偏盛为特点。若木气偏盛过度，则土气不及，其所不胜之金气作为复气来制约偏盛之木气，因此，该年的气候变化特点，要考虑风气偏盛、土湿不及、燥气来复，主要涉及脏腑肝、脾、肺。

2）岁运不及的胜复变化：岁运不及之纪，自然界气候、物候的变化现象表现为本运之气不及。因本气不足，故其所不胜乘之。所不胜之气成为胜气，复气则是其所不胜之气的胜气，也即本运不及之气的子气，在五行属性上，复气制约克制胜气。岁运不及之年有胜必有复。例如，辛年，岁运为水运不及，则湿土之气乘虚克水而成为胜气，水之子气风木起而复之，以制约土气而成为复气，故辛年的气候变化主要表现为寒水不及、湿土偏盛、风气流行，主要涉及脏腑主要有肾、脾、肝。

（2）六气胜复：六气有主气、客气之分，主气和客气又可以上下加临共同影响自然界的气化现象。

1）主气胜复：主气的胜复规律，主要表现在承制关系上，正如《素问·六微旨大论》所云："相火之下，水气承之；水位之下，土气承之。"六气之间相互制约才能防止某气太过或不及，以维持自然变化的相对稳定，所以任何一气都有相应的制约之气。当某一气出现亢盛之时，随即就会有其制约之气出现，否则六气就会失去平衡，从而产生灾害性气候变化。

2）客气胜复：各年胜复之气是随不同年份具体的气候变化正常与否而定的。正如《素问·至真要大论》所云："胜复之动，时有常乎？气有必乎？……时有常位，而气无必也……初气终三气，天气主之，胜之常也；四气尽终气，地气主之，复之常也。有胜则复，无胜则否……胜至则复，无常数也，衰乃止耳。复已而胜，不复则害，此伤生也。"也有以"正化气盛，对化气衰"来概括客气胜复规律的。

3）客主加临胜复：客主之气上下加临出现的相胜关系是"主胜逆，客胜从"。由于主气、客气各有时位，时位一过，这种相胜关系就会随之消失。主气与客气相胜关系是短暂的，一般不产生复气，正如《素问·至真要大论》所云："客主之气，胜而无复。"

2. 郁发

郁，郁滞之意；发，即暴发。郁发，指郁滞之气被压抑到一定程度而暴发。如果被郁之气本气素实，则自身郁极怒发，成为发气，届时而作；若本气素虚，则自身无力成为发气，于是其子气就成为复气来克制胜气，转化为胜复关系。

五郁之发，各有其时。《素问·六元正纪大论》指出，五运郁极乃发，发而有时，其云："郁极乃发，待时而作也。"若"五运被胜太甚，其郁必极，郁极者必复，其发各有时也"。《类经》举例解释云："木胜制土，土之郁也。郁极则怒，怒动则发。"《类经》又云："土气被郁，物化皆迟，然土郁之发，必在三气四气之时，故犹能生长化成，不失其时也"，"土主四之气，在大暑六月中后凡六十日有奇，故土郁之发，以其四气"；"金主五之气，主秋分八月中后凡六十日有奇，故其发也，在气之五"等。《素问·六元正纪大论》又指出，若发气太甚可兼承气一并而作，其云："气有多少，发有微甚，微者当其气，甚者兼其下，征其下气而见可知也。"

五运六气的胜复郁发不仅可以说明自然气化现象，也可用以解释疾病病机变化，进而指导疾病的预防和治疗。如《素问·脏气法时论》所云："邪气之客于身也，以胜相加，至其所生而愈，至其所不胜而甚，至于所生而持，自得其位而起。"《素问·至真要大论》根据胜复之气的微甚和郁发的种类不同，提出相应的治疗原则，其云："夫气之胜也，微者随之，甚者制之，气之复也，和者平之，暴者夺之。皆随胜气，安其屈伏，无问其数，以平为期。"强调了胜复之气微甚不同，治法有别。《素问·六元正纪大论》提出了五郁治则，即木郁达之，火郁发之，土郁夺之，金郁泄之，水郁折之。

（八）运气治则

《内经》以五运六气变化为基础，并紧密结合气候及疾病变化规律，提出了运气治则，其云："无失天信，无逆气宜，无翼其胜，无赞其复，是谓至治。"即治疗原则不要违背天时气运胜复规律。

1. 岁运太过不及治则

《素问·六元正纪大论》指出了岁运气化太过和气化不及的治则。气化太过，则"必折其郁气，资其化源"，"食岁谷以安其气，食间谷以去其邪"。气化不及，则"益其岁气，无使邪胜"，"食岁谷以全其真，食间谷以保其精"。即气化太过之年要抑制太过的胜气，采用散之、清之、燥之、温之、润之等治法泻其太过之胜气，祛邪无伤其正；气化不及之年，要益其岁气，滋其化源，抑制偏盛的邪气，即滋其被郁之脏之母，如木失所养资其水、金失所养培其土等。

2. 运气郁发治则

自然界运气郁发所致气候应于人体则有相应的病证，轻则只出现与郁气相应脏腑病证，重则与郁气和胜气相应脏腑病证俱见，导致五郁病证。《素问·六元正纪大论》提出了五郁的治则，即木郁达之，火郁发之，土郁夺之，金郁泄之，水郁折之。

木郁达之。达，疏通畅达。清泻抑木之金气，资助生木之水气，振奋肝木升发之气，使郁气得发。用于"岁金太过，燥气流行，肝木受邪"的肝疏泄失职，气血运行不畅，郁结不通，甚则生机不畅的肝郁。

火郁发之。发，即发越、发散。应培土治水，温振心阳，使热郁得解，寒气外散。用于治疗"岁水太过，寒气流行，邪害心火"的心气受抑，热郁不宣，或寒束于表，热郁于里之心郁。

土郁夺之。夺，即劫夺，大凡消导、攻下、涌吐、祛湿等逐邪之法皆可称为夺。抑制肝气，培扶脾土，以达到疏理脾气的目的。用于治疗"岁木太过，风气流行，脾土受邪"之脾气郁遏，中焦气机壅滞之证。

金郁泄之。泄之，即宣泄、疏利。承制心火，扶助肺气，复其宣降之职。用于治疗"岁火太过，炎暑流行，肺金受邪"之肺失宣降，气机不畅，气化不利之证。

水郁折之。折，挫其水势。当抑土太过，振奋肾气，则水气自散。水郁折之用于治疗"岁土太过，雨湿流行，肾水受邪"之肾藏失职，水气泛滥的肾郁。

3. 六气胜复治则

六气胜复治则见于《素问·至真要大论》，其云："微者随之，甚者制之。气之复也，和者平之，暴者夺之。皆随胜气，安其屈伏，无问其数，以平为期，此其道也。"在自然界的六气变化中，若胜气较微弱，可随其自然；若胜气较甚，需予以制伏，在人体如治热以寒、治寒以热等。复气不甚，也可不予处理；复气甚则必须制约复气，还要关注屈伏来发的复气。人体疾病的轻重缓急并无定数，要以人体脏腑恢复正常为标准。还指出了客气偏盛的治则，即"高者抑之，下者举之，有余折之，不足补之，佐以所利，和以所宜，必安其主客，适其寒温，同者逆之，异者从之""治寒以热，治热以寒，气相得者逆之，不相得者从之"。

4. 标本中气治则

病有生于本者，有生于标者，有生于中气者，各不相同，其治亦异，正如《素问·至真要大论》指出："有生于本者，有生于标者，有生于中气者。"《素问·至真要大论》又指出："病反其本，得标之病，治反其本，得标之方。"病候与气候关系密切，并且均存在着标本关系，一般情况下，重点在于本。在特殊情况下，要从实际出发，有时重在标，有时重在本，有时标本并重，主要看病机所在。《素问·至真要大论》云："有取本而得者，有取标而得者，有取中气而得者，有取标本而得者。"

5. 寒热季节治则

《素问·六元正纪大论》指出，在寒冷的季节，治疗用药宜禁用或慎用寒凉的药物；在炎热的季节，治疗用药宜禁用或慎用温热的药物，其云："用寒远寒，用凉远凉，用温远温，用热远热。食宜同法"，"热无犯热，寒无犯寒，时必顺之"。如果违反了这个原则，则使原有的病情加重，即"寒热内贼，其病益甚"。此篇还指出，如果疾病需要夏用温热或冬用寒凉，可以"发表不远热，攻里不远寒"。

6. 地域方位治则

《素问·五常政大论》指出："地有高下，气有温凉，高者气寒，下者气热。"意为东西南北方位不同，地势高低温凉有别，故气候、物候及病候变化亦各有差异，治要因地制宜。《素问·五常政大论》云："西北之气，散而寒之"，"东南之气，收而温之"。西北气候寒凉，人体易被寒邪束闭，阳气郁结在里，易形成表寒里热之证，治宜辛温发散解表，苦寒清热泻里；东南气候温热，人体肌表汗出过多，加之贪凉饮冷，易致表虚里寒之证，治宜收敛固涩，固表止汗，温中祛寒。

7. 正治反治原则

《素问·至真要大论》提出了正治反治的原则，即"逆者正治，从者反治"。正治，包括寒者热之、热者寒之、坚者削之、客者除之、劳者温之、结者散之、留者攻之、燥者濡之、急者缓之、散者收之、损者温之、逸者行之、惊者平之、上之下之、摩之浴之、薄之劫之、开之发之等。反治，包括热因寒用、寒因热用、塞因塞用、通因通用等。

（九）组方纲要

《素问·至真要大论》提出了君、臣、佐、使的制方原则及大、小、缓、急、奇、偶、重之七方分类原则。

1. 君臣佐使制方原则

《素问·至真要大论》云："方制君臣，何谓也？岐伯曰：主病之谓君，佐君之谓臣，应臣之谓使。"即方剂中"君"是针对主证、起主要治疗作用的药物，"臣"是协同和加强君药功效的药物，"佐"是起辅助或反佐作用的药物，"使"是引药达于病所或调和诸药的药物。《类经》解释云："主病者，对证之要药也，故谓之君。君者，味数少而分两重，赖之以为主也。佐君者谓之臣，味数稍多而分两稍轻，所以匡君之不迨也。应臣者谓之使，数可出入而分量更轻，所以备通行向导之使也。此则君臣佐使之义"。

2. 七方分类原则

《素问·至真要大论》将方剂分为大、小、缓、急、奇、偶、重七种，其云："君一臣二，制之小也；君一臣三佐五，制之中也；君一臣三佐九，制之大也。"凡臣、佐之药味数多的即为大方，味数少的即为小方；大方用于治疗较为复杂或严重之病，小方用于治疗比较单纯或轻浅之疾。

《素问·至真要大论》指出奇方和偶方是以药味的单、双数来区分的，其云："君一臣二，奇之制也；君二臣四，偶之制也；君二臣三，奇之制也；君二臣六，偶之制也。"即君药一味，臣药二味，总数是三，为奇数，则为奇方；君药二味，臣药四味，总数是六，为偶数，则称偶方。奇方的药味为单数，治疗作用单一而轻；偶方的药味为双数，治疗作用较强。《素问·至真要大论》云："近者奇之，远者偶之，汗者不以奇，下者不以偶。"奇方和偶方的作用并不是绝对的，其功效之强弱，还与药量有关，《素问·至真要大论》云："近而奇偶，制小其服也；远而奇偶，制大其服也。大则数少，小则数多。多则九之，小则二之。"大，指用量大而味数少，则药力专一，故能治部位较"远"的病证；小，指用量小而味数多，则药力轻散，故可治病位较"近"的病证。

缓方与急方是以药物气味的厚薄和作用的峻缓来区分的。气味薄而药力缓的方剂，称为缓方。气味厚而药力峻烈的方剂，称为急方。《素问·至真要大论》云："补上治上，制以缓；补下治下，制以急。急则气味厚，缓则气味薄，适其至所，此之谓也。"

《素问·至真要大论》云："奇之不去则偶之，是谓重方。"重方，指重组之方。若病情复杂，单独使用奇方或偶方、大方或小方疗效不显，可综合使用各类方剂，如此组成之方，叫作重方。

（十）气味用药

1. 药食气味分阴阳

五运六气理论认为，药物食物均有其各自的气味特点和阴阳属性，因而才具有不同的治疗作用，例如，《素问·至真要大论》云："气味有薄厚，性用有躁静，治保有多少，力化有浅深。"五运六气理论对药物气味是根据药物的质地、性质、作用趋势来划分的，偏于气的药物是指药性偏于温热、作用向上向外的药物，偏于味的药物是指药性偏于凉润、作用向下向内的药物。中药的气味不同，其阴阳属性亦异，正如《素问·阴阳应象大论》云："阳为气，阴为味……阴味出下窍，阳气出上窍；味厚者为阴，薄为阴之阳；气厚者为阳，薄为阳之阴。味厚则泄，薄则通；气薄则发泄，厚则发热。"因药物的性味不同，其作用也不一样。寒性之药可治热病，热性之药可治寒病，凉性之药可治温病，温性药物可治清冷证。

五味亦有阴阳属性。《素问·至真要大论》云："五味阴阳之用何如？岐伯曰：辛甘发散为阳，酸苦涌泄为阴，咸味涌泄为阴，淡味渗泄为阳。六者或收或散，或缓或急，或燥或润，或耎或坚，以所利而行之，调其气，使其平也。"治疗疾病宜根据病情，选用适当性味的药物。

2. 药食气味各归其所喜之脏

不同药物由于性味不同，其作用的部位也不同。《素问·至真要大论》云："夫五味入胃，各归所喜，故酸先入肝，苦先入心，甘先入脾，辛先入肺，咸先入肾。"随各脏之性应用不同气味的药物，可起到调治五脏的作用。

3. 药食气味运用有度

药食气味均有阴阳五行不同属性，又各有所喜之脏，在运用药物治疗疾病时，必须适可而止。若长期服用药物或饮食五味偏嗜，易造成人体脏气一气偏盛，引发疾病，甚至危害生命，正如《素问·至真要大论》所云："久而增气，物化之常也。气增而久，夭之由也。"《素问·五常政大论》提出了用药法度，其

云："有毒无毒，服有约乎？岐伯曰：病有久新，方有大小，有
毒无毒，固宜常制矣。大毒治病，十去其六；常毒治病，十去
其七；小毒治病，十去其八，无毒治病，十去其九。谷肉果菜，
食养尽之，无使过之，伤其正也。"《素问·六元正纪大论》云：
"妇人重身，毒之何如？岐伯曰：有故无殒，亦无殒也……大积
大聚，其可犯也，衰其太半而止，过者死。"即若孕妇有当攻泻
之病，亦应泻之，既不会损伤胎儿，亦不会损害母体；但必须注
意，对于孕妇，需攻泻"大积大聚"之证时，只可衰其大半即停
药，若过剂则可造成胎儿死亡。

4. 岁运与气味用药

岁运的太过之岁与不及之岁，所用药食的气味不同。《素
问·六元正纪大论》论述了一个六十年甲子周期的岁运、司天
在泉气化物化现象、疾病表现及各岁运药食气味之所宜，其云：
"甲子、甲午岁，上少阴火，中太宫土运，下阳明金……其化上
咸寒，中苦热，下酸热，所谓药食宜也。"即甲子、甲午岁，是
土运太过，少阴君火司天，阳明燥金在泉，上半年气候偏热，调
治宜以咸味性寒的药物为主，下半年气候偏凉偏燥，调治宜以味
酸性热的药物为主，酸甘化阴可润燥，热能胜凉。岁运是土运太
过，湿气较盛，调治宜以苦味性热的药食为主，用苦以泻热，用
热以燥湿。见表18。

表18 岁运与气味用药表

干支	岁运	司天之气	在泉之气	司天之化	岁运之化	在泉之化
甲子、甲午	土运太过	少阴君火	阳明燥金	咸寒	苦热	酸热
乙丑、乙未	金运不及	太阴湿土	太阳寒水	苦热	酸和	甘热
丙寅、丙申	水运太过	少阳相火	厥阴风木	咸寒	咸温	辛温
丁卯、丁酉	木运不及	阳明燥金	少阴君火	苦小温	辛和	咸寒

续表

干支	岁运	司天之气	在泉之气	司天之化	岁运之化	在泉之化
戊辰、戊戌	火运太过	太阳寒水	太阴湿土	苦温	甘和	甘温
己巳、己亥	土运不及	厥阴风木	少阳相火	辛凉	甘和	咸寒
庚午、庚子	金运太过	少阴君火	阳明燥金	咸寒	辛温	酸温
辛未、辛丑	水运不及	太阴湿土	太阳寒水	苦热	苦和	苦热
壬申、壬寅	木运太过	少阳相火	厥阴风木	咸寒	酸和	辛凉
癸酉、癸卯	火运不及	阳明燥金	少阴君火	苦小温	咸温	咸寒
甲戌、甲辰	土运太过	太阳寒水	太阴湿土	苦热	苦温	苦温
乙亥、乙巳	金运不及	厥阴风木	少阳相火	辛凉	酸和	咸寒
丙子、丙午	水运太过	少阴君火	阳明燥金	咸寒	咸热	酸温
丁丑、丁未	木运不及	太阴湿土	太阳寒水	苦温	辛温	甘热
戊寅、戊申	火运太过	少阳相火	厥阴风木	咸寒	甘和	辛凉
己卯、己酉	土运不及	阳明燥金	少阴君火	苦小温	甘和	咸寒
庚辰、庚戌	金运太过	太阳寒水	太阴湿土	苦热	辛温	甘热
辛巳、辛亥	水运不及	厥阴风木	少阳相火	辛凉	苦和	咸寒
壬午、壬子	木运太过	少阴君火	阳明燥金	咸寒	酸凉	酸温
癸未、癸丑	火运不及	太阴湿土	太阳寒水	苦温	咸温	甘热
甲申、甲寅	土运太过	少阳相火	厥阴风木	咸寒	咸和	辛凉
乙酉、乙卯	金运不及	阳明燥金	少阴君火	苦小温	苦和	咸寒
丙戌、丙辰	水运太过	太阳寒水	太阴湿土	苦热	咸温	甘热
丁亥、丁巳	木运不及	厥阴风木	少阳相火	辛凉	辛和	咸寒
戊子、戊午	火运太过	少阴君火	阳明燥金	咸寒	甘寒	酸温
己丑、己未	土运不及	太阴湿土	太阳寒水	苦热	甘和	甘热
庚寅、庚申	金运太过	少阳相火	厥阴风木	咸寒	辛温	辛凉
辛卯、辛酉	水运不及	阳明燥金	少阴君火	苦小温	苦和	咸寒
壬辰、壬戌	木运太过	太阳寒水	太阴湿土	苦温	酸和	甘温
癸巳、癸亥	火运不及	厥阴风木	少阳相火	辛凉	咸和	咸寒

5. 司天在泉与气味用药

《素问·至真要大论》根据司天之气、在泉之气所主之时，制定了相应的气味用药法则，其云："司天之气，风淫所胜，平以辛凉，佐以苦甘，以甘缓之，以酸泻之。热淫所胜，平以咸寒，佐以苦甘，以酸收之。湿淫所胜，平以苦热，佐以酸辛，以苦燥之，以淡泄之。湿上甚而热，治以苦温，佐以甘辛，以汗为故而止。火淫所胜，平以酸冷，佐以苦甘，以酸收之，以苦发之，以酸复之，热淫同。燥淫所胜，平以苦湿，佐以酸辛，以苦下之。寒淫所胜，平以辛热，佐以甘苦，以咸泻之。"即根据六气司天在泉及六气胜复，决定所用药食的四气五味。见表19。

表 19 《素问·至真要大论》六气司天气味用药表

司天之气	原文	平	佐	补充
厥阴风木	风淫所胜，平以辛凉，佐以苦甘，以甘缓之，以酸泻之	辛凉	苦甘	甘缓之，酸泻之
少阴君火	热淫所胜，平以咸寒，佐以苦甘，以酸收之	咸寒	苦甘	酸收之
太阴湿土	湿淫所胜，平以苦热，佐以酸辛，以苦燥之，以淡泄之。湿上甚而热，治以苦温，佐以甘辛，以汗为故而止	苦热	酸辛	苦燥之，淡泄之，甚则治以苦温，佐以甘辛
少阳相火	火淫所胜，平以酸冷，佐以苦甘，以酸收之，以苦发之，以酸复之，热淫同	酸冷	苦甘	酸收之，苦发之，酸复之
阳明燥金	燥淫所胜，平以苦湿，佐以酸辛，以苦下之	苦湿	酸辛	苦下之
太阳寒水	寒淫所胜，平以辛热，佐以甘苦，以咸泻之	辛热	甘苦	咸泻之

　　《素问·六元正纪大论》根据各年司天之气的气候、物候、病候变化确定气味用药，指出了太阳、阳明、少阳、太阴、少

阴、厥阴六气司天之年气候、物候、病候及该岁运药食之所宜。
如太阳寒水司天之岁，"岁宜苦以燥之温之"；阳明燥金司天之
岁，"岁宜以咸以苦以辛"；少阳相火司天之岁，"岁宜咸辛宜
酸"；太阴湿土司天之岁，"岁宜以苦燥之温之"；少阴君火司天
之岁，"岁宜咸以㼮之……甚则以苦泄之"；厥阴风木司天之岁，
"岁宜以辛调上，以咸调下"。见表20。

表20 《素问·六元正纪大论》六气司天气味用药表

司天之气	气味用药
厥阴风木	岁宜以辛调上，以咸调下
少阴君火	岁宜咸以㼮之，而调其上，甚则以苦发之，以酸收之，而安其下，甚则以苦泄之
太阴湿土	岁宜以苦燥之温之，甚者发之泄之
少阳相火	岁宜咸辛宜酸
阳明燥金	岁宜以咸以苦以辛
太阳寒水	岁宜苦以燥之温之

　　《素问·五常政大论》根据各年在泉之气的气候物候变化确
定气味用药。其云："少阳在泉，寒毒不生，其味辛，其治苦酸，
其谷苍丹……太阴在泉，燥毒不生，其味咸，其气热，其治甘
咸，其谷黅秬。"见表21。

表21 《素问·五常政大论》六气在泉气味用药表

在泉之气	气味用药	其味	其治
厥阴风木	厥阴在泉，其味甘，其治酸苦，其谷苍赤，其气专，其味正	甘	酸苦
少阴君火	少阴在泉，寒毒不生，其味辛，其治辛苦甘，其谷白丹	辛	辛苦甘
太阴湿土	太阴在泉，燥毒不生，其味咸，其气热，其治甘咸，其谷黅秬	咸	甘咸

续表

在泉之气	气味用药	其味	其治
少阳相火	少阳在泉，寒毒不生，其味辛，其治苦酸，其谷苍丹	辛	苦酸
阳明燥金	阳明在泉，湿毒不生，其味酸，其气湿，其治辛苦甘，其谷丹素	酸	辛苦甘
太阳寒水	太阳在泉，热毒不生，其味苦，其治淡咸，其谷龄秬	苦	淡咸

《素问·至真要大论》云："诸气在泉，风淫于内，治以辛凉，佐以苦，以甘缓之，以辛散之。热淫于内，治以咸寒，佐以甘苦，以酸收之，以苦发之。湿淫于内，治以苦热，佐以酸淡，以苦燥之，以淡泄之。火淫于内，治以咸冷，佐以苦辛，以酸收之，以苦发之。燥淫于内，治以苦温，佐以甘辛，以苦下之。寒淫于内，治以甘热，佐以苦辛，以咸泻之，以辛润之，以苦坚之。"见表22。

表22 《素问·至真要大论》六气在泉气味用药表

六气	治法	治	佐	补充
厥阴风木	风淫于内，治以辛凉，佐以苦，以甘缓之，以辛散之	辛凉	苦	甘缓之，辛散之
少阴君火	热淫于内，治以咸寒，佐以甘苦，以酸收之，以苦发之	咸寒	甘苦	酸收之，苦发之
太阴湿土	湿淫于内，治以苦热，佐以酸淡，以苦燥之，以淡泄之	苦热	酸淡	苦燥之，淡泄之
少阳相火	火淫于内，治以咸冷，佐以苦辛，以酸收之，以苦发之	咸冷	苦辛	酸收之，苦发之

六气	治法	治	佐	补充
阳明燥金	燥淫于内，治以苦温，佐以甘辛，以苦下之	苦温	甘辛	苦下之
太阳寒水	寒淫于内，治以甘热，佐以苦辛，以咸泻之，以辛润之，以苦坚之	甘热	苦辛	咸泻之，辛润之，苦坚之

《素问·至真要大论》根据六气胜复的气候、物候、病候决定气味用药，其云："厥阴之胜，治以甘清，佐以苦辛，以酸泻之……太阳之胜，治以甘热，佐以辛酸，以咸泻之"；"厥阴之复，治以酸寒，佐以甘辛，以酸泻之，以甘缓之……太阳之复，治以咸热，佐以甘辛，以苦坚之。"见表23。

表 23　六气胜复气味用药表

六气	六气相胜				六气来复			
	原文	治	佐	补充	原文	治	佐	补充
厥阴风木	厥阴之胜，治以甘清，佐以苦辛，以酸泻之	甘清	苦辛	酸泻之	厥阴之复，治以酸寒，佐以甘辛，以酸泻之，以甘缓之	酸寒	甘辛	酸泻之，甘缓之
少阴君火	少阴之胜，治以辛寒，佐以苦咸，以甘泻之	辛寒	苦咸	甘泻之	少阴之复，治以咸寒，佐以苦辛，以甘泻之，以酸收之，辛苦发之，以咸软之	咸寒	苦辛	甘泻之，酸收之，辛苦发之，咸软之

续表

六气	六气相胜				六气来复			
	原文	治	佐	补充	原文	治	佐	补充
太阴湿土	太阴之胜，治以咸热，佐以辛甘，以苦泻之	咸热	辛甘	苦泻之	太阴之复，治以苦热，佐以酸辛，以苦泻之、燥之，泄之	苦热	酸辛	苦泻之、燥之、泄之
少阳相火	少阳之胜，治以辛寒，佐以甘咸，以甘泻之	辛寒	甘咸	甘泻之	少阳之复，治以咸冷，佐以苦辛，以咸耎之，以酸收之，辛苦发之	咸冷	苦辛	咸耎之、酸收之、辛苦发之
阳明燥金	阳明之胜，治以酸温，佐以辛甘，以苦泄之	酸温	辛甘	苦泄之	阳明之复，治以辛温，佐以苦甘，以苦泄之、以苦下之，以酸补之	辛温	苦甘	苦泄之、苦下之、酸补之
太阳寒水	太阳之胜，治以甘热，佐以辛酸，以咸泻之	甘热	辛酸	咸泻之	太阳之复，治以咸热，佐以甘辛，以苦坚之	咸热	甘辛	苦坚之

《素问·至真要大论》强调不要拘泥于六气胜复治则，当视具体情况灵活变化，总之要"治诸胜复，寒者热之，热者寒之，温者清之，清者温之，散者收之，抑者散之，燥者润之，急者缓之，坚者软之，脆者坚之，衰者补之，强者泻之，各安其气，必清必静，则病气衰去，归其所宗，此治之大体也"。

（十一）司岁备物

五运六气理论认为，每年的运气盛衰不同，其施于万物气化亦不同，具体到药材而言，不同的年份，药材所秉受的运气性质不同，会导致药材生长状况及质量出现差异，因此，提出了"司岁备物"的观点。

司岁备物，是指根据不同年份的气候变化，采集顺应该年五运六气生长的药物。《素问·至真要大论》云："司岁备物，则无遗主矣。帝曰：先岁物何也？岐伯曰：天地之专精也。"意即根据各个年份不同的五运六气气候特点，采集与气候变化相应的药物，由于这种药物的生长很适合当年的气候，因此，这种药物吸取了天地之专精之气，气味醇厚，质量优良。例如，厥阴风木司岁之年则备酸物，少阴君火、少阳相火司岁之年则备苦物，太阴湿土司岁之年则备甘物，阳明燥金司岁之年则备辛物，太阳寒水司岁之年则备咸物，这样的药物得天地精专之气化，气全力厚。反之，非司岁备物，即不按岁气所司，采备非主岁所化生的药物，那么，这样的药材质量就相对较差，即如《素问·至真要大论》所云："非司岁物何谓也？岐伯曰：散也，故质同而异等也。气味有薄厚，性用有躁静，治保有多少，力化有浅深。此之谓也。"

司岁备物对后世药物学产生了深远影响。司岁备物为后世医药学家所重视。唐代王冰认为，采药宜采集适合当年岁运生长的药物，"谨候司天地所生化者，则其味正当其岁也"。唐代孙思邈指出："夫药采取，不知时节，不以阴干曝干，虽有药名，终无药实，故不依时采取，与朽木不殊，虚费人功，卒无补益。"金代李东垣认为："凡诸草木昆虫，产之有地，根、叶、花、实，采之有时，失其地则性味少异，失其时则性味不全。"明代马莳云："每岁各有所司，必因其司岁者以备药物，则病无遗主矣。"强调岁物"不可以不备也"，说明了药物的产地与采集时间的重要性。这也是临床用药强调"地道药材"的原因所在。

　　不同年份的气运寒热温凉不同，药材的生长及成熟也随之发生变化，药材生长遇到了适宜的气候则药力淳厚，质量优良，因此，可以根据来年岁运岁气性质运种植相应的药材，以提高疗效。

（十二）南北政

　　南北政，是南政和北政的简称。南政和北政，出自《素问·至真要大论》，其云："北政之岁，少阴在泉，则寸口不应；厥阴在泉，则右不应；太阴在泉，则左不应。南政之岁，少阴司天，则寸口不应；厥阴司天，则右不应；太阴司天，则左不应……北政之岁，三阴在下，则寸不应；三阴在上，则尺不应。南政之岁，三阴在天，则寸不应；三阴在泉，则尺不应。左右同。"

　　原文中"南""北"，即指南政和北政。在五运六气理论中，用南北政将一个甲子周期的六十年划分为南政之年和北政之年。但是，对于如何确定南北政的年份这一问题，众说纷纭。

　　主要观点如下：其一，甲己土运为南政。即在五运中，只有甲己土运为南政，其他均为北政，其理由为"五运以土为尊"。以王冰、刘温舒、马莳、张介宾等医家为代表，赞同此观点。如王冰在《素问·至真要大论》注中曰："木火金水运，面北受气。""土运之岁面南行令。"其二，戊癸火运为南政。以张志聪为代表，他指出："五运之中，戊癸化火，以戊癸年为南政，甲乙丙丁己庚辛壬为北政。"（《黄帝内经素问集注》）其三，黄道南纬为南政，黄道北纬为北政。岁支亥、子、丑、寅、卯、辰属于南政，巳、午、未、申、酉、戌属于北政。以任应秋《运气学说》为代表，任应秋曰："南，即黄道南纬，起于寿星辰宫，一直到娵訾亥宫，因而岁支的亥、子、丑，寅、卯、辰，都为南政。北，即黄道北纬，起于降娄戌宫，一直到鹑尾巳宫，因而岁支的巳、午、未、申、酉、戌，都属于北政。"还有以十二支化气的正化和对化来分南北政的观点，即凡年支属正化的年份为北政，年支属对化的年份为南政。因此，寅、午、酉、戌、亥各年属北政之年，子、丑、卯、辰、巳、申各年属南政之年。

又，尚有以卯酉线分南北政的观点，其中有以卯、辰、巳、午、未、申为南政之年，酉、戌、亥、子、丑、寅为北政之年者；又有以酉、戌、亥、子、丑、寅为南政之年，卯、辰、巳、午、未申为北政之年者。

南北政问题涉及古代天文历法，有其自然科学基础及临床实践基础，有待进一步研究。

（十三）大司天

大司天是在六气司天的基础上，探索更长时间范围内的气候规律。《素问·天元纪大论》云："天以六为节，地以五为制。周天气者，六期为一备；终地纪者，五岁为一周。……五六相合而七百二十气，为一纪，凡三十岁；千四百四十气，凡六十岁，而为一周。不及太过，斯皆见矣。"这段文字提出的一纪、一周已经蕴含了大司天的雏形。

明代汪机在《运气易览》中认为五运六气理论的应用不仅限于一年一时的变化，也适用于百千万年之间。应该注意"元会运世"，即一元十二会，一会三十运，一运十二世，一世三十年。汪氏用元会运世的周期概念来研究五运六气气候变化的规律，为其后大司天理论的提出奠定了坚实的理论基础。王肯堂《医学穷源集》在运气图说中，提出"三元运气论"，将运气变化分为上、中、下三元，每元六十年，认为天道六十年一小变，人之气血等也随之变化。清代王丙《伤寒论说辨附余》以《内经》运气七篇为基础，提出"以三百六十年为一大运，六十年为一大气，五运六气迭乘，满三千六百年为一大周。"王氏还将历代医家学术思想及治疗特色形成原因与大司天气候背景相联系，认为刘完素主寒凉、朱丹溪主滋阴、张介宾主温补等都与其所处之大司天气候背景有关，论证了大司天理论的客观性，说明五运六气大周期规律的存在。陆懋修《世补斋医书》有"六气大司天"专论，明确"大司天"之名，他排列了自黄帝八年至同治三年的干支纪年序列，依六气先后之序，标明大司天各时段所主之气，在"六气大司天上篇""六气大司天下篇"中，详细论述了张仲景、金元四大家、张介宾等医家，强调"古人用寒、用温各随其所值大司天为治"，完善了"六气大司天"之说。

　　大司天六十甲子年内规律，司天、在泉之气各主三十年，前三十年厥阴风木之气司天，后三十年少阳相火之气在泉。依次类推，少阴君火司天，阳明燥金在泉；太阴湿土司天，太阳寒水在泉；少阳相火司天，厥阴风木在泉；阳明燥金司天，少阴君火在泉；太阳寒水司天，太阴湿土在泉。

　　大司天与中医学术流派形成关系密切。历代医家学术流派不仅受当时社会背景和自身学术背景影响，还与其所处大的气候环境有关。我国著名的气象学家竺可桢，考证了我国近五千年的气候变迁，发现存在四个温暖期和四个寒冷期交替变化规律。张仲景生活在第二个寒冷期，刘完素处于第四个温暖期，其他医家与大司天所处环境均似有所对应。见表24。

表 24　近两千年大司天表

公元年	公元年	大司天	在泉	代表医家
4	63	少阳相火	厥阴风木	
64	123	阳明燥金	少阴君火	
124	183	太阳寒水	太阴湿土	张仲景（约 150—215）
184	243	厥阴风木	少阳相火	王叔和（210—280）
244	303	少阴君火	阳明燥金	葛洪（284—364）
304	363	太阴湿土	太阳寒水	
364	423	少阳相火	厥阴风木	
424	483	阳明燥金	少阴君火	
484	543	太阳寒水	太阴湿土	
544	603	厥阴风木	少阳相火	
604	663	少阴君火	阳明燥金	孙思邈（581—682）
664	723	太阴湿土	太阳寒水	
724	783	少阳相火	厥阴风木	
784	843	阳明燥金	少阴君火	
844	903	太阳寒水	太阴湿土	
904	963	厥阴风木	少阳相火	
964	1023	少阴君火	阳明燥金	
1024	1083	太阴湿土	太阳寒水	钱乙（1032—1117） 庞安时（1042—1099）
1084	1143	少阳相火	厥阴风木	刘完素（1110—1200） 张元素（1131—1234）
1144	1203	阳明燥金	少阴君火	张从正（1156—1228） 李东垣（1180—1251）
1204	1263	太阳寒水	太阴湿土	
1264	1323	厥阴风木	少阳相火	朱丹溪（1281—1358）
1324	1383	少阴君火	阳明燥金	
1384	1443	太阴湿土	太阳寒水	
1444	1503	少阳相火	厥阴风木	

续表

公元年	公元年	大司天	在泉	代表医家
1504	1563	阳明燥金	少阴君火	李时珍（1518—1593） 王肯堂（1552—1638）
1564	1623	太阳寒水	太阴湿土	张景岳（1563—1640）
1624	1683	厥阴风木	少阳相火	吴又可（1582—1652） 叶天士（1667—1746） 薛生白（1681—1770）
1684	1743	少阴君火	阳明燥金	余师愚（1723—1795） 杨栗山（1705—1795）
1744	1803	太阴湿土	太阳寒水	吴鞠通（1758—1836）
1804	1863	少阳相火	厥阴风木	王孟英（1808—1868） 陆懋修（1818—1886）
1864	1923	阳明燥金	少阴君火	蒲辅周（1888—1975）
1924	1983	太阳寒水	太阴湿土	
1984	2043	厥阴风木	少阳相火	现在
2044	2103	少阴君火	阳明燥金	

（十四）岁有胎孕不育

岁有胎孕不育，见于《素问·五常政大论》。《素问·五常政大论》指出，各岁司天在泉六气属性不同，自然界五种虫类的生长发育繁殖亦有差异，出现静、育、不育、耗、不成五种现象，此因"六气五类，有相胜制也，同者盛之，异者衰之，此天地之道，生化之常也"。

五虫，指毛虫、羽虫、倮虫、介虫、鳞虫。五虫，各自具有五行属性。毛虫，为多毛的动物，如狗、牛等畜类，在五行属性上属木，其生长发育繁殖与东方风木相关；羽虫，指体表有羽毛的动物，如麻雀、燕子等鸟类，在五行属性上属火，其生长发育繁殖与南方火热相关；倮虫，指体表无毛、无羽、无介壳、无鳞的动物，此类动物在五行属性上属土，如肉虫其生长发育繁殖与中央湿土相关；介虫，指体表有介壳的动物，如乌龟等甲壳类，此类动物在五行属性上属金，其生长发育繁殖与西方燥金相关；鳞虫，指体表有鳞片的动物，如有鳞的鱼类，此类动物在五行属性上属水，其生长发育繁殖与北方寒水相关。

关于五虫的"静""育""不育""耗""不成"，得到后世医家的重视并予以阐释。王冰注释"静"为"无声也，亦谓静退，不先用事"；张志聪认为"静，谓安静而能成长"。王冰认为"不育、不成，皆谓少，非悉无也"，即"不育不成"指该虫生长繁育少而非完全不繁育。方药中认为"耗者，耗损也"，指虫的生长繁育状态不良。

五虫受不同气候影响而致各岁胎孕不育状况不同，具体规律有三：①与当年司天之气五行属性相同的虫，其生长发育状况为"静"，即安静成长，如厥阴风木司天则毛虫静。②与当年在泉之气五行属性相同的虫，其生长发育状况为"育"，即生长繁育良好，如少阴君火在泉则羽虫育。③被当年在泉之气五行属性克制的虫类，其生长发育状况为"耗""不育""不成"，即生长繁育状态不良，如太阴湿土在泉则鳞虫不成。

五虫生长繁育与当年气候密切相关。方药中认为，其与在泉之气关系更密切。因司天主上半年，上半年主生长；在泉主下半年，下半年主化收藏。五虫胎孕不育与化收藏之气的关系更为密切。各岁五虫胎孕不育是自然界气候变化所致的生物的生育规律，反映了气候对胎孕的影响，可将之应用于农事，如有针对性地防虫害、养殖等。对于人体生命的择时备孕也具有一定指导意义。根据《素问·五常政大论》原文，将各岁五虫胎孕不育列表如下，见表25。

注：原文太阳在泉之岁"鳞虫耗"，宋代林亿新校正注云："详此当为鳞虫育，羽虫耗，倮虫不育"，可参。

表 25　各岁胎孕不育

年份	司天在泉	五虫对应五行属性及胎孕不育情况				
		毛虫（木）	羽虫（火）	倮虫（土）	介虫（金）	鳞虫（水）
厥阴	司天	静	育		不成	
	在泉	育	不育	耗		
少阴	司天	不成	静		育	
	在泉		育		耗不育	
太阴	司天		不成	静		育
	在泉			育		不成
少阳	司天	育	静	不成		
	在泉	不育	育		耗	
阳明	司天		育		静；不成	
	在泉	耗	不成		育	
太阳	司天			育		静
	在泉			不育		耗

二、五运六气与民病辨治

五运六气理论对于判断气候变化趋势、推测疾病发生性质、探索病机演变以及指导预防治疗等均具有重要指导意义。

（一）岁运与民病辨治

岁运统主一年的气化，用以说明全年天时气候物候及民病特点。

1. 岁运太过与民病辨治

（1）五运太过之岁气化特征：岁运太过之年，本运的气化有余，相应时令气化来得早，即《素问·六元正纪大论》所谓："运有余，其至先。"若致民病，则发病多较急暴，故《素问·六元正纪大论》言："太过者暴……暴者为病甚。"岁运太过之年调治原则以抑制其太过为第一要务。

五运太过之岁气化特征是气化有余。《素问·五常政大论》云："帝曰：太过何谓？岐伯曰：木曰发生，火曰赫曦，土曰敦阜，金曰坚成，水曰流衍。"并描述了气候、物候变化特征，例如，"发生之纪，是谓启陈，土疏泄，苍气达，阳和布化，阴气乃随，生气淳化，万物以荣"，即所谓木运太过之年，其特点是启发陈旧，称为启陈，木气条达，生发之气和调敷化，故万物繁荣。《素问·气交变大论》指出了岁运太过之岁的气候特点是本运之气偏盛，例如，木运太过之岁，"岁木太过，风气流行……生气独治，云物飞动，草木不宁，甚而摇落"。岁运为逢壬所纪的木运太过的六年，风气偏盛；木之生气独胜，则云飞物动，草木不宁，甚则摇动折落。

（2）五运太过之岁民病特点：五运太过之岁其病较急暴。岁运太过之年，本气偏盛，易影响人体相应脏腑而发生病变，且发病较急暴，例如，《素问·六元正纪大论》云："太过者暴……暴者为病甚。"其发病规律是本气之脏偏盛而病，所胜之脏受损而病。《素问·气交变大论》指出了各岁运太过年的易发病证，例如，"岁木太过，风气流行，脾土受邪，民病飧泄食减，体重烦冤，肠鸣腹支满……甚则忽忽善怒，眩冒颠疾……反胁痛而吐甚。"木运太过之年易致肝木本身及其所胜之脏脾土的病变：肝木之气太过，则见情志失常、烦闷、喜怒、头晕目眩、颠疾、胁痛等证；木盛土郁，则见飧泄、食欲减退、肢体困重、肠鸣、腹部胀满等证。五运太过之岁与人体发病见表26。

表26　五运太过的本脏、所胜他脏和复气所伤之脏发病表

五运	发病之脏	本脏自病	所胜他脏之病	复气所伤之病
木运太过	肝、脾	易怒、眩晕、胁痛、吐甚等	飧泄、食减、体重无力、烦冤、肠鸣、腹支满等	肝又受邪而自病
火运太过	心、肺	胸中痛、胁支满、胁痛、膺背肩胛间痛、两臂内痛、身热骨痛、浸淫疮等	病疟、少气、咳喘、血溢于上或血注于下（吐血、衄血、尿血、便血）、嗌燥、耳聋、中热、肩背热等	心又受邪而自病
土运太过	脾、肾	肌痿、足痿、行善瘛、脚下痛、饮发、中满食减、四肢不举、腹满、溏泄、肠鸣等	腹痛、清厥、意不乐、体重烦冤等	脾又受邪而自病
金运太过	肺、肝	喘咳逆气、肩背痛、尻阴股膝髀腨胻足等处皆生病痛	两胁满痛引少腹、目赤痛、眦疡、耳无所闻、体重烦冤、胸痛引背胠胁痛不可反侧等	肺又受邪而自病，咳逆甚而血溢
水运太过	肾、心	腹大胫肿、喘咳、寝汗出而憎风等	身热、烦心、躁悸、阴厥、上下中寒、谵妄心痛等	肾又受伤而自病

（3）五运太过之岁治疗原则：五运太过之岁治宜抑其太过。《素问·气交变大论》云："夫五运之政，犹权衡也，高者抑之，下者举之。"气化太过之年总的调治原则是抑制其太过，适时采取散之、清之、燥之、润之、温之等治法，泻其太过之胜气。木运太过之年，"风气流行"，故宜疏散风邪；火运太过之年，"炎

暑流行"，故宜清泻暑热；土运太过之年，"雨湿流行"，故宜燥以祛湿；金运太过之年，"燥气流行"，故宜润燥；水运太过之年，"寒气流行"，故宜温热散寒。

岁运太过之岁，由于司天、在泉之气不同，气化亦有别，故所宜的药食性味亦各有不同。例如，土运太过之岁，甲子、甲午岁，"其化上咸寒，中苦热，下酸热"，即甲子、甲午年，司天为少阴君火，故宜用咸寒，中运太宫湿土，故宜用苦热，在泉为阳明燥金，故宜用酸温。其余岁运太过年气味用药原则仿此。五运太过之岁药食气味之所宜，详见表18岁运与气味用药表。

2. 岁运不及与民病辨治

（1）岁运不及之岁气化特征：岁运不及是指主岁之运气衰少不及，时节已至，而气候尚未至，即《素问·六元正纪大论》所云："运不及，其至后。"若致民病，则发病较徐缓而持续，故《素问·六元正纪大论》言："不及者徐……徐者为病持。"

五运不及之岁气化特征是气化不足。全年气候常表现为本气不足、所不胜之气偏盛的特征，还可能会出现制约胜气的复气的气候特征。《素问·五常政大论》云："帝曰：其不及奈何？岐伯曰：木曰委和，火曰伏明，土曰卑监，金曰从革，水曰涸流。"并描述了气候、物候变化特征。例如，"委和之纪，是谓胜生，生气不政，化气乃扬"，即委和木运不及之年，受金气制约而木之生气不得施用，土不受制而化气得以发扬，木之子火的长气自能保持平静，木之所不胜金的收气提前来临，凉雨时降，风云并起，草木繁荣较晚，且易于干枯凋落。《素问·气交变大论》云："岁木不及，燥乃大行，生气失应，草木晚荣，肃杀而甚，则刚木辟著，柔萎苍干……复则炎暑流火。"即木运不及之年（年干逢丁的六年），易于出现其所不胜之气燥气的流行变化，因此，木运不及之年的气候主要表现为风气不及、燥气偏盛，还会出现暑热的气候变化。

（2）五运不及之岁民病特点：岁运不及之年，其发病规律是与岁运相应之脏表现不及而病，所不胜之脏偏盛而病，还可因复气偏盛而产生相应的病证。《素问·气交变大论》指出了各岁运不及之年的天时民病，例如，木运不及之岁，"民病中清，胠胁痛，少腹痛，肠鸣溏泄……复则炎暑流火……病寒热疮疡痈胗痤……上胜肺金，白气乃屈，其谷不成，咳而鼽"。故木运不及之年人体发病的规律是本运肝脏、所不胜之肺脏和复气之心脏发生病变。肝木不及则见腹中清冷、胠胁痛、少腹痛、肠鸣溏泄等证；木运不及，"己所不胜侮而乘之"，则胜运之肺气偏盛，可见寒热、咳而鼽等证；木运不及，金气胜木，木郁生火，火能克金，故木气受制时，其子气来复，故心火之气亢盛，可见疮疡、痱胗、痈痤等暑热病证。五运不及之岁与人体发病见表27。

表27　五运不及的本脏、所胜他脏和复气所伤之脏发病表

五运	发病之脏	本脏自病	所胜他脏之病	复气所伤之病
木运不及	肝、肺、心	胠胁少腹疼痛等	中气清冷、肠鸣溏泄等	寒热疮疡、痱胗痈痤、咳嗽、流涕等
火运不及	心、肾、脾	昏惑悲忘等	胸中痛、胁支满、两胁痛、膺背痛、胛间痛、两臂内痛、郁冒蒙昧、暴暗、胸腹大、胁下与腰背相引而痛、屈不能伸、髋髀如别等	鹜溏腹满、饮食不下、寒中肠鸣、泄注腹痛、痉挛、痿痹、足不任身等
土运不及	脾、肝、肺	留满痞寒、寒湿疮痈等	飧泄、霍乱、体重、腹痛、筋骨繇复、肌肉瞤酸、寒中、善怒等	胸胁暴痛下引少腹、善太息等

续表

五运	发病之脏	本脏自病	所胜他脏之病	复气所伤之病
金运不及	肺、心、肾	咳喘等	肩背瞀重、鼽嚏、血便注下等	口疮、心痛等
水运不及	肾、脾、肝	燥槁癃闭等	腹满身重、濡泄、寒疡流水、腰股痛发、腘腨股膝不便、清厥、脚下痛胕肿、足痿等	面色时变、筋骨并辟、肉䐃瘛、自视晥晥、肌肉胗发、气并膈中、痛于心腹等

　　五运太过和不及，由于均有本气、胜气和复气，其发病往往涉及多个脏腑，临床表现亦较复杂。一般而言，病变除影响到本脏外，根据五行生克制化的关系，又常影响到所胜和所不胜之脏腑，《素问·五常政大论》谓："气有余，则制己所胜而侮所不胜；其不及，则己所不胜侮而乘之，己所胜轻而侮之。"甚至还可波及其所生的脏腑，因此，发病脏腑和疾病症状也各不相同。

　　（3）五运不及之岁治疗原则：五运不及之岁治宜扶其不及。《素问·气交变大论》指出："夫五运之政，犹权衡也，高者抑之，下者举之。"言不及者宜扶持。气化不及之年总的调治原则是补其不足并抑其所不胜。五运不及则本气为衰气，所不胜之气即成为胜气，与之相应之脏则病变为实证，受邪之脏则往往病变为虚证。例如，木运不及之岁，"燥气流行"，燥气成为胜气，肺受邪则病变为实，肝受邪则病变为虚，故宜泻肺补肝。

　　岁运不及之岁，由于司天之气和在泉之气不同，气化亦有别，故所宜的药食性味亦当各有不同。例如，土运不及之岁己巳、己亥岁，"其化上辛凉，中甘和，下咸寒，所谓药食宜也"，即己巳、己亥年，司天为厥阴风木药食宜辛凉，中运湿化药食宜甘和,在泉为少阳相火药食宜咸寒。其余岁运太过年气味用药原则仿此。六十年当中五运不及之岁药食气味之所宜,详见表18岁运与气味用药表。

(二)六气与民病辨治

各年影响气候物候变化的因素与客气有关,客气虽然分为六步并影响着不同时段的气候,但司天和在泉之气更影响整年的气候和疾病流行。

1. 六气司天与民病辨治

司天象征在上,主上半年的气候变化,故也称岁气,故《素问·六元正纪大论》云:"岁半之前,天气主之。"不同年份司天,气化特点和易发疾病不同,因而临床辨治也有差异。

(1)六气司天气化特征:气化特征与司天之气的性质相一致。例如,子午之岁,少阴君火司天。《素问·至真要大论》云:"少阴司天,热淫所胜,怫热至,火行其政。"意为少阴君火司天之年,上半年热邪淫其所胜之金气,气候物候特点为热气怫郁,气候炎热,热极生阴,大雨不时而至。《素问·五常政大论》云:"白起金用,草木眚。"也说明了少阴司天之年,热气降临大地,肺金应之,金之燥气为用,草木生长受到影响。再如,丑未之岁,太阴湿土司天。《素问·至真要大论》云:"太阴司天,湿淫所胜,则沉阴且布,雨变枯槁。"意为太阴湿土司天之年,上半年湿邪淫其所胜之水气,气候特点为天空阴云密布,雨水连绵,物候特点为雨湿浸渍,草木枯萎。《素问·五常政大论》也指出:"太阴司天,湿气下临……黑起水变,埃冒云雨。"即太阴湿土司天之年,表现出气候潮湿、雨水偏多的气化特点。

(2)司天之气所致疾病与脏腑经络相关:《素问·至真要大

论》云："厥阴司天，其化以风；少阴司天，其化以热；太阴司天，其化以湿；少阳司天，其化以火；阳明司天，其化以燥；太阳司天，其化以寒。以所临脏位，命其病者也。"意为要根据六气司天所通应的脏腑经络，确定所患疾病的名称。六气之化不同，合于人体亦各有其位，所以司天之气不同，发病部位有别。同时，形体脏腑每随六气变化而变应，或受六淫而为病，故有风伤肝、寒伤肾的病变特点。《素问·五常证大论》《素问·至真要大论》分别列出了六气司天在泉的各种气候、物候及人体疾病特点。例如，巳亥之岁，厥阴风木司天，《素问·至真要大论》云："民病胃脘当心而痛，上支两胁，膈咽不通，饮食不下，舌本强，食则呕，冷泄腹胀，溏泄瘕水闭。蛰虫不去，病本于脾。"可见厥阴司天的发病规律是木胜乘土，应之人体则肝气乘脾而生病。其证候多见胃脘当心处疼痛，胸部两胁支满，咽膈阻塞不通，饮食不下，舌根强硬，食后呕吐，腹胀泄泻，水闭不通，腹中瘕块。《素问·五常政大论》云："厥阴司天……体重肌肉萎，食减口爽……目转耳鸣。"六气司天所致病证见表28。

表28　三阴三阳司天在泉发病表

岁支	司天在泉	三阴三阳	六气	相应之脏	所胜之脏	发病
巳亥	司天	厥阴	风	肝	脾	风淫所胜，病多有胃脘当心而痛，上支两胁，膈咽不通，饮食不下，舌本强，食则呕，冷泄，腹胀，溏泄瘕水闭等
	在泉	少阳	火	胆	肺	火淫所胜，病多有注泄赤白，少腹痛，溺赤，便血等

续表

岁支	司天在泉	三阴三阳	六气	相应之脏	所胜之脏	发病
子午	司天	少阴	热	心	肺	热淫所胜，病多有胸中烦热，嗌干，右腹痛，皮肤痛，寒热咳喘，唾血，血泄，鼽衄，嚏呕，溺色变，疮疡胕肿，肩背臂臑及缺盆中痛，心痛肺䐜，腹大满，膨膨而喘咳等
	在泉	阳明	燥	肺胃	肝肾	燥淫所胜，病多有喜呕，呕有苦，善太息，心胁痛不能反侧，嗌干面尘，身无膏泽，足外热等
丑未	司天	太阴	湿	脾	肾	湿淫所胜，病多有胕肿骨痛阴痹，腰脊头项痛，时眩，大便难，饥不欲食，咳唾则有血，心如悬等
	在泉	太阳	寒	膀胱	心	寒淫所胜，病多有少腹控睾，引腰脊，上冲心痛，血见，嗌痛颔肿等
寅申	司天	少阳	火	胆	肺	火淫所胜，病多有头痛，发热恶寒而疟，热上皮肤痛，色变黄赤，身面胕肿，腹满仰息，泄注赤白，疮疡，咳唾血，烦心，胸中热，鼽衄等
	在泉	厥阴	风	肝	脾	风淫所胜，病多有洒洒振寒，善伸数欠，心痛支满，两胁里急，饮食不下，膈咽不通，食则呕，腹胀善噫，得后与气则快然如衰，身体皆重等

续表

岁支	司天在泉	三阴三阳	六气	相应之脏	所胜之脏	发病
卯酉	司天	阳明	燥	肺胃	肝肾	燥淫所胜，病多有左胠胁痛，寒清于中，感而疟，咳，腹中鸣，注泄鹜溏，心胁暴痛，不可反侧，嗌干，面尘，腰痛，丈夫癞疝，妇人少腹痛，目昧眦，疡疮痤痈等
	在泉	少阴	热	心	肺	热淫所胜，病多有腹中常鸣，气上冲胸，喘不能久立，寒热，皮肤痛，目瞑，齿痛颌肿，恶寒发热如疟，少腹中痛，腹大等
辰戌	司天	太阳	寒	膀胱	心	寒淫所胜，病多有痔，厥心痛，呕血，血泄，鼽衄，善悲，时眩仆，胸腹满，手热肘挛腋肿，心澹澹大动，胸胁胃脘不安，面赤目黄，善噫，嗌干，色炲，渴而欲饮等
	在泉	太阴	湿	脾	肾	湿淫所胜，病多有饮积心痛，耳聋浑浑焞焞，嗌肿喉痹，阴病血见，少腹痛肿，不得小便，病冲头痛，目似脱，项似拔，腰似折，髀不可以回，腘如结，腨如别等

（3）六气司天气味用药规律：各岁司天之气不同，其气候和物候变化各异，治病特点各有区别，所用药食气味也有差异。《素问·至真要大论》云："司天之气，风淫所胜，平以辛凉，佐以苦甘，以甘缓之，以酸泻之。热淫所胜，平以咸寒，佐以苦甘，以酸收之。湿淫所胜，平以苦热，佐以酸辛，以苦燥之，以

淡泄之。湿上甚而热，治以苦温，佐以甘辛，以汗为故而止。火淫所胜，平以酸冷，佐以苦甘，以酸收之，以苦发之，以酸复之，热淫同。燥淫所胜，平以苦湿，佐以酸辛，以苦下之。寒淫所胜，平以辛热，佐以甘苦，以咸泻之。"

例如，厥阴风木司天，风邪淫胜致病，治疗宜用味辛性凉的药物，使邪气从表而解，或从内清。风木之气偏盛，肝气偏旺，易乘脾土，故佐以苦味泻热，甘味和中。甘味既可缓和风木对脾胃的乘袭，也能缓和风药，防止疏散太过。酸能收敛，可防止辛味药疏散太过。所以临床对肝病属于风热者，无论司天还是在泉之风气偏盛，都应治以辛凉，如肝气过亢，还当配合白芍、五味子等酸味药物收敛肝气。

《素问·六元正纪大论》亦提出由于司天在泉之气不同，气化有别，所宜药食性味也各有差别。例如，太阳司天之年，"岁宜苦以燥之温之"。上半年疾病性质偏寒凉，下半年疾病性质偏湿热，偏寒凉者，宜用温热药，温可散之，偏湿者，宜分寒湿与湿热，偏寒湿用温热燥湿药，偏湿热用苦寒清热燥湿药。

六气司天的气味用药规律，详见表19六气司天气味用药表。

2. 六气在泉与民病辨治

司天在泉，同司岁气，在泉之气主管下半年，故在泉之气亦称岁气。《素问·六元正纪大论》云："岁半之后，地气主之。"此"地气"，即是指在泉之气，在泉之气主管下半年的气化。

（1）六气在泉气化特征：气化特征与在泉之气性质相一致。在泉之气性质不同，其气化特征亦异。例如，巳亥之年，少阳相火在泉。《素问·至真要大论》云："岁少阳在泉，火淫所胜，则焰明郊野。"少阳相火在泉，下半年火邪淫其所胜之金气，其气候、物候特点是气候偏暖甚至炎热，荒郊野外易燃而火焰光明，寒冷与炎热交替更至。再如，子午之年，阳明燥金在泉。《素问·至真要大论》云："岁阳明在泉，燥淫所胜，则雾雾清暝。"阳明燥金在泉，下半年燥邪淫其所胜之木气，其气候、物候特点是雾气清冷，阴暗晦暝，肃杀气盛。

（2）在泉之气所致疾病与脏腑经络相关：《素问·至真要大论》记载了在泉之气对疾病发生的影响。例如，巳亥之岁，少阳相火在泉。"民病注泄赤白，少腹痛，溺赤，甚则血便"。少阳相火在泉，下半年火邪淫其所胜之金气，其病候为人们易患腹泻如注，下痢赤白，少腹疼痛，小便赤，甚至便血。六气在泉所致病证，见表28三阴三阳司天在泉发病表。

（3）六气在泉所致气候与药材生长有关：各岁在泉之气不同，其气候物候变化各异，药材及植物生长之盛衰亦与六气所主气候相关。例如，《素问·五常政大论》云："少阳在泉，寒毒不生，其味辛，其治苦酸，其谷苍丹。阳明在泉，湿毒不生，其味酸，其气湿，其治辛苦甘，其谷丹素。太阳在泉，热毒不生，其味苦，其治淡咸，其谷黔秬。厥阴在泉，清毒不生，其味甘，其治酸苦，其谷苍赤，其气专，其味正。少阴在泉，寒毒不生，其味辛，其治辛苦甘，其谷白丹。太阴在泉，燥毒不生，其味咸，其气热，其治甘咸，其谷黔秬。"

不同年份谷物（药食）的生长数量多少及质量好坏与该年份在泉之气有关。气候炎热，性味偏于温热的谷物或药物就容易生长，质量也相对较好；气候寒冷，性味偏于寒凉的谷物或药物就容易生长，质量也相对较好。反之则不生长或生长不好，或虽然生长，但质量欠佳。

（4）六气在泉气味用药规律：《素问·至真要大论》认为，

六气在泉之气性质不同，其致病特点亦各异，故所用药食气味亦不同，并指出了气味用药法则。例如，"诸气在泉，风淫于内，治以辛凉，佐以苦，以甘缓之，以辛散之。热淫于内，治以咸寒，佐以甘苦，以酸收之，以苦发之。湿淫于内，治以苦热，佐以酸淡，以苦燥之，以淡泄之。火淫于内，治以咸冷，佐以苦辛，以酸收之，以苦发之。燥淫于内，治以苦温，佐以甘辛，以苦下之。寒淫于内，治以甘热，佐以苦辛，以咸泻之，以辛润之，以苦坚之。"

例如，厥阴风木在泉，下半年风气流行，人体可出现风邪偏盛的证候，治疗宜选用味辛性凉药物，可使邪从外解或内清。佐以苦味药物，其性多寒凉，既能清热，也可制约辛味药物。而甘味药物补虚缓中，与苦味药一样，也能缓和疏风药物的作用，使之不致于疏散太过。

六气在泉的气味用药规律，详见表22六气在泉气味用药表。

六气司天在泉的气味用药规律，切于临床实用，为历代医家所宗法。

（三）五运郁发与民病辨治

五运郁发，记载于《素问·六元正纪大论》，其云："郁极乃发，待时而作。"

"郁极乃发"，亦称郁发，指郁滞之气被压抑到一定程度而暴发。"待时而作"，是指运气郁发有一定的时间规律。一是发于本气所主的节令。如土郁之发常在四之气，因四之气为太阴主气，土气偏盛，同气相求，应时而发。二是在其所胜之气主时的节令而发。水郁之发在"二火前后"即属此类。"二火"，指少阴君火和少阳相火主事，即二之气和三之气。三是发无定时。主要指木郁之发，其郁发没有一定的时间，它可发于一年之中的任何一个节令。张介宾注云："风气之至，动变不定，故其发也，亦无常期。"

1. 五运郁发气化特征

（1）郁发之先兆：《素问·六元正纪大论》描述了郁发前的自然物候表现，主要与本运郁发之气的性质或所不胜之气的性质有关。例如，木郁之发的先兆为"长川草偃，柔叶呈阴，松吟高山，虎啸岩岫"。木郁之时，风气被郁而应该表现为风少，当出现河边的草木倾伏，树叶被翻转，松枝发出鸣响，如同虎啸而生风，说明大风将至，乃木气发作之先兆。

（2）郁发之征象：五郁之发的征象特点是本气偏盛，《素问·六元正纪大论》云："水发而雹雪，土发而飘骤，木发而毁折，金发而清明，火发而曛昧。"《素问·六元正纪大论》指出了郁发的气候、物候征象，"木郁之发，太虚埃昏，云物以扰，大风乃至，屋发折木，木有变。……太虚苍埃，天山一色，或气浊色，黄黑郁若，横云不起雨，而乃发也"。木郁之发，天空昏暗，狂风大作，尘土飞扬，房屋毁坏，树木吹折，乌云密布，山雨欲来。

2. 五运郁发致病

五郁之发不只是自然界五运郁极而发出现各种异常的自然现象，人体疾病的性质与郁发之气的性质也相一致，因此，"谨候其时，病可与期"。《素问·六元正纪大论》指出了五郁之发所致疾病，其云："木郁之发……民病胃脘当心而痛，上支两胁，膈咽不通，食饮不下，甚则耳鸣眩转，目不识人，善暴僵仆。"木郁之发影响人体，主要表现为肝气失调，疏泄失职，易见肝病及肝病及脾的病证，如胃脘痛、两肋疼痛、咽喉阻塞不通、不欲饮食，严重则出现眩晕耳鸣、视物不清，或突然发生晕厥、猝然昏倒不知人等。

五运郁发，"有怫之应而后报也，皆观其极而乃发也，木发无时，水随火也。谨候其时，病可与期，失时反岁，五气不行，生化收藏，政无恒也"。五郁至极，复气才会产生，密切观察五郁发作的时间可以提前预防疾病。

3. 五郁之治

《素问·六元正纪大论》云："郁之甚者，治之奈何？岐伯曰：木郁达之，火郁发之，土郁夺之，金郁泄之，水郁折之。"明·张介宾认为，五运之郁与五脏之郁相关，其注云："天地有五运之郁，人身有五脏之应，郁则结聚不行，乃致或郁于气，或郁于血，或郁于表，或郁于里，或因郁而生病，或因病而生郁。"

（1）木郁达之：指肝气郁滞之候，治当用疏理肝气之法。张介宾注云："达，畅达也。凡木郁之病，风之属也，其脏应肝胆，其经在胁肋，其主在筋爪，其伤在脾胃、在血分。然木喜条畅，故在表者当疏其经，在里者当疏其脏，但使气得通行，皆谓之达。"肝气郁结，当疏肝理气，诸如张仲景用四逆散治气郁厥逆证，张介宾用柴胡疏肝散治肝气犯胃证，傅青主用解郁汤治胎气上逆证，陈士铎用救肝解郁汤治气塞不语证，以及《局方》用逍遥散治肝郁脾虚证等，皆属"木郁达之"之法。

（2）火郁发之：指火盛郁闭，甚或火热扰神、迫血妄行之证，治当发越、发散火邪。张介宾注云："发，发越也。凡火郁之病，为阳为热之属也，其脏应心主、小肠、三焦，其主在脉络，其伤在阴分。凡火所居，其有结聚敛伏者，不宜蔽遏，故当因其势而解之、散之、升之、扬之，如开其窗，如揭其被，皆谓之发。"诸如张仲景用栀子豉汤治心烦懊恼，用升麻鳖甲汤治阳毒面赤、咽痛唾脓血，钱乙用泻黄散治口疮，李东垣用普济消毒饮治头面赤肿、用升阳散火汤治齿腮肿痛，吴鞠通用安宫牛黄丸、至宝丹、紫雪丹治疗温热之邪内陷心包，以及普济消毒饮治风热疫毒上攻头面的"大头瘟"，升麻葛根汤治肺胃郁热、麻疹初起，皆属"火郁发之"之法。

（3）土郁夺之：指湿郁脾土，脾气壅滞之证，治疗当祛除湿邪，消导滞气。夺者，劫夺郁滞之湿邪。张介宾注云："夺，直取之也。凡土郁之病，湿滞之属也。其脏应脾胃，其主在肌肉四肢，其伤在胸腹。土畏壅滞，凡滞在上者夺其上，吐之可也；滞在中者夺其中，伐之可也；滞在下者夺其下，泻之可也。凡此皆谓之夺。"《内经》十三方中的鸡矢醴，用治鼓胀，"消积下气，通利大小二便"，即是"土郁夺之"之法。

（4）金郁泄之：指燥气盛行，肺气郁闭不利之证，治疗当宣泄或降泄肺气。张介宾注云："泄，疏利也。凡金郁之病，为敛为闭，为燥为塞之属也。其脏应肺与大肠，其主在皮毛声息，其伤在气分。故或解其表，或破其气，或通其便，凡在表在里、在上在下皆可谓之泄也。"张仲景用麻杏石甘汤治热壅肺气之喘促，吴鞠通用桑菊饮治秋燥咳嗽，则是宣泄肺气之法；又如葶苈大枣泻肺汤治咳逆上气、喘鸣迫塞，宣白承气汤治喘促不宁、痰涎壅滞，则为降泄肺气之法，均属于"金郁泄之"之法。

（5）水郁折之：指水寒之气盛行，郁滞于内之证，治当温阳蠲寒，除湿利水。王冰云："折，谓抑之，制其冲逆也。"具体如张仲景治水饮奔豚证用苓桂甘枣汤，治阳虚水泛证用真武汤，治疗寒痹骨痛证用乌头汤、白术附子汤，其或温阳化水，或温阳祛寒等，均属"水郁折之"范畴。

五运郁发先兆、时节、气候、民病与治则，见表29。

表29　五运郁发先兆、气候、民病及治则

五郁	先兆	征象	易发时段	气候	民病	治则
土	云横天山，浮游生灭	云奔雨府，霞拥朝阳，山泽埃昏	其乃发也，以其四气	岩谷震惊，雷殷气交，埃昏黄黑，化为白气，飘骤高深，击石飞空，洪水乃从，川流漫衍，田牧土驹。化气乃敷，善为时雨，始生始长，始化始成	心腹胀，肠鸣而为数后，甚则心痛胁膜，呕吐霍乱，饮发注下，胕肿身重	土郁夺之
金	夜零白露，林莽声凄	山泽焦枯，土凝霜卤	佛乃发也，其气五	天洁地明，风清气切，大凉乃举，草树浮烟，燥气以行，霜雾数起，杀气来至，草木苍干，金乃有声	咳逆，心胁满引少腹，善暴痛，不可反侧，嗌干、面尘色恶	金郁泄之
水	太虚深玄，气犹麻散，微见而隐，色黑微黄	阳光不治，空积沉阴，白埃昏瞑	而乃发也，其气二火前后。	阳气乃辟，阴气暴举，大寒乃至，川泽严凝，寒雾结为霜雪，甚则黄黑昏翳，流行气交，乃为霜杀，水乃见祥	寒客心痛，腰脽痛，大关节不利，屈伸不便，善厥逆，痞坚腹满	水郁折之

续表

五郁	先兆	征象	易发时段	气候	民病	治则
木	长川草偃，柔叶呈阴，松吟高山，虎啸岩岫	太虚苍埃，天山一色，或气浊色，黄黑郁若，横云不起雨	而乃发也，其气无常	太虚埃昏，云物以扰，大风乃至，屋发折木，木有变	胃脘当心而痛，上支两胁，膈咽不通，食饮不下，甚则耳鸣眩转，目不识人，善暴僵仆	木郁达之
火	华发水凝，山川冰雪，焰阳午泽	刻终大温，大汗濡玄府	其乃发也，其气四	太虚肿翳，大明不彰，炎火行，大暑至，山泽燔燎，材木流津，广厦腾烟，土浮霜卤，止水乃减，蔓草焦黄，风行惑言，湿化乃后	少气，疮疡痈肿，胁腹胸背，面首四肢，䐜愤胪胀，疡痱呕逆，瘛疭骨痛，节乃有动，注下温疟，腹中暴痛，血溢流注，精液乃少，目赤心热，甚则瞀闷懊恼，善暴死	火郁发之

（四）六气胜复升降与民病辨治

1.六气胜复与民病辨治

六气的胜复现象是自然气候变化中的正常规律，也是气候变化过程中大自然的自稳调节机制。一般情况下各年度的司天和在泉之气都是胜气。如《素问·至真要大论》所述，"岁厥阴在泉，风淫所胜"，"厥阴司天，风淫所胜"，但在特殊情况下，不受司天之气和在泉之气的影响而出现与其不相应的偏盛之气，所谓"邪气反胜"，如"风司于地，清反胜之""火司于地，寒反胜之"等。

《素问·至真要大论》详述了各年司天和在泉所胜及"邪气反胜""六气之胜""六气之复"等六气胜复现象，由于其内容上多相近，因此，本节以"六气之胜""六气之复"为例，探讨六气胜复的气化特征、易发病变及论治。

（1）六气胜复气化特征：六气之胜的气化特征，以风、热、火、湿、燥、寒六气偏盛为主要表现，如厥阴胜则风气偏盛，少阴胜则热气偏盛等，如此则影响自然万物的成长，并对人体脏腑也产生一定的影响。如厥阴之胜，则风气偏盛，在自然则多风，风气胜湿，影响"倮虫"的生长发育，如"大风数举，倮虫不滋"（《素问·至真要大论》）等。六气之复的气化特征，以风、热、火、湿、燥、寒六气偏盛之时与其相应的所不胜之气来复为主要表现。凡是湿气偏盛时，厥阴来复，即风气来复。如雨水多、潮湿甚时，则有风气来复，而雨止湿散，大风来袭则树木倒、尘沙飞扬，雨水减少，湿度降低，而影响"倮虫"的生长发育，如"偃木飞沙，倮虫不荣"（《素问·至真要大论》）等。

（2）六气胜复所致病证:《素问·至真要大论》指出了六气

胜复所致病证，例如，厥阴风木为胜气时，则风气偏盛，在人体则肝气偏盛，肝病居多。肝气偏盛则耳鸣、头晕、目眩；肝气乘犯脾胃则胃脘当心而痛，呕吐，如胃中有物阻隔，甚则呕吐、膈咽不通；肝气郁积胁肋而化热，肝热移于大肠则肠鸣飧泄、少腹痛、注下赤白；肝热移于膀胱则小便黄赤。厥阴风木来复时，肝木偏盛而克伐脾土。肝气偏盛则少腹坚硬紧绷、拘急疼痛；肝气逆而见心痛彻背、背痛彻心、肢体抽动、眩晕、手足发凉、冷汗出的厥心痛；肝气犯胃则呕吐，饮食不入，入而复出，食痹而吐。见表30、表31。

表30 三阴三阳六气胜复与发病

三阴三阳	六气	胜复	发病
厥阴	风气	胜气	耳鸣头眩，愦愦欲吐，胃膈如寒，胠胁气并，化而为热，小便黄赤，胃脘当心而痛，肠鸣飧泄，少腹痛，注下赤白，甚则呕吐，膈咽不通等
		复气	少腹坚满，里急暴痛，厥心痛，汗出，呕吐，饮食不入，入而复出，筋骨掉眩清厥，甚则入脾，食痹而吐等
少阴	热气	胜气	心下热，善饥，脐下反动，呕逆躁烦，腹满痛，溏泄，传为赤沃等
		复气	烦躁鼽嚏，少腹绞痛，嗌燥，分注时止，咳，皮肤痛，暴喑心痛，郁冒不知人，洒淅恶寒，振栗谵妄，寒已而热，渴而欲饮，少气骨痿，隔肠不便，外为浮肿，哕噫，病痱胕疮疡，痈疽痤痔，甚则入肺，咳而鼻渊等

三阴三阳	六气	胜复	发病
太阴	湿气	胜气	火气内郁，疮疡于中，流散于外，病在胠胁，甚则心痛热格，头痛，喉痹，项强，痛留顶，互引眉间，胃满，少腹满，腰脽重强，内不便，善注泄，足下温，头重，足胫胕肿，饮发于中，胕肿于上等
		复气	体重中满，食饮不化，阴气上厥，胸中不便，饮发于中，咳喘有声，头顶痛重而掉瘛尤甚，呕而密默，唾吐清液，甚则入肾，窍泻无度等
少阳	火气	胜气	热客于胃，烦心，心痛，目赤，欲呕，呕酸，善饥，耳痛，溺赤，善惊谵妄，暴热消烁，少腹痛，下沃赤白等
		复气	惊瘛咳衄，心热烦躁，便数憎风，面如浮埃，目乃瞤瘛，口糜呕逆，血溢血泄，发而为疟，恶寒鼓栗，寒极反热，嗌络焦槁，渴饮水浆，色变黄赤，少气脉萎，化而为水，传为胕肿，甚则入肺，咳而血泄等
阳明	燥气	胜气	清发于中，左胠胁痛，溏泄，内为嗌塞，外发癩疝，胸中不便，嗌塞而咳等
		复气	病生胠胁，善太息，甚则心痛，痞满腹胀而泻，呕苦咳哕，烦心，病在膈中，头痛，甚则入肝，惊骇筋挛等
太阳	寒气	胜气	痔疟发，寒厥入胃则内生心痛，阴中乃疡，隐曲不利，互引阴股，筋肉拘苛，血脉凝泣，络满色变，或为血泄，皮肤痞肿，腹满食减，热反上行，头项囟顶脑户中痛，目如脱，濡泄等
		复气	心胃生寒，胸膈不利，心痛痞满，头痛善悲，时眩仆，食减，腰脽反痛，屈身不便，少腹控睾，引腰脊，上冲心，唾出清水，及为哕噫，甚则入心，善忘善悲等

表 31 三阴三阳司天在泉客胜主胜与发病

三阴三阳	客胜主胜	司天主症	在泉主症
厥阴	客胜	耳鸣，掉眩，甚则咳等	大关节不利，内为痉强拘瘛，外为不便等
	主胜	胸胁痛，舌难以言等	筋骨繇并，腰腹时痛等
少阴	客胜	鼽嚏，颈项强，肩背瞀热，头痛少气，发热，耳聋目瞑，甚则胕肿，血溢，疮疡，咳喘等	腰痛，尻股膝髀腨胻足病，瞀热以酸，胕肿不能久立，溲便变等
	主胜	心热烦躁，甚则胁痛支满等	厥气上行，心痛发热，膈中，众痹皆作，发于胠胁，魄汗不藏，四逆而起
太阴	客胜	首面胕肿，呼吸气喘等	足痿下重，便溲不时，湿客下焦，濡泄，为肿隐曲之疾等
	主胜	胸腹满，食已而瞀等	寒气逆满，食饮不下，甚则为疝等
少阳	客胜	丹胗外发，丹熛疮疡，呕逆喉痹，头痛嗌肿，耳聋血溢，内为瘛疭等	腰腹痛而反恶寒，甚则下白溺白等
	主胜	胸满咳仰息，甚而有血、手热等	热返上行而客于心，心痛发热，格中而呕等
阳明	客胜	清复内余，则咳血嗌塞，心膈中热等	清气动下，少腹坚满而数便泻等
	主胜		腰重腹痛，少腹生寒，下为鹜溏，寒厥于肠，上冲胸中，甚则喘不能久立等
太阳	客胜	胸中不利，出清涕，感寒则咳等	寒复内余，腰尻痛，屈伸不利，股胫足膝中痛等
	主胜	喉嗌中鸣等	

（3）六气胜复治则及气味用药规律：六气胜复治则记载于《素问·至真要大论》，其云："微者随之，甚者制之。气之复也，和者平之，暴者夺之。皆随胜气，安其屈伏，无问其数，以平为期，此其道也。"即在自然界六气胜复变化过程中，胜气较微弱，可以随其自然，若胜气偏盛较甚，必须予以制伏，如复气较和平不甚，也可不予处理，复气甚则必须有针对性的治疗，制约复气，疾病的轻重缓急并无定数，要以人体脏腑功能活动恢复正常为标准。

《素问·至真要大论》指出了六气胜复的气味调治原则。例如，热、火之气胜复，司天之气，热淫所胜则"平以咸寒，佐以苦甘，以酸收之"，火淫所胜则"平以酸冷，佐以苦甘，以酸收之，以苦发之，以酸复之"。诸气在泉，热淫于内则"治以咸寒，佐以甘苦，以酸收之，以苦发之"，火淫于内则"治以咸冷，佐以苦辛，以酸收之，以苦发之"。少阴之胜则"治以辛寒，佐以苦咸，以甘泻之"，少阳之胜则"治以辛寒，佐以甘咸，以甘泻之"。少阴之复则"治以咸寒，佐以苦辛，以甘泻之，以酸收之，辛苦发之，以咸耎之"，少阳之复则"治以咸冷，佐以苦辛，以咸耎之，以酸收之，辛苦发之。发不远热，无犯温凉，少阴同法"。即热、火淫胜复的调治原则是以苦寒泄热，使火邪内清；以咸寒软坚，通便泻热；以酸甘化阴，养阴保津；以辛散，使火热外解。大黄、芒硝、番泻叶、芦荟、大青叶、板蓝根、贯众等苦寒之品，芒硝、鳖甲等咸寒之品，墨旱莲、桑椹等酸寒之品，石膏、寒水石、竹叶、夏枯草等辛寒之品均是治疗热、火气胜复的常用中药。见表23六气胜复气味用药表。

《素问·至真要大论》认为，六气胜复当视胜复之多少，以四气五味配伍加以调治，不能拘泥于六气胜复的调治原则。临床运用宜灵活掌握。如"高者抑之，下者举之，有余折之，不足补之，佐以所利，和以所宜，必安其主客，适其寒温，同者逆之，异者从之"，即根据胜复之气症状的轻重、脏腑病位等灵活运用正治法及反治法，要以胜气为主，还要注意来复的复气。总之，治诸胜复，寒者热之，热者寒之，温者清之，清者温之，散者收之，抑者散之，燥者润之，急者缓之，坚者耎之，脆者坚之，衰者补之，强者泻之，各安其气，必清必静，则病气衰去，此治之大体也。

三、五运六气与温疫

（一）主客二火相逢易发温疫

主客加临时，主气二之气少阴君火所主的时段里，如果恰逢该年二之气的客气是少阴君火或少阳相火，此种情况，均称为二火相逢。例如：年支丑或未的年份，二之气位置的客气为少阴君火，称为二火相逢；所致的异常气候易导致温疫发生；年支是卯或酉之年，二之气位置的客气为少阳相火，此时段主气是少阴君火，也称为二火相逢，所致的异常气候易导致温疫发生。正如《素问·六元正记大论》云：丑未之岁，"二之气，大火正……温厉大行，远近咸若"；卯酉之岁，"二之气……厉大至，民善暴死。"见图33、图34。

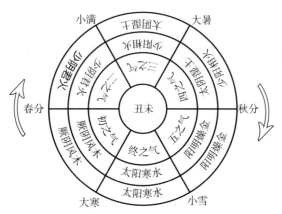

图33　丑未岁客气少阴君火位于二之气客主加临图

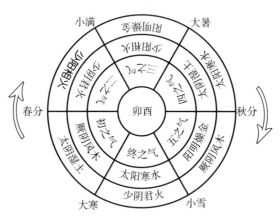

图34　卯酉岁客气少阳相火位于二之气客主加临图

（二）客气少阳相火所在时段易发温疫

客气少阳相火在初之气，民乃疠。《素问·六元正纪大论》指出，年支是辰或戌的年份，司天之气是太阳寒水，在泉之气是太阴湿土。初之气，即大寒至春分的时段，客气少阳相火加临主气厥阴风木，气大温，草木早荣，易发温病及疫疠。其文曰："初之气，地气迁，气大温，草乃早荣，民乃疠，温病乃作，身热头痛呕吐，肌腠疮疡。"见图35。

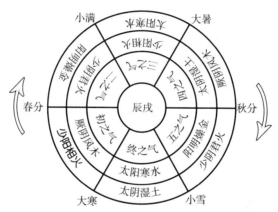

图35　辰戌岁客气少阳相火位于初之气客主加临图

客气少阳相火在二之气，疠大至。《素问·六元正纪大论》指出，年支是卯或酉的年份，司天之气是阳明燥金，在泉之气是少阴君火。二之气，即春分至小满的时段里，客气少阳相火加临主气少阴君火，初夏时节，气候炎热异常，易发生来势急暴且死亡率较高的疫疠。其文曰："二之气，阳乃布，民乃舒，物乃生荣。厉大至，民善暴死。"此也即前述的主客二火相逢易发温疫。见图34。

客气少阳相火在三之气，善暴死。《素问·六元正纪大论》

指出，年支是寅或申的年份，司天之气是少阳相火，在泉之气是厥阴风木。三之气，即小满至大暑的时段里，客气少阳相火加临主气少阳相火，炎暑时节，又逢客气少阳相火之气，民患温疫类疾病，甚至暴亡。其文曰："三之气，天政布，炎暑至，少阳临上，雨乃涯。民病热中，聋瞑血溢，脓疮咳呕，鼽衄渴，嚏欠，喉痹目赤，善暴死。"此也即前述的主客二火相逢易发温疫。见图36。

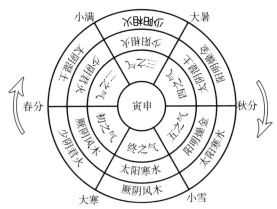

图36 寅申岁客气少阳相火位于三之气客主加临图

客气少阳相火在五之气，发温病。《素问·六元正纪大论》指出，年支是子或午的年份，司天之气是少阴君火，在泉之气是阳明燥金。五之气，即秋分至小雪的时段，客气少阳相火加临主气阳明燥金，秋凉时节，暑反至，易致温病。其文曰："五之气，畏火临，暑反至，阳乃化，万物乃生乃长荣，民乃康，其病温。"见图37。

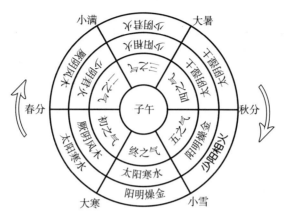

图37 子午岁客气少阳相火位于五之气客主加临图

客气少阳相火在终之气，病温疠。《素问·六元正纪大论》指出，年支是巳或亥的年份，司天之气是厥阴风木，在泉之气的少阳相火。终之气，即小雪至大寒的时段里，客气少阳相火加临主气太阳寒水，隆冬时节，该冷不冷，阳乃大化，流水不冰，蛰虫不藏，这样的暖冬，易发温疠。其文曰："终之气，畏火司令，阳乃大化，蛰虫出见，流水不冰，地气大发，草乃生，人乃舒，其病温厉。"见图38。

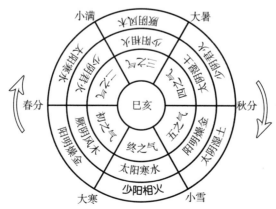

图38 巳亥岁客气少阳相火位于终之气客主加临图

（三）客气少阴君火所在时段易发温疫

客气少阴君火在初之气，温病。《素问·六元正纪大论》指出，年支是寅或申的年份，司天之气是少阳相火，在泉之气是厥阴风木。初之气，即大寒至春分的时段里，客气少阴君火加临主气厥阴风木，春行夏令，非其时有其气，易发温病，其文曰："初之气，地气迁，风胜乃摇，寒乃去，候乃大温，草木早荣。寒来不杀，温病乃起，其病气怫于上，血溢目赤，咳逆头痛，血崩胁满，肤腠中疮。"见前图 36。

客气少阴君火在二之气，温疠大行。《素问·六元正纪大论》指出，在年支是丑或未的年份，司天之气是太阴湿土，在泉之气是太阳寒水。二之气，即春分至小满的时段里，客气少阴君火加临主气少阴君火，春夏之交时节，气候炎热似盛夏，火热降临，易致温疠，无论地域距离远近，皆相染易，且症状相似，其文曰："二之气，大火正，物承化，民乃和，其病温厉大行，远近咸若，湿蒸相薄，雨乃时降。"此也即前述的主客二火相逢易发温疫。见图 33。

客气少阴君火在终之气，其病温。《素问·六元正纪大论》指出，年支是卯或酉的年份，司天之岁是阳明燥金，在泉之气是少阴君火。终之气，即小雪至大寒的时段里，客气少阴君火加临主气太阳寒水，隆冬时节，气温反回升，该冷不冷，也属非其时而有其气，这样的暖冬易致温病，其文曰："终之气，阳气布，候反温，蛰虫来见，流水不冰，民乃康平，其病温。"见图 34。

（四）升降不前，当年温疫

升，指在泉的右间气，至次年上升为司天的左间气；降，指司天的右间气，至次年降为在泉的左间气。升降失常，指这两个间气不能按时升降。

《素问·刺法论》指出，在泉之气的右间气应升而不能升，司天之气的右间气应降而不能降，即地气不能上升，天气不能下降，气机升降失常，天地气机郁滞，就会造成以某一气郁滞为主的异常气候，异常气候致使人体相应脏腑气机失调，可以预先使用针刺之法以调理脏腑气机，防治疫疬。其云："升降之道，皆可先治也。"

间气应升而不升，天地气机升降失常。例如，辰戌岁，厥阴风木应从在泉右间气上升为司天左间气；但是，由于前一年卯酉岁的司天之气阳明燥金之气过盛，致使下一年的厥阴风木不能顺利地从在泉右间气上升为司天左间气，因此，自然气候会出现木气被郁的气候表现，此种气候表现可影响相应之脏，致使该脏气机亦随之郁滞。《素问·刺法论》指出预防方法是针刺足厥阴的井穴大敦以泻木郁。据《素问·刺法论》《素问·本病论》原文列表如下（见表32）。

表32　各岁升之不前久而化郁气候、病候及治法取穴表

| 年支 | 升之不前 | | 久而化郁 | | 郁之由 | 针刺 | 取穴 |
	气候	民病	气候	民病			
辰戌	清生风少，肃杀于春，露霜复降，草木乃萎	温疫早发，咽嗌乃干，四肢满，肢节皆痛	大风摧拉，折陨鸣紊	卒中偏痹，手足不仁	木欲升而天柱窒抑之，木欲发郁亦须待时。	当刺足厥阴之井	大敦

续表

年支	升之不前		久而化郁		郁之由	针刺	取穴
	气候	民病	气候	民病			
巳亥	清寒复作，冷生旦暮	伏阳，而内生烦热，心神惊悸，寒热间作	暴热乃至	赤风肿翳，化疫，温疠暖作，赤气彰而化火疫，皆烦而躁渴，渴甚，治之以泄之可止	火欲升而天蓬窒抑之，火欲发郁亦须待时	君火相火同刺包络之荥	劳宫
子午	风埃四起，时举埃昏，雨湿不化	风厥涎潮，偏痹不随，胀满		黄埃化疫也，民病夭亡，脸肢府黄疸满闭，湿令弗布，雨化乃微	土欲升而天冲窒抑之，土欲发郁亦须待时	当刺足太阴之输	太白
丑未	寒雾反布，凛冽如冬，水复涸，冰再结，暄暖乍作，冷复布之，寒暄不时	伏阳在内，烦热生中，心神惊骇，寒热间争	暴热乃生	赤风气瞳翳，化成郁疬，乃化作伏热内烦，痹而生厥，甚则血溢	火欲升而天蓬窒抑之，火欲发郁亦须待时	君火相火，同刺包络之荥	劳宫
寅申	时雨不降，西风数举，咸卤燥生	上热，喘嗽血溢	白埃翳雾，清生杀气	胁满悲伤，寒鼽嚏嗌干，手拆皮肤燥	金欲升而天英窒抑之，金欲发郁亦须待时	当刺手太阴之经	经渠

续表

年支	升之不前		久而化郁		郁之由	针刺	取穴
	气候	民病	气候	民病			
卯酉	湿而热蒸，寒生两间	注下，食不及化	冷来客热，冰雹卒至	厥逆而哕，热生于内，气痹于外，足胫酸疼，反生心悸懊热，暴烦而复厥	水欲升而天芮窒抑之，水欲发郁亦须待时	当刺足少阴之合	阴谷

间气应降而不降，天地气机升降失常，会造成异常的气候，能影响相应之脏，使其气机郁滞，也可以运用针刺的方法提前预防。例如，丑未之岁，厥阴风木当从司天的右间气降至在泉的左间气，但是，由于前一年子午岁在泉之气阳明燥金郁阻，不能迁为在泉之右间气，致使厥阴之气也郁滞不能下降为在泉的左间气，此时，不仅气候表现异常，人体肺气也会随之郁滞。《素问·刺法论》指出，"当刺手太阴之所出，刺手阳明之所入"，即针刺手太阴肺经之所出少商穴，针刺手阳明之所入曲池穴，以调畅肺与大肠之气机。据《素问·刺法论》《素问·本病论》原文列表如下，见表33。

（五）刚柔失守，三年化疫

《素问·本病论》指出，疫疠的发生，不一定在气候失常的当年，在气候失常后的二至三年也容易发生疫疠，气候失常的原因是"刚柔失守"。如《素问·刺法论》云："刚柔二干，失守其位……天地迁移，三年化疫，是谓根之可见，必有逃门。"

表 33　各岁降之不下而化郁气候病候及治法治穴表

年支	降之不下		久而化郁		治则治法	取穴	
	气候	民病	气候	民病		出	入
丑未	苍埃远见，白气承之，风举埃昏，清躁行杀，霜露复下，肃杀布令		风燥相伏，喧而反清，草木萌动，杀霜乃下，蛰虫未见，惧清伤藏		当刺手太阴之所出，刺手阳明之所入	少商	曲池
寅申	彤云才见，黑气反生，暄暖如舒，寒常布雪，凛冽复作，天云惨凄		寒胜复热，赤风化疫	面赤心烦，头痛目眩，赤气彰而温病欲作	折其所胜，散其郁　当刺足少阴之所出，刺足太阳之所入	涌泉	委中
卯酉	黄云见而青霞彰，郁蒸作而大风，雾翳埃胜，折损乃作		天埃黄气，地布湿蒸	四肢不举，昏眩，肢节痛，腹满填臆	当刺足厥阴之所出，刺足少阳之所入	大敦	阳陵泉

续表

年支	降之不下 气候	降之不下 民病	久而化郁 气候	久而化郁 民病	治则治法	取穴 出	取穴 入
辰戌	彤云才见，黑气暗生，暖气欲至，冷气卒至，甚即冰雹		冷气复热，赤风化疫	面赤心烦，头痛目眩，赤气彰而热病欲作	当刺足少阴之所出，刺足太阳之所入	涌泉	委中
巳亥	天清而肃，赤乃彰，暄热反作，天清朝暮，暄热复作。	民皆昏倦，夜卧不安，咽干引饮，懊热内烦	天清薄寒，远生白气	掉眩，手足直而不仁，两胁作痛，满目疏疏	当刺心包络所出，刺手少阳所入也	中冲	天井
子午	天彰黑气，暝暗凄惨，才施黄埃而布湿，寒化令气，蒸湿复令			大厥，四肢重怠，阴痿少力，天布沉阴，蒸湿间作	当刺足太阴之所出，刺足阳明之所入	隐白	足三里

刚，指司天之气；柔，指在泉之气。刚柔失守，指上一年
司天之气太过，致使下一年的司天之气不能迁正，即不能迁升
至司天之位，不能发挥司天之气的作用，但是，下一年的在泉之
气已经到位，这种情况就造成了司天之气与在泉之气上下不相
呼应，上下阴阳相错；又，若下一年的司天之气已适时至司天之
位，但在泉之气尚未到位，在泉之位仍是上一年的在泉之气，此
种情况也称为刚柔上下失守，此后快则两年慢则三年，易致疫
疠流行。所发之疫疠，根据年份及气候不同，又分为木疫、火
疫、土疫、金疫和水疫，简称"五疫"。如《素问·本病论》云：
"甲己失守，后三年化成土疫，晚至丁卯，早至丙寅，土疫至
也。""丙辛失守其会，后三年化成水疫，晚至己巳，早至戊辰，
甚即速，微即徐，水疫至也。""乙庚失守，其后三年化成金疫
也，速至壬午，徐至癸未，金疫至也。""假令戊申阳年太过……
后三年化疠，名曰火疠也。"

《素问·刺法论》也指出："假令庚辰，刚柔失守……三年变
疠，名曰金疠。"意指庚辰年，司天之气失守，不能及时迁正，
在泉之气与司天之气上下错位，即上下刚柔失守，致使天气变化
失常，三年左右易发生金疫，气候变化轻微则疫疠发生也轻微，
气候变化剧烈则疫疠发生也较严重，因其气变化有强弱，故疫疠
发生也有快有慢，快则在壬午年发生疫疠，慢则在癸未年发生疫
疠，这种疫疠叫作金疫。因其邪伤于肺（金脏），累及于肝（木
脏），"当先补肝俞，次三日，可刺肺之所行。刺毕，可静神七
日，慎勿大怒，怒必真气却散之"（《素问·刺法论》），即用补法
针刺位于足太阳经的肝俞穴，三日后再针刺肺经的经渠穴，还需
静神七日，慎勿大怒，怒则使人体真气耗散。据《素问·刺法
论》《素问·本病论》原文列表如下，见表34。

表34　三年化疫针刺治则治法、取穴及预防调护表

年份	岁运	司天	在泉	去岁	去岁司天	去岁在泉	三年后所化五疫	早发年份	晚发年份	针刺治则治法	取穴（先刺）	取穴（后刺）	预防调护
甲子	土运太过	少阴君火	阳明燥金	癸亥	厥阴风木	少阳相火	土疫	丙寅	丁卯	当先补肾俞，次三日，可刺足太阴之所注	肾俞	太白	其刺以毕，又不须夜行及远行，令七日洁，清净斋戒。所有自来肾有久病者，净神不乱，思时面向南，净神不乱，以引须喝气息七遍，如此七遍后，甚硬物，饵后下津令无数
己卯	土运不及	阳明燥金	少阴君火	戊寅	少阳相火	厥阴风木	土疫						
丙寅	水运太过	少阳相火	厥阴风木	乙丑	太阴湿土	太阳寒水	水疫	戊辰	己巳	当先补心俞，次五日，可刺肾之所入	心俞	阴谷	其刺如毕，慎其大喜，欲情于中，如不忘，即其气复散也，令静七日，心欲实，令少思
辛巳	水运不及	厥阴风木	少阳相火	庚辰	太阳寒水	太阴湿土	水疫						
庚辰	金运太过	太阳寒水	太阴湿土	己卯	阳明燥金	少阴君火	金疫	癸未	壬午	当先补肝俞，次三日，可刺肺之所行	肝俞	经渠	刺毕，可静神七日，慎勿大怒，怒必真气劫散
乙未	金运不及	太阴湿土	太阳寒水	甲午	少阴君火	阳明燥金	金疫						

续表

年份	岁运	司天	在泉	去岁	去岁司天	去岁在泉	三年后所化五疫	早发年份	晚发年份	针刺治则治法	取穴 先刺	取穴 后刺	预防调护
壬午	木运太过	少阴君火	阳明燥金	辛巳	厥阴风木	少阳相火	木疫			当刺脾之俞，饮三日，可刺肝之所出	脾俞	大敦	刺毕，静神七日，其气复散，大醉歌乐，又勿饱食，勿食生物，欲令脾实，气无满饱，无久坐，食无太酸，宜甘宜淡
丁酉	木运不及	阳明燥金	少阴君火	丙申	少阳相火	厥阴风木	木疫						
戊申	火运太过	少阳相火	厥阴风木	丁未	太阴湿土	太阳寒水	火疫	庚戌		当刺肺之俞	肺俞		刺毕，静神七日，悲伤伤也，勿悲伤即肺动，而真气复散即散也，人欲实肺者，要在息气也
癸亥	火运不及	厥阴风木	少阳相火	壬戌	太阳寒水	太阴湿土	火疫						

（六）不迁正、不退位易发温疫

不迁正，是指上一年司天之气的左间气，在下一年应当上升为司天之气，但是由于上一年司天之气太过，天数有余，因此，其气仍然布政行令，致使气候变化仍然具有上一年司天之气的特点，致使新一年司天之气不能发挥作用，天地气机运行不畅，气候异常，导致物候物化随之失常，若人体相应脏腑气机郁滞，正气不足，易致疾病，甚至发生疫疠。《素问·刺法论》指出，新一年司天之气不能迁正之时，当提前运用泻法针刺被郁之气相应之脏经脉的荥穴，及时调理脏腑气机，预防疾病与疫疠。

例如，寅申之岁，应该少阳相火司天，可是，上一年（丑未之岁）太阴湿土之气有余，故在下一年，仍然显示出太阴湿土行令的气候表现，少阳相火之气不能迁升到司天之位而行令，自然物化也随之失常，与正常时令不相符，"少阳不迁正，即炎灼弗令，苗莠不荣，酷暑于秋，肃杀晚至，霜露不时"（《素问·本病》），异常气候变化影响相应脏腑气机，易发疾病甚至疫疠，出现"民病痎疟，骨热，心悸，惊骇，甚时血溢"（《素问·本病》）。《素问·刺法论》指出，"少阳不迁正……当刺手少阳之所流"，即针刺手少阳经的荥穴（所流）液门穴，以调治脏腑气机，防治疾病与疫疠。据《素问·刺法论》《素问·本病论》原文列表如下，见表35。

表35　各岁不迁正气候、病候及治法取穴表

年份	司天	气候	民病	缘由	治则治法	治疗取穴
巳亥	厥阴	风暄不时,花卉萎瘁	淋溲,目系转,转筋喜怒,小便赤	太阳复布,即厥阴不迁正,不迁正气塞于上	当泻足厥阴之所流	行间
子午	少阴	冷气不退,春冷后寒,暄暖不时	寒热,四肢烦痛,腰脊强直	厥阴复布,少阴不迁正,不迁正即气塞于上	当刺心包胳脉之所流。	劳宫
丑未	太阴	云雨失令,万物枯焦,当生不发	手足肢节肿满,大腹水肿,填臆不食,飧泄胁满,四肢不举	少阴复布,太阴不迁正,不迁正即气留于上	当刺足太阴之所流。	大都
寅申	少阳	炎灼弗令,苗莠不荣,酷暑于秋,肃杀晚至,霜露不时	疹疟骨热,心悸惊骇,甚时血溢	太阴复布,少阳不迁正,不迁正则气塞未通	当刺手少阳之所流	液门
卯酉	阳明	暑化于前,肃杀于后,草木反荣	寒热鼽嚏,皮毛折,爪甲枯焦,甚则喘嗽息高,悲伤不乐	少阳复布,则阳明不迁正,不迁正则气未通上	当刺手太阴之所流	鱼际

续表

年份	司天	气候	民病	缘由	治则治法	治疗取穴
辰戌	太阳	冬清反寒，易令于春，杀霜在前，塞冰在后，阳光复治，凛冽不作，雾云待时	温疠至，喉闭溢干，烦躁而渴，喘息而有音	阳明复布，太阳不迁正，不迁正则复塞其气	当刺足少阴之所流	然谷

　　不退位，是指上一年的司天之气太过，在下一年仍然司布政令，司天之气不退位，在泉之气也不能退居到右间，新一年的司天之气不能发挥作用，在气候上，仍然是上一年司天之气行令的表现，异常影响相应脏腑气机，易发生疾病甚至疫疠，预防方法是针刺被郁之脏所属经脉的合穴。

　　例如：子午之岁，应该少阴君火司天，可是由于上一年巳亥岁的司天之气厥阴风木之气太过，厥阴风木不退位，气候表现仍然风气偏盛，湿气不及，所致的异常气候影响人体，易生温疫。《素问·本病论》指出了司天之气不退位所致的异常气候、民病症候，其云："厥阴不退位，即大风早举，时雨不降，湿令不化，民病温疫，疵废风生，民病皆肢节痛，头目痛，伏热内烦，咽喉干引饮。"在《素问·刺法论》也阐述了不退位的气候，还指出了针刺经脉及穴位，应当针刺与不退位之气相应经脉的合穴，如："厥阴不退位也，风行于上，木化布天，当刺足厥阴之所入。"

　　在《素问·刺法论》《素问·本病论》当中，对司天之气应退位而不退位所致的异常气候、民病症候及取穴有所阐述，兹归纳列表如下（见表36）。

表36 各岁不退位气候、病候及治法取穴表

年份	司天	气候	民病	缘由	治则治法	治疗取穴
巳亥	厥阴	大风早举，时雨不降，湿令不化，民病温疫，疵废风生	皆肢节痛，头目痛，伏热内烦，咽喉干引饮	风行于上，木化布天	当刺足厥阴之所入	曲泉
子午	少阴	温生春冬，蛰虫早至，草木发生	膈热咽干，血溢惊骇，小便赤涩，丹瘤疹疮疡留毒	热行于上，火余化布天	当刺手厥阴之所入	曲泽
丑未	太阴	寒暑不时，埃昏布作，湿令不去	四肢少力，食饮不下，泄注淋满，足胫寒，阴痿闭塞，失溺，小便数	湿行于上，雨化布天	当刺足太阴之所入	阴陵泉
寅申	少阳	热生于春，暑乃后化，冬温不冻，流水不冰，蛰虫出见	少气，寒热更作，便血上热，小腹坚满，小便赤沃，甚则血溢	热行于上，火化布天	当刺手少阳之所入	天井
卯酉	阳明	春生清冷，草木晚荣，寒热间作	呕吐暴注，食饮不下，大便干燥，四肢不举，目瞑掉眩	金行于上，燥化布天	当刺手太阴之所入	尺泽
辰戌	太阳			寒行于上，凛水化布天	当刺足少阴之所入	阴谷

（七）三虚相合致五疫

"三虚"一词，出自《素问·本病论》《素问·刺法论》，经文指出了三虚的含义及其在疫疠发生过程中的相互关系。三虚，即人体五脏的某一脏之气不足，此乃一虚；又遇与该脏五行属性相同的司天之气所致的异常气候，此乃二虚；在人气与天气同虚基础之上，又加之情志过激，或饮食起居失节，或过劳，或外感等，此为三虚。三虚相合，即上述三种情况相遇，又逢与该脏五行属性相同的不及之岁运所致的异常气候，影响相应之脏，致使该脏精气和神气失守，发生五疫，损及相应脏腑。例如，《素问·本病论》云："人忧愁思虑即伤心，又或遇少阴司天，天数不及，太阴作接间至，即谓天虚也，此即人气天气同虚也。又遇惊而夺精，汗出于心，因而三虚，神明失守，心为君主之官……却遇火不及之岁，有黑尸鬼见之，令人暴亡。"意为人忧愁思虑则导致心气不足，此为一虚；又遇到了少阴君火司天的异常气候，此为二虚；又猝惊汗出损伤心神与心液，此为三虚。在此三虚基础之上，又恰逢火运不及之年异常气候，心为君主之官，神明出焉，致使神明失守其位，精神不振，则水疫之邪乘虚易犯人体，容易令人暴亡。

正气存内，邪不可干。《素问·本病论》认为，是否感受疫疠之邪，取决于人体正气盛衰。因此，平素要调情志，节饮食，慎起居，勿劳伤太过，做到食饮有节，起居有常，不妄作劳，使五脏所藏的精与神内守，如此人体正气充足，具有抗邪能力，则不易感受疫邪。正如《素问·本病论》所云："得守者生，失守者死。得神者昌，失神者亡。"即强调了五脏藏精藏神在疫疠发生过程中的重要性。《素问·刺法论》云："五疫之至，皆相染易，无问大小，病状相似，不施救疗，如何可得不相移易者？岐伯曰：不相染者，正气存内，邪不可干。"即是此意，强调了人体正气在疫疬发病过程中的重要作用，同时，文中也指出了要及时躲避不正常的气候，避免温疫之邪干犯，即"避其毒气"。

（八）天符之岁，易发疫疬

若岁运的五行属性与司天之气五行属性相同，这样的年份在《素问·六微旨大论》中称作"天符"年。天符年，在六十年甲子周期当中有十二年，即己丑、己未、戊寅、戊申、戊子、戊午、丁巳、丁亥、丙辰、丙戌、乙卯、乙酉。在天符年，由于岁运与司天之气的五行属性相同，同气化合，自然气候失去相互之间的制约，易造成一气偏亢独治的异常气候现象，这样的异常气候容易给人体及自然生物带来一定的危害，正如《素问·六微旨大论》所云："天符为执法……中执法者，其病速而危。"人体受天符之年岁气所致异常气候的影响，易发疫病，且发病迅速，病情严重。不同年份疫疬之邪的性质具有一定规律。在岁运不及之年，疫疬之邪的性质是"克我者"，即所不胜之气。例如：木运不及之岁，易发生金疫；火运不及之岁，易发生水疫；土运不及之岁，易发生木疫；金运不及之岁，易发生火疫；水运不及之岁，易发生土疫。

五疫急暴，预后不良。温疫之邪所致疾病具有起病急、传变迅速、死亡率高的特点，给人体生命与健康造成严重危害。自古以来，中医学家在与疫疬做斗争的过程中积累了丰富的经验，这些宝贵经验记载在《内经》及其之后的历代医家著作当中。

（九）不及之岁异常气候始发方位与温疫

《素问·五常政大论》《素问·六元正纪大论》均指出了岁运不及之年异常气候始发方位，岁运不及之年异常气候始发方位与温疫发生的关联性应被关注。岁运不及之岁，容易出现气之胜复及郁发所导致的异常气候，这种异常气候始发方位与该地域自然灾害相关，与该地域流行性疾病也相关。

例如，《素问·五常政大论》指出："委和之纪，是谓胜生，生气不政，化气乃扬，长气自平，收令乃早，凉雨时降，风云并兴，草木晚荣，苍干雕落……邪伤肝也……萧瑟肃杀则炎赫沸腾，眚于三，所谓复也，其主飞蠹蛆雉，乃为雷霆。"

文中的"眚"，指灾害。"三""九""四维""七""一"，指洛书中的东、南、中、西、北五个方位上的数字。洛书方位是以上南、下北、左东、右西来定位的。上，南方方位，用数字九代表；下，北方方位，用数字一代表；左，东方方位，用数字三代表；右，西方方位，用数字七代表；东北方位，用数字八代表；东南方位，用数字四代表；西南方位，用数字二代表；西北方位，用数字六代表。由于奇数为阳，偶数为阴，故在洛书图中，奇数用空心圆表示，偶数用实心圆表示。在洛书图中，方位与数字对应规律的口诀是戴九履一，左三右七，二四为肩，六八为足，五数居中。见图39。

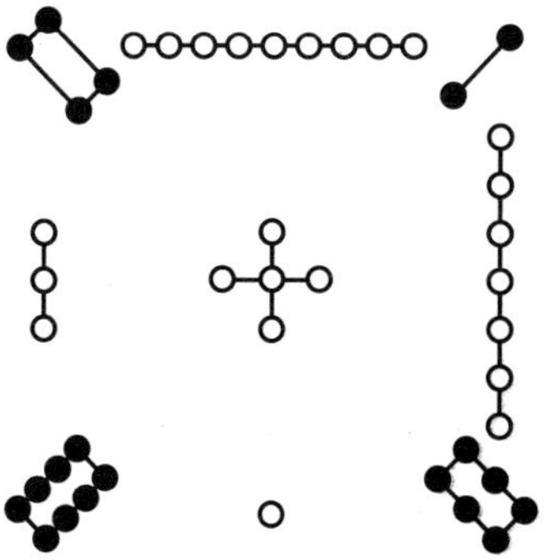

按《素问·五常政大论》，木运不及之岁，春之生气失司，肃杀之气偏盛，邪伤于肝，异常

图39 洛书图

气候及其所造成的灾害始于东方，东方之数为三，故曰"眚于三"。火运不及之岁，夏之长气失司，寒气偏盛，邪伤于心，异常气候及其所造成的灾害始于南方，南方之数为九，故曰"眚于九"。土运不及之岁，长夏之化气失司，风气偏盛，邪气伤于脾，异常气候及其所造成的灾害主要是东、南、西、北四方，以及东北、东南、西南、西北四隅，中央土气不及，不能长养四方四隅，故曰"其眚四维"。金运不及之岁，秋之收气失司，炎赫之气偏盛，邪伤于肺，异常气候及其所造成的灾害始于西方，西方之数为七，故曰"眚于七"。水运不及之岁，冬之封藏之气失司，冬反温暖，蛰虫不藏，草木荣秀，邪伤于肾，异常气候及其所造成的灾害始于北方，北方之数为一，故曰"眚于一"。见表37。

表 37　五运不及之岁的灾害始发方位及季节

名称	五行属性	年干	灾害始发方位	方位	季节
委和之纪	木运不及	丁	眚于三	东方	春
伏明之纪	火运不及	癸	眚于九	南方	夏
卑监之纪	土运不及	己	眚于四维	中央	长夏
从革之纪	金运不及	乙	眚于七	西方	秋
涸流之纪	水运不及	辛	眚于一	北方	冬

原文中的"委和之纪""伏明之纪""卑监之纪""从革之纪""涸流之纪"依次分别指木运不及之岁、火运不及之岁、土运不及之岁、金运不及之岁、水运不及之岁。见表38。

表 38　五运三纪之名称

岁运	木	火	土	金	水
太过之岁	发生	赫曦	敦阜	坚成	流衍
不及之岁	委和	伏明	卑监	从革	涸流
平气之岁	敷和	升明	备化	审平	静顺

《素问·六元正纪大论》也指出了六十年甲子周期中的三十个岁运不及之纪的异常气候及其所造成的灾害始发方位，其含义及异常气候始发方位与《素问·五常政大论》同。

例如，《素问·六元正纪大论》云；"乙丑、乙未岁，上太阴土，中少商金运，下太阳水。热化寒化胜复同，所谓邪气化日也，灾七宫。湿化五，清化四，寒化六，所谓正化日也。其化上苦热，中酸和，下甘热，所谓药食宜也。"意为乙丑、乙未岁，司天之气是太阴湿土，原文"上"，指司天之气；岁运为金运不及，原文"中"，指岁运；"少商"，指金运不及；在泉之气是太阳寒水，原文"下"，指在泉之气。原文"灾七宫"，指的就是异常气候及其所致的灾害发生的方位。"七"，即前文讲的洛书中以数字代表的方位，代表西方。

将《素问·六元正纪大论》中的三十个五运不及之岁的异常气候及所致灾害始发方位归纳如表39。

表39　五运不及之岁灾害始发方位及季节

干支年		岁运	灾	方位	季节
乙丑　乙未 乙亥　乙巳 乙酉　乙卯		金运不及之岁	灾七宫	西方	秋
丁卯　丁酉 丁丑　丁未 丁亥　丁巳		木运不及之岁	灾三宫	东方	春
己巳　己亥 己卯　己酉 己丑　己未		土运不及之岁	灾五宫	中央	长夏
辛未　辛丑 辛巳　辛亥 辛卯　辛酉		水运不及之岁	灾一宫	北方	冬

续表

干支年	岁运	灾	方位	季节
癸酉　癸卯 癸未　癸丑 癸巳　癸亥	火运不及之岁	灾九宫	南方	夏

原文中"湿化五，清化四，寒化六"，其中的数字是在河图中代表的方位。河图与洛书方位一致，即上南、下北、左东、右西。北方一、六，南方二、七，东方三、八，西方四、九，中

央五、十。北、南、东、西、中的数字分别是五行的生数一、二、三、四、五和五行的成数六、七、八、九、十。奇数为阳，用空心圆表示；偶数为阴，用实心圆表示。见图40。

"湿化五，清化四，寒化六"，指司天之气太阴湿土，其气化表现比较明显的季节

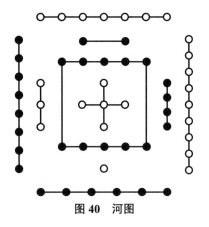

图40　河图

和地域是长夏、中央；在泉之气太阳寒水，其气化表现比较明显的季节和地域是冬季、北方；岁运金（清）的气化表现比较明显的季节和地域为秋、西方。清，代表凉。

（十）易发温疫的六气时段

据《素问·六元正纪大论》，易发温疫及暴病的六气时段是有规律可循的。按照年支将各岁温疫及暴病易发时段归纳如表40。

表40　各岁温疫及暴病易发时段表

年支	干支年	司天之气	在泉之气	初之气 大寒至春分	二之气 春分至小满	三之气 小满至大暑	四之气 大暑至秋分	五之气 秋分至小雪	终之气 小雪至大寒
子午	壬子 戊子 甲子 庚子 丙子 壬午 戊午 甲午 庚午 丙午	少阴君火	阳明燥金			气厥	黄瘅	病温	
丑未	丁丑 癸丑 己丑 乙丑 辛丑 丁未 癸未 己未 乙未 辛未	太阴湿土	太阳寒水		温厉大行		血暴溢疟		孕乃死
寅申	壬寅 戊寅 甲寅 庚寅 丙寅 壬申 戊申 甲申 庚申 丙申	少阳相火	厥阴风木	温病	脓疮	暴死			
卯酉	丁卯 癸卯 己卯 乙卯 辛卯 丁酉 癸酉 己酉 乙酉 辛酉	阳明燥金	少阴君火	民乃厉	厉大至		暴仆疟		病温
辰戌	壬辰 戊辰 甲辰 庚辰 丙辰 壬戌 戊戌 甲戌 庚戌 丙戌	太阳寒水	太阴湿土			死			孕乃死
巳亥	丁巳 癸巳 己巳 乙巳 辛巳 丁亥 癸亥 己亥 乙亥 辛亥	厥阴风木	少阳相火				黄瘅		温厉

（十一）六十年运气与民病辨治

《黄帝内经》五运六气理论研究六十年气候变化规律与民病有以下两个特点：一是民病与岁运相关；二是民病与六气客气相关。如壬辰、壬戌岁，此两年岁运为木运太过，故"其病眩掉目瞑"。再如年支为丑未的年份，该年二之气客气为少阴君火，所以"其病温厉大行，远近咸若"。根据《素问·六元正纪大论》归纳各岁民病，详见图41～46。

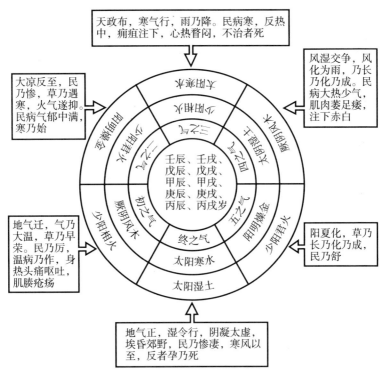

图 41　辰戌岁主气、客气、气候与民病

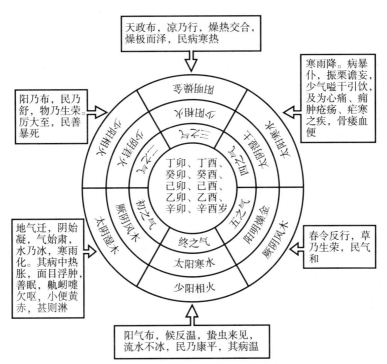

图 42　卯酉岁主气、客气、气候与民病

火反郁，白埃四起，云趋雨府，风不胜湿，雨乃零，民乃康。其病热郁于上，咳逆呕吐，疮发于中，胸嗌不利，头痛身热，昏愦脓疮

天政布，炎暑至，少阳临上，雨乃涯。民病热中，聋瞑血溢，脓疮咳呕，鼽衄渴嚏欠，喉痹目赤，善暴死

凉乃至，炎暑间化，白露降，民气和平，其病满身重

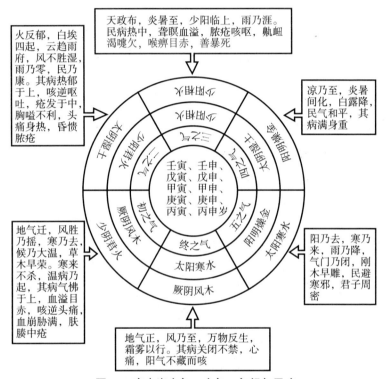

地气迁，风胜乃摇，寒乃去，候乃大温，草木早荣。寒来不杀，温病乃起，其病气怫于上，血溢目赤，咳逆头痛，血崩胁满，肤腠中疮

阳乃去，寒乃来，雨乃降，气门乃闭，刚木早雕，民避寒邪，君子周密

地气正，风乃至，万物反生，霜雾以行。其病关闭不禁，心痛，阳气不藏而咳

图 43　寅申岁主气、客气、气候与民病

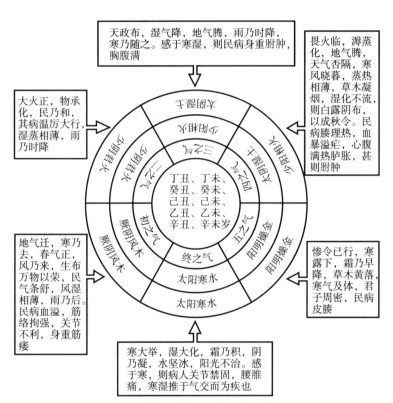

天政布，湿气降，地气腾，雨乃时降，寒乃随之。感于寒湿，则民病身重胕肿，胸腹满

畏火临，溽蒸化，地气腾，天气否隔，寒风晓暮，蒸热相薄，草木凝烟，湿化不流，则白露阴布，以成秋令。民病腠理热，血暴溢疟，心腹满热胪胀，甚则胕肿

大火正，物承化，民乃和，其病温厉大行，湿蒸相薄，雨乃时降

地气迁，寒乃去，春气正，风乃来，生布万物以荣，民气条舒，风湿相薄，雨乃后。民病血溢，筋络拘强，关节不利，身重筋痿

惨令已行，寒露下，霜乃早降，草木黄落，寒气及体，君子周密，民病皮腠

寒大举，湿大化，霜乃积，阴乃凝，水坚冰，阳光不治。感于寒，则病人关节禁固，腰脽痛，寒湿推于气交而为疾也

图 44　丑未岁主气、客气、气候与民病

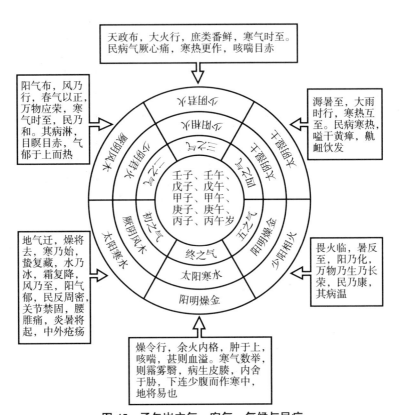

图 45　子午岁主气、客气、气候与民病

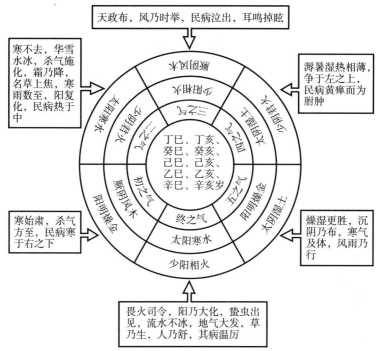

图 46 己亥岁主气、客气、气候与民病

《素问·六元正纪大论》认为各岁气候、物候、民病受该年岁运、司天、在泉影响，并提出了相应的治则治法。如卯酉岁，该年阳明燥金司天，少阴君火在泉，故该年气候"阳专其令，炎暑大行……多阳少阴，云趋雨府，湿化乃敷"；物候呈现出"燥极而泽，间谷命太者……蛰虫乃见，流水不冰"的情况；民病"咳嗌塞，寒热发，暴振栗癃閟"。治宜"以咸以苦以辛，汗之清之散之"等。各岁气候、物候、民病与治法的归纳详见表41，各岁岁运变化、民病（胜复）及四气五味组方原则的归纳见表42～47。

表 41 各岁气候、物候、民病与治法表

年岁	司天	在泉	气化运行	气候、物候					民病	治则治法
				气候	谷	政	令	应星		
辰戌	太阳寒水	太阴湿土	先天	天气肃，地气静，寒临大虚，阳气不令，泽无阳焰，则火发待时。少阳中治，时雨乃涯，止极雨散，还于太阴，云朝北极，湿化乃布，泽流万物，寒敷于上，雷动于下，寒湿之气，持于气交	玄黅	肃	徐	镇星	寒湿，发肌肉萎，足萎不收，濡泻，血溢	岁宜苦以燥之温之，必折其郁气，先资其化源，抑其运气，扶其不胜，无使暴过而生其疾。食岁谷以全其真，食间谷以安其正。适气同异，多少制之，同寒湿者燥热化，异寒湿者燥湿化，故同者多之，异者少之。有假者反常，反是者病，所谓时也

续表

年岁	司天	在泉	气化运行	气候、物候 气候	谷	政	令	应星	民病	治则治法
卯酉岁	阳明燥金	少阴君火	后天	天气急，地气明，阳专其令，炎暑大行，物燥以坚，淳风乃治，风燥横运，流于气交，多阳少阴，云趋雨府，湿化乃敷。燥极而泽。同谷命太者，其耗白甲品羽，金火合德。流水不冰，蛰虫乃见。清先而劲，毛虫乃死，热后而暴，介虫乃殃，其发躁，胜复之作，扰而大乱，清热之气，持于气交	白丹	切	暴	太白荧惑	咳嗌塞寒热发暴，振栗癃閟	食岁谷以安其气，食间谷以去其邪，岁宜以咸以苦以辛，汗之清之散之，安其运气，无使受邪，折其郁气，资其化源。以寒热轻重少多其制，同热者多天化，同清者多地化，有假者反之，此其道也。反是者，乱天地之经，扰阴阳之纪也 用凉远凉，用热远热，用寒远寒，用温远温，食宜同法

续表

年岁	司天	在泉	气候、物候							民病	治则治法
			气化运行	气候	谷	政	令	应星			
寅申	少阳相火	厥阴风木	先天	天气正，地气扰，风乃暴举，木偃沙飞，炎火乃流，阴行阳化，雨乃时应，故风热参布，云物沸腾，太阴横流，寒乃时至，凉雨并起	丹苍	严	扰	荧惑岁星		寒中，外发疮疡，内为泄满。故圣人遇之，和而不争。往复之作，民病寒热疟泄，聋瞑呕吐，上怫肿色变	抑其运气，赞所不胜，必折其郁气，先取化源，暴过不生，苛疾不起。故岁宜咸辛宜酸，渗之泄之，渍之发之，观气寒温以调其过，同风热者多寒化，异风热者少寒化。假者反之，反是者病之阶也 用热远热，用温远温，用寒远寒，用凉远凉，食宜同法

续表

年岁	司天	在泉	气候、物候		合	政	令	应星	民病	治则治法
			气化运行	气候						
丑未	太阴湿土	太阳寒水	后天	阴专其政，阳气退辟，大风时起，天气下降，地气上腾，原野昏霿，白埃四起，云奔南极，寒雨数至，物成于差夏。湿寒合德，黄黑埃昏，流行气交。故阴凝于上，寒积于下，寒水胜火，则为冰雹，阳光不治，杀气乃行。故有余宜高，不及宜下，有余宜晚，不及宜早，土之利，气之化也，民气亦从之，间谷命其太也	黅玄	肃	寂	镇星 辰星	民病寒湿，身膜愤，胕肿，痞逆寒厥拘急	必折其郁气，而取化源，益其岁气，无使邪胜，食岁谷以全其真，食间谷以保其精。故岁宜以苦燥之温之，甚者发之泄之。不发不泄，则湿气外溢，肉溃皮拆而水血交流。必赞其阳火，令御甚寒，从气异同，少多其判也，同寒者以热化，同湿者以燥化，异者少之，同者多之，此其道也，反是者病也，用凉远凉，用寒远寒，用温远温，用热远热，食宜同法

续表

年岁	司天	在泉	气化运行	气候、物候					民病	治则治法
				气候	合	政	令	应星		
子午	少阴君火	阳明燥金	先天	地气肃，天气明，云驰雨府，寒交暑，热加燥，湿化乃行，时雨乃降，金火合德	丹白	明	切	荧惑、太白	水火寒热持于气交而为病也。热病生于上，清病生于下，寒热凌犯而争于中，民病咳喘，血溢血泄鼽嚏，目赤眦疡，寒厥入胃，心痛腰痛，腹大嗌干肿上	必抑其运气，资其岁胜，折其郁发，先取化源，无使暴过而生其病也。食岁谷以全真气，食间谷以辟虚邪。岁宜咸以软之，而调其上，甚则以苦发之；以酸收之，而安其下，甚则以苦泄之。适气同天异气者多少之，同寒湿者以寒化，同地气者以温化，此其道也，反是者病作矣。用热远热，用凉远凉，用寒远寒，食宜同法

续表

年岁	司天	在泉	气化运行	气候、物候					民病	治则治法
				气候	合	政	令	应星		
巳亥岁	厥阴风木	少阳相火	后天，诸气正岁，气化运行同天	天气扰，地气正，风生高远，炎热从之，云趋雨府，湿化乃行，风火同德。同谷文角品羽，风气耗文者，其耗文角品羽。风胜复更作，蛰虫来见，流水不冰	苍丹	挠	速	岁星、荧惑	热病行于下，风病行于上，风燥胜复形于中	必折其郁气，资其化源，赞其运气，无使邪胜。岁宜以辛调上，以咸调下，畏火之气，无妄犯之。有假反常，此之道也，反是者病 用温远温，用热远热，用凉远凉，用寒远寒，食宜同法

表42　辰戌岁岁运变化、民病及四气五味组方原则

年份	岁运	司天	在泉	五运	初运	二运	三运	四运	终运	运	化	变	病	异常气候起始方位	上	中	下	药食宜也
壬辰、壬戌	木运太过	太阳寒水	太阴湿土	主运	太角	少徵	太宫	少商	太羽	风	鸣紊启拆	振拉摧拔	眩掉目瞑	寒化六、风化八，雨化五	苦温	酸和	甘温	药食宜也
				客运	太角	少徵	太宫	少商	太羽									
戊辰、戊戌	火运太过	太阳寒水	太阴湿土	主运	少角	太徵	少宫	太商	少羽	热	暄暑郁燠	炎烈沸腾	热郁	寒化六、热化七，湿化五	苦温	甘和	甘温	
				客运	太徵	少宫	太商	少羽	太角									
甲辰、甲戌	土运太过	太阳寒水	太阴湿土	主运	太角	少徵	太宫	少商	太羽	阴埃	柔润重泽	震惊飘骤	湿下重	寒化六、湿化五	苦热	苦温	苦温	
				客运	太宫	少商	太羽	少角	太徵									

续表

年份	岁运	司天	在泉	五运						岁运变化及民病				异常气候起始方位	四气五味组方原则			药食宜也
					初运	二运	三运	四运	终运	运	化	变	病		上	中	下	
庚辰、庚戌	金运太过	太阳寒水	太阴湿土	主运	少角	太徵	少宫	太商	少羽	凉	雾露萧瑟	肃杀雕零	燥、背瞀、胸满	寒化一，清化九，雨化五	苦热	辛温	甘热	药食宜也
				客运	太商	少羽	少角	太徵	少宫									
丙辰、丙戌	水运太过	太阳寒水	太阴湿土	主运	太角	少徵	太宫	少商	太羽	寒	凝惨溧冽	冰雪霜雹	大寒留于溪谷	寒化六，雨化五	苦热	咸温	甘热	
				客运	太羽	太角	少徵	太宫	少商									

表 43　卯酉岁岁运特点、胜复及四气五味组方原则

年份	岁运	司天	在泉	五运 主运	五运 客运	岁运特点	胜复	异常气候起始方位 灾宫	异常气候起始方位 生成数	四气五味组方原则 上	四气五味组方原则 中	四气五味组方原则 下	药食宜也
丁卯、丁酉	木运不及	阳明燥金	少阴君火	少角 太徵 少宫 太商 少羽	少角 太徵 少宫 太商 少羽	风 清 热	清化热化，胜复同	三	燥化九，风化三，热化七	苦小温	辛和	咸寒	药食宜也
癸卯、癸酉	火运不及			太角 少徵 太宫 少商 太羽	少徵 太宫 少商 太羽 少角	热 寒 雨	寒化雨化，胜复同	九	燥化九，热化二	苦小温	咸温	咸寒	
己卯、己酉	土运不及			少角 太徵 少宫 太商 少羽	少宫 太商 少羽 太角 少徵	雨 风 凉	风化清化，胜复同	五	清化九，雨化五，热化七	苦小温	甘和	咸寒	

续表

年份	岁运	司天	在泉	五运		初运	二运	三运	四运	终运	岁运特点	胜复	灾宫	生成数	四气五味组方原则（药食宜也）		
													异常气候起始方位		上	中	下
乙卯、乙酉	金运不及	阳明燥金	少阴君火	主运		太角	少徵	太宫	少商	太羽	凉热寒	热化寒化，胜复同	七	燥化四，清化四，热化二	苦小温	苦和	咸寒
				客运		少商	太羽	太角	少徵	太宫							
辛卯、辛酉	水运不及	阳明燥金	少阴君火	主运		少角	太徵	少宫	太商	少羽	寒雨风	雨化风化，胜复同	一	清化九，寒化一，热化七	苦小温	苦和	咸寒
				客运		少羽	少角	太徵	少宫	太商							

表 44 寅申岁岁运变化、民病及四气五味组方原则

年份	岁运	司天	在泉	五运	初运	二运	三运	四运	终运	运	化	变	病	异常气候起始方位	上	中	下	药食宜也
壬寅、壬申	木运太过	少阳相火	厥阴风木	主运	太角	少徵	太宫	少商	太羽	风鼓	鸣紊启坼	振拉摧拔	掉眩、支肋、惊咳	火化二、风化八	咸寒	酸和	辛凉	药食宜也
				客运	太角	少徵	太宫	少商	太羽									
戊寅、戊申	火运太过	少阳相火	厥阴风木	主运	少角	太徵	少宫	太商	少羽	暑	喧嚣郁懊	炎烈沸腾	上热、郁、血溢、血泄、心痛	火化七、风化三	咸寒	甘和	辛凉	
				客运	太徵	少宫	太商	少羽	太角									
甲寅、甲申	土运太过	少阳相火	厥阴风木	主运	太角	少徵	太宫	少商	太羽	阴雨	柔润重泽	震惊飘骤	体重、胕肿、痞饮	火化二、雨化五、风化八	咸寒	咸和	辛凉	
				客运	太宫	少商	太羽	少角	太徵									

续表

年份	岁运	司天	在泉		初运	二运	三运	四运	终运	运	化	变	病	异常气候起始方位	上	中	下	药食宜也
庚寅、庚申	金运太过	少阳相火	厥阴风木	主运	少角	太徵	少宫	太商	少羽	凉	雾露清切	肃杀凋零	肩背胸中	火化七，清化九，风化三	咸寒	辛温	辛凉	药食宜也
				客运	太商	少羽	少角	太徵	少宫									
丙寅、丙申	水运太过	少阳相火	厥阴风木	主运	太角	少徵	太宫	少商	太羽	寒肃	凝惨凓冽	冰雪霜雹	寒浮肿	火化二，寒化六，风化三	咸寒	咸温	辛温	
				客运	太羽	太角	少徵	太宫	少商									

表 45　丑未岁岁运特点、胜复及四气五味组方原则

年份	岁运	司天	在泉	五运		初运	二运	三运	四运	终运	岁运特点	胜复	灾宫	生成数	四气五味组方原则			药食宜也
															上	中	下	
丁丑、丁未	木运不及	太阴湿土	太阳寒水	主运		少角	太徵	少宫	太商	少羽	风 清 热	清化热化，胜复同	三	雨化五，风化三，寒化一	苦温	辛温	甘热	
				客运		少角	太徵	少宫	太商	少羽								
癸丑、癸未	火运不及	太阴湿土	太阳寒水	主运		太角	少徵	太宫	少商	太羽	热 寒 雨	寒化雨化，胜复同	九	雨化五，火化二，寒化一	苦温	咸温	甘热	
				客运		少徵	太宫	少商	太羽	太角								
己丑、己未	土运不及	太阴湿土	太阳寒水	主运		少角	太徵	少宫	太商	少羽	雨 风 清	风化清化，胜复同	五	雨化五，寒化一	苦热	甘和	甘热	
				客运		少宫	太商	少羽	太角	少徵								

续表

年份	岁运	司天	在泉	五运·主/客运	初运	二运	三运	四运	终运	岁运特点	胜复	异常气候起始方位·灾宫	生成数	四气五味组方原则·上	中	下	药食宜也
乙丑、乙未	金运不及	太阴湿土	太阳寒水	主运	大角	少徵	太宫	少商	太羽	凉 热 寒	热化寒化，胜复同	七	湿化五，清化四，寒化六	苦热	酸和	甘热	
				客运	少商	太羽	太角	少徵	太宫								
辛丑、辛未	水运不及	太阴湿土	太阳寒水	主运	少角	太徵	少宫	太商	少羽	寒 雨 风	雨化风化，胜复同	一	雨化五，寒化一	苦热	苦和	苦热	
				客运	少羽	太角	少徵	太宫	少商								

表 46　子午岁岁运变化、民病及四气五味组方原则

年份	岁运	司天	在泉	五运		初运	二运	三运	四运	终运	岁运变化及民病	运	化	变	病	异常气候起始方位	四气五味组方原则	上	中	下	药食宜也
壬子、壬午	木运太过	少阴君火	阳明燥金		主运	太角	少徵	太宫	少商	太羽		风鼓	鸣紊启拆	振拉摧拔	支满	热化二，风化八，清化四		咸寒	酸凉	酸温	
					客运	太角	少徵	太宫	少商	太羽											
戊子、戊午	火运太过	少阴君火	阳明燥金		主运	少角	太徵	少宫	太商	少羽		炎暑	暄曜郁燠	炎烈沸腾	上热血溢	热化七，清化九		咸寒	甘寒	酸温	
					客运	太徵	少宫	太商	少羽	少角											
甲子、甲午	土运太过				主运	太角	少徵	太宫	少商	太羽		阴雨	柔润时雨	震惊飘骤	中满身重	热化二，雨化五，燥化四		咸寒	苦热	酸热	
					客运	太宫	少商	太羽	太角	少徵											

续表

年份	岁运	司天	在泉	五运	初运	二运	三运	四运	终运	运	化	变	病	异常气候起始方位	上	中	下	药食宜也
庚午、庚子	金运太过	少阴君火	阳明燥金	主运	少角	大徵	少宫	大商	少羽	凉劲	雾露萧瑟	肃杀凋零	下清	热化七、清化九，燥化九	咸寒	辛温	酸温	药食宜也
				客运	大商	少羽	少角	大徵	少宫									
丙子、丙午	水运太过			主运	太角	少徵	太宫	少商	太羽	寒	凝惨凓冽	冰雪霜雹	寒下	热化二、寒化六，清化四	咸寒	咸热	酸温	药食宜也
				客运	太羽	太角	少徵	太宫	少商									

表 47 巳亥岁岁运特点、胜复及四气五味组方原则

年份	岁运	司天	在泉	五运	初运	二运	三运	四运	终运	岁运特点	胜复	灾宫	生成数	上	中	下（药食宜也）
丁巳、丁亥	木运不及	厥阴风木	少阳相火	主运	少角	太徵	少宫	太商	少羽	风清热	清化热化，胜复同	三	风化三，火化七	辛凉	辛和	咸寒
				客运	少角	太徵	少宫	太商	少羽							
癸巳、癸亥	火运不及	厥阴风木	少阳相火	主运	太角	少徵	太宫	少商	太羽	热寒雨	寒化雨化，胜复同	九	风化八，火化二	辛凉	咸和	咸寒
				客运	少徵	太宫	少商	太羽	少角							
己巳、己亥	土运不及	厥阴风木	少阳相火	主运	少角	太徵	少宫	太商	少羽	雨风清	风化清化，胜复同	五	风化三，湿化五，火化七	辛凉	甘和	咸寒
				客运	少宫	太商	少羽	太角	少徵							

续表

年份	岁运	司天	在泉	运别	初运	二运	三运	四运	终运	岁运特点	胜复	灰宫	生成数	上	中	下	药食宜也
乙巳、乙亥	金运不及	厥阴风木	少阳相火	主运	太角	少徵	太宫	少商	太羽	凉热寒	热化寒化，胜复同	七	风化八，清化四，火化二	辛凉	酸和	咸寒	
				客运	少商	太羽	少角	太徵	少宫								
辛巳、辛亥	水运不及			主运	少角	太徵	少宫	太商	少羽	寒雨风	雨化风化，胜复同	一	风化三，寒化一，火化七	辛凉	苦和	咸寒	
				客运	少羽	太角	少徵	太宫	少商								

四、五运六气方剂举隅

(一)《局方》神仙百解散

宋代《太平惠民和剂局方》中的神仙百解散为治时疫之方。该方解表发散、调畅三焦,适用于冬春之疫,夏秋时疫则随症化裁加减。见表48。

表48　神仙百解散

组成	时令	加减	主治病证	用法及注意事项
山茵陈、柴胡(去芦)、前胡(生姜制,炒)、人参、羌活、独活、甘草、苍术(米泔浸,剉,炒)、干葛、白芍药、升麻、防风(去苗)、藁本(去芦)、藿香(去梗)、白术、半夏(姜汁炙)各一两	春	立春以后不加减	治伤寒遍身疼痛,百节拘急,头目昏痛,肢体劳倦,壮热憎寒,神志不爽;感冒瘟疫瘴气。常服辟瘟疫,治劳倦	上为细末。每服三钱,水一盏半,姜三片,枣二个,煎至一盏,热服,不计时候,并进二服。如要表散,加葱白三寸,淡豆豉三十粒,同煎服,以衣被盖覆,汗出而愈
	夏	立夏以后一料加柴胡一分,赤茯苓、当归各半两		
	秋	立秋以后减柴胡一分,不用当归、茯苓,只加干姜(炮)、肉桂(去粗皮)各一分,麻黄(去节)半两		
	冬	立冬以后不加减。一方无当归,有黄芩(去芦)半两		

（二）何大任运气方

宋·何大任《太医局诸科程文格》载运气方九首。九首运气方用药均为正一辅二，所用药物与岁运、司天、在泉属性相关，六气各时段用药的四气五味之性依据各时段客气的性质而定。客气为厥阴风木，宜辛凉之药；客气为少阴君火，宜咸寒之药；客气为太阴湿土，宜苦热之药；客气为少阳相火，宜咸冷之药；客气为阳明燥金，宜苦温之药；客气为太阳寒水，宜甘热之药。见表49。

表 49　何大任运气方

年份	岁运	司天	在泉	客气用药	调一岁之方	药物组成
甲子	太宫土运	少阴君火	阳明燥金	初之气宜用甘热之药 二之气宜用辛凉之药 三之气宜用咸寒之药 四之气宜用苦热之药 五之气宜用咸冷之药 终之气宜用苦温之药	附子汤	附子为正，用一两；干姜、术为辅，用半两；地胆为使，用一两；防风、地榆、秦椒为使，用半两

年份	岁运	司天	在泉	客气用药	调一岁之方	药物组成
乙丑	少商金运	太阴湿土	太阳寒水	初之气宜用辛凉之药	附子汤	附子为正,用一两;干姜、术为辅,用半两;地胆为使,用一两;防风、地榆、秦椒为使,用半两
				二之气宜用咸寒之药		
				三之气宜用苦热之药		
				四之气宜用咸冷之药		
				五之气宜用苦温之药		
				终之气宜用甘热之药		
丙辰	太羽水运	太阳寒水	太阴湿土	初之气宜用咸冷之药	附子汤	附子为正,用一两;术、甘草为辅,用半两
				二之气宜用苦温之药		
				三之气宜用甘热之药		
				四之气宜用辛凉之药		
				五之气宜用咸寒之药		
				终之气宜用苦热之药		

续表

年份	岁运	司天	在泉	客气用药	调一岁之方	药物组成
庚午	太商金运	少阴君火	阳明燥金	初之气宜用甘热之药	厚朴汤	厚朴为正，用二两；天雄、干姜为辅，用一两
				二之气宜用辛凉之药		
				三之气宜用咸寒之药		
				四之气宜用苦热之药		
				五之气宜用咸冷之药		
				终之气宜用苦温之药		
癸酉	少徵火运	阳明燥金	少阴君火	初之气宜用苦热之药	升麻汤	升麻为正，用一两；人参、前胡为辅，用半两
				二之气宜用咸冷之药		
				三之气宜用苦温之药		
				四之气宜用甘热之药		
				五之气宜用辛凉之药		
				终之气宜用咸寒之药		

年份	岁运	司天	在泉	客气用药	调一岁之方	药物组成
癸丑	少徵火运	太阴湿土	太阳寒水	初之气宜用辛凉之药	人参汤	人参为正，用一两；术、甘草为辅，用半两；茯苓、防风、地榆、干漆、苦参为使，用半两
				二之气宜用咸寒之药		
				三之气宜用苦热之药		
				四之气宜用咸冷之药		
				五之气宜用苦温之药		
				终之气宜用甘热之药		
甲寅	太宫土运	少阳相火	厥阴风木	初之气宜用咸寒之药	人参汤	人参为正，用一两；麦门冬、甘草为辅，用半两；茯苓、术、干漆、苦参为使，用半两
				二之气宜用苦热之药		
				三之气宜用咸冷之药		
				四之气宜用苦温之药		
				五之气宜用甘热之药		
				终之气宜用辛凉之药		

续表

年份	岁运	司天	在泉	客气用药	调一岁之方	药物组成
甲戌	太宫土运	太阳寒水	太阴湿土	初之气宜用咸冷之药	附子汤	附子为正，用一两；术、干姜为辅，用半两
				二之气宜用苦温之药		
				三之气宜用甘热之药		
				四之气宜用辛凉之药		
				五之气宜用咸寒之药		
				终之气宜用苦热之药		
己巳	少宫土运	厥阴风木	少阳相火	初之气宜用苦温之药	细辛汤	细辛为正，用一两；防风、泽泻为辅，用半两
				二之气宜用甘热之药		
				三之气宜用辛凉之药		
				四之气宜用咸寒之药		
				五之气宜用苦热之药		
				终之气宜用咸冷之药		

（三）陈无择运气方

宋·陈无择《三因极一病证方论》载运气方十六首。其中，五运时气民病证治十首，六气时行民病证治六首。此十六首方剂，根据五运六气气候特点制方，并依据六气时段主客之气变化加减化裁。见表 50 ～ 55。

表 50　陈无择五运方

岁运	用方	药物组成	病机	主治	症状表现
岁木太过	苓术汤	白茯苓、厚朴（姜汁制，炒）、白术、青皮、干姜（炮）、半夏（汤洗去滑）、草果（去皮）、甘草（炙）各等分	脾土受邪，为金所复	脾胃感风，飧泄注下，肠鸣腹满，四肢重滞，忽忽善怒，眩冒颠晕，或左胁偏疼	民病飧泄，食减，体重，烦冤，肠鸣，胁支满，甚则忽忽善怒，眩冒癫疾，为金所复，则反胁痛而吐，甚则冲阳绝者死
岁火太过	麦门冬汤	麦门冬（去心）、香白芷、半夏（汤洗去滑）、竹叶、甘草（炙）、钟乳粉、桑白皮、紫菀（取茸）、人参各等分	肺金受邪，为水所复	肺经受热，上气咳喘，咯血痰壅，嗌干耳聋，泄泻，胸胁满，痛连肩背，两臂膊疼，息高	民病疟，少气咳喘，血溢泄泻，嗌燥耳聋，中热，肩背热甚，胸中痛，胁支满，背髃并两臂痛，身热骨痛，而为浸淫，谵妄狂越，咳喘息鸣，血溢泄泻不已，甚则大渊绝者死
岁土太过	附子山茱萸	附子（炮，去皮脐）、山茱萸各一两，木瓜干、乌梅各半两，半夏（汤洗去滑）、肉豆蔻各三分，丁香、藿香各一分	肾水受邪，为风所复	肾经受湿，腹痛寒厥，足痿不收，腰椎痛，行步艰难，甚则中满，食不下，或肠鸣溏泄	民病腹痛清厥，意不乐，体重烦冤，甚则肌肉痿，足痿不收，行善瘛，脚下痛，中满食减，四肢不举，腹胀，溏泄肠鸣，甚则太溪绝者死

续表

岁运	用方	药物组成	病机	主治	症状表现
岁金太过	牛膝木瓜汤	牛膝（酒浸）、木瓜各一两，芍药、杜仲（去皮，姜制，炒丝断）、枸杞子、黄松节、菟丝子（酒浸）、天麻各三分，甘草（炙）半两	肝木受邪，为火所复	肝虚遇岁气，燥湿更胜，胁连小腹拘急疼痛，耳聋目赤，咳逆，肩背连尻、阴、股、膝、髀、腨、胻皆痛，悉主之	民病胁、小腹痛，目赤眦疡，耳无闻，体重烦冤，胸痛引背，胁满引小腹，甚则喘咳逆气，背、肩、尻、阴、股、膝、髀、腨、胻、足痛，暴痛，肢胁不可反侧，咳逆甚而血溢，太冲绝者死
岁水太过	川连茯苓汤	黄连、茯苓各一两，麦门冬（去心）、车前子（炒）、通草、远志（去心，姜汁制炒）各半两，半夏（汤洗去滑）、黄芩、甘草（炙）各一分	邪害心火，为土所复	心虚为寒冷所中，身热心躁，手足反寒，心腹肿病，喘咳自汗，甚则大肠便血	民病身热烦心，躁悸阴厥，上下中寒，谵妄心痛，甚则腹大，胫肿喘咳，寝汗憎风，腹满，肠鸣溏泄，食不化，渴而妄冒，甚则神门绝者死
岁木不及	苁蓉牛膝汤	肉苁蓉（酒浸）、牛膝（酒浸）、木瓜干、白芍药、熟地黄、当归、甘草（炙）各等分	燥乃盛行，为火所复	肝虚为燥热所伤，肢胁并小腹痛，肠鸣溏泄，或发热，遍体疮疡，咳嗽肢满，鼻衄	民病中清，肢胁小腹痛，肠鸣溏泄。为火所复，则反寒热，疮疡痤痱痈肿，咳而衄

续表

岁运	用方	药物组成	病机	主治	症状表现
岁火不及	黄芪茯神汤	黄芪、茯神、远志（去心，姜汁腌炒）、紫河车、酸枣仁（炒）各等分	寒乃盛行，为土所复	心虚夹寒，心胸中痛，两胁连肩背，肢满噎塞，郁冒蒙昧，髋髀挛痛，不能屈伸，或下利溏泄，饮食不进，腹痛，手足痿痹，不能任身	民病胸痛，胁支满，膺、背、肩胛、两臂内痛，郁冒蒙昧，心痛暴喑，甚则屈不能伸，髋髀如别，反惊，溏，食饮不下，寒中，肠鸣，泄注，腹痛，暴挛，痿痹，足不能任身
岁土不及	白术厚朴汤	白术、厚朴（姜炒）、半夏（汤洗）、桂心、藿香、青皮各三两，干姜（炮）、甘草（炙）各半两	风气盛行，为金所复	脾虚风冷所伤，心腹胀满疼痛，四肢筋骨重弱，肌肉𥆧动酸瘛，善怒，霍乱吐泻，或胸胁暴痛，下引小腹，善太息，食少失味	民病飧泄霍乱，体重腹痛，筋骨繇复，肌肉𥆧酸，善怒，胸胁暴痛，下引小腹，善太息，食少，失味
岁金不及	紫菀汤	紫菀茸、白芷、人参、甘草（炙）、黄芪、地骨皮、杏仁（去皮尖）、桑白皮（炙）各等分	炎火盛行，为水所复	肺虚感热，咳嗽喘满，自汗衄血，肩背督重，血便注下，或脑户连囟顶痛，发热，口疮，心痛	民病肩背瞀重，鼽嚏，血便注下，头脑户痛，延及囟顶，发热，口疮，心痛

续表

岁运	用方	药物组成	病机	主治	症状表现
岁水不及	五味子汤	五味子、附子（炮，去皮脐）、巴戟（去心）、鹿茸（燎去毛，酥炙）、山茱萸、熟地黄、杜仲（制炒）各等分	湿乃盛行，为木所复	肾虚坐卧湿地，腰膝重着疼痛，腹胀满，濡泄无度，步行艰难，足痿清厥，甚则浮肿，面色不常，或筋骨并辟，目视䀮䀮，膈中咽痛	民病肿满身重，濡泄寒疡，腰、腘、腨、股、膝痛不便，烦冤足痿，清厥，脚下痛，甚则跗肿，肾气不行，面色时变，筋骨并辟，肉瞤瘛，目视䀮䀮，肌肉胗发，气并膈中，痛于心腹

表 51　陈无择辰戌岁六气方

年份	方剂名称	司天	在泉	药物组成	治法	症状表现	主治	加减
辰戌之岁	静顺汤	太阳司天	太阴在泉	白茯苓、木瓜干各一两，附子（炮，去皮脐）、牛膝（酒浸）各三分，防风（去叉）、诃子（炮，去核）、甘草（炙）、干姜（炮）各半两	甘温以平水，酸苦以抑火，扶其运气，补火，抑其不胜	初之气，民病温疠，热头痛，呕吐，肌腠疮疡。二之气，民病气郁中满。三之气，民病寒，反热中，痈疽注下，中满膺肿。四之气，风湿交争，民病肉痿，足痿注下赤白。五之气，民乃惨。终之气，民乃惨凄	治辰戌岁，民病身热头痛，呕吐，气郁中满膺肿，少气足痿，注下赤白，肌腠疮疡，发为痈疽	自大寒至春分，宜去附子，加枸杞半两；自春分至小满，根据前人参大暑，去附子，枸杞，木瓜、干姜、加人参、生姜、香白芷、地榆各三分；自大暑至秋分，各三分；根据正方，加石榴皮半两；自秋分至小雪，根据正方；自小雪至大寒，去牛膝，加当归、芍药、阿胶炒各三分

表 52　陈无择择卯酉岁六气方

年份	方剂名称	司天	在泉	药物组成	治法	症状表现	主治	加减
卯酉之岁	审平汤	阳明司天	少阴在泉	远志（去心，姜制炒）、紫檀香各一两，天门冬（去心）、山茱萸各三分，白术、白芍药，甘草（炙）、生姜各半两	咸寒以抑火，辛甘以助金，汗之、清之、散之	初之气，民病中热，胀，面目浮肿，善眠，鼽衄，嚏欠，呕吐，小便黄赤，甚则淋。二之气，民病黄赤，甚则淋。三之气，民病暴死。劳病大至，民病热郁，凉气行发。四之气，民病寒热头痛暴仆，谵安，少气，痈肿疮疡，痎疟，寒热，咽肿，便血。渴，振栗，谵安，少气，痈肿疮疡，寒疟，心痛，便血。五之气，民病气瘀，干引饮，寒疟，骨痿，便血。终之气，民病温疟	治卯酉之岁，病者面中热，鼻鼽，浮汗赤黄，小便赤淋，则淋，甚则气行，或劳痎疟，善暴仆，振栗谵安，寒疟痈肿，便血	自大寒至春分，加白茯苓、半夏（汤洗去滑），紫苏、生姜各半两；自春分至小满，加玄参、白薇各半两；自小满至大暑，去远志，加丹参、山茱萸、白术，泽泻各半两；自大暑至秋分，去远志、白术，加车前子各半两；自秋分直至大寒，加酸枣仁，车前各半两，并依正方

表 53 陈无择寅申岁六气方

年份	方剂名称	司天 在泉	药物组成	治法	症状表现	主治	加减
寅申之岁	升明汤	少阳司天 厥阴在泉	紫檀香、车前子(炒)、青皮(汤洗)、半夏(汤洗)、酸枣仁、蔷薇、生姜、甘草(炙)各半两	咸寒以平其上,辛温治内,宜酸泄之、渍之、发之	初之气,民病温,气怫于上,血溢目赤,咳逆头痛,血崩胁满,肤腠生疮。二之气,民病热郁,咳逆呕吐,胸臆不利,头痛身热,昏愦脓疮。三之气,民病热中,聋瞑,血溢脓疮,咳呕鼽衄,渴而欠,喉痹目赤,善暴死。四之气,民病腹满,身重。五之气,寒气及体,君子周密,民避寒邪,君子周密。终之气,民病关闭不禁,心痛,阳气不藏而咳	治黄申之岁,郁热,病者气热,血溢,咳逆,目赤,头痛,呕吐,胁满,胸臆,聋瞑,身重,阳气不藏,疮疡烦躁	自大寒至春分,加玄参各半两;自春分至小满,加丁香一钱,加自小满至大暑,赤芍自大暑至秋分,加茯苓半两;自秋分至小雪,据正方;自小雪至大寒,加五味子半两

表 54　陈无择择丑未岁六气方

年份	方剂名称	司天在泉	药物组成	治法	症状表现	主治	加减
丑未之岁	备化汤	太阴司天　太阳在泉	木瓜干、茯神(去木)各一两，牛膝(酒浸)、附子(炮，去皮脐)各三分，熟地黄、覆盆子各三分，甘草半两，生姜三分	酸以平其上，甘温其中，温以苦下，以苦燥之，温之，甚则发之，泄之，赞其阳火，令御其寒	初之气，民病血溢，筋络拘强，身重筋痿。二之气，民病温厉盛行，远近咸若。三之气，民病身重身肿，胸腹满。四之气，民病腠理热，血暴溢，疟，心腹胀，胸腹满，甚则浮肿。五之气，民病皮肤寒气及体。终之气，民病关节禁固，腰痛	治丑未之岁，病者关节不利，筋脉拘急，身重痿弱，或温厉盛行，远近咸若，或胸腹满闷，甚则浮肿，寒疟，腰腿痛溢	自大寒至春分，根据正方；自春分至小满，去附子，加天麻、防风各半两；自小满至大暑，加泽泻三分，自大暑直至大寒，并根据正方

表 55　陈无择子午岁、巳亥岁六气方

年份	方剂名称	司天	在泉	药物组成	治法	症状表现	主治	加减
子午之岁	正阳汤	少阴司天	阳明在泉	白薇、玄参、川芎、桑白皮（炙）、当归、芍药、旋覆花、甘草（炙）、生姜各半两	咸以平之，其苦热以治其内，咸以软之，苦以发之，酸以收之	初之气，民病关节禁固，腰椎痛，中外疮疡。二之气，气郁而热，民病淋，目赤，心痛。三之气，民病热厥，心痛，寒热更作，咳喘，目赤。四之气，民病黄疸、鼽衄、嗌干、吐饮。五之气，民乃安康。终之气，为疠，甚则血溢。民病上肿咳喘，伏邪于春，下连少腹，而作寒中	治子午之岁，少阴君火司天，阳明燥金在泉，病者关节禁固，腰痛，气郁热，小便淋，目赤心痛，寒热更作，嗌咽吐饮，发鼽衄，甚则连小腹寒中，悉主之	自大寒至春分，加杏仁、升麻各半两；自春分至小满，加茯苓、车前子各半两；自小满至大暑，加麻仁各一分；自大暑至秋分，加荆芥、陈蒿各一分；自秋分至小雪，根据正方；自小雪至大寒，加紫菀、苏子半两
巳亥之岁	敷和汤	厥阴司天	少阳在泉	半夏（汤洗）、枣子、五味子、枳实（麸炒）、茯苓、诃子（炮去核）、干姜（炮）、橘皮、甘草（炙）各半两	辛凉平之，其佐以咸寒调其下	初之气，民病寒于右胁下。二之气，民病热中，耳鸣掉眩。三之气，民病泪出，耳鸣掉眩。四之气，民病黄疸跗肿。五之气，燥湿相胜，寒气及体。终之气，民病温疠	治巳亥之岁，厥阴风木司天，少阳相火在泉，病者中热，耳鸣，胁下痛，泪出掉眩，燥湿相搏，民病黄疸浮肿，时作温疠	自大寒至春分，加鼠黏子一分；自春分至小满，加麦门冬、山药各一分；小满至大暑，加紫苑一分；自大暑至秋分，加泽泻、山栀仁各一分；自秋分直至大寒，并根据正方

（四）汪机运气方

明·汪机《运气易览》载治疗瘟疫方剂二十三首，其中六气主病方六首（见表56），五瘟丹一首，又将陈无择的五运方十首及六气方六首载于书中，只是正阳汤主治病证阙如，备化汤只有方名，未见方中药物组成。

表56　汪机六气方

方名	组成及剂量	作用
风胜燥制火并汤	天南星二两半，北桔梗七钱半，小栀子一两	助燥化制其风
	川黄连八钱五分	泻火抑母（母者，木也）
	青皮二钱半	引诸药至风胜之地
	防风三钱，薄荷一钱	散风之势
水胜湿制风并汤	苍术二两，白术二两半，甘草五钱	助土以制水
	吴茱萸五钱，干姜五钱七分	泻木抑母（母者水也）
	附子一钱	引诸药至水胜之地
火胜寒制湿并汤	黄柏二两半，知母一两	助寒化以制火
	片黄芩五钱，栀子仁四钱	助湿化抑母甚
	黄连一钱	引诸药至火胜之地
土胜风制燥并汤	川芎一两，当归一两半	助风化以制其湿
	南星一两，桑白皮（蜜炙）	泻燥夺母
	大枣五枚	引诸药至湿胜之地
	川草薢八钱	散其湿
金淫热制寒并汤	肉桂二两	助热化以制金甚
	当归一两半	助木生火以制燥胜
	泽泻一两，独活六钱	泻寒以抑母甚
	桔梗三钱半	引诸药至燥胜之地

方名	组成及剂量	作用
火胜阴精制雾泅渎并汤	天门冬三两，生地黄二两半	助水化以制热甚
	柴胡五钱，连翘、黄芩各二钱	入雾泅渎抑甚
	地骨皮、黄柏各二钱	阴诸药至热胜之地

（五）万全瘟疫方

明·万全《万氏家传保命歌括·瘟疫》中，将各时令温病区分为时气自病及感非时之气，认为"因时随病，加减治之，以得汗而解"。又提出人参败毒散、神授香苏散、十神汤、太无神术散、葳蕤汤、五瘟丹的方剂组成、主治病证、适宜年份及时令。见表57、58。

表57 万全时气自病及感非时之气而病用方

时令	时气	自病	自病用方	受邪之脏	非时之气	非时之气用方
春三月	风行于天	风温自病	葳蕤汤	肝木	清反胜之	九味羌活汤
夏三月	火行于天	火热自病	三黄石膏汤	心火	寒反胜之	双解散
长夏	湿行于天	湿气自病	太无神术汤	脾土	风反胜之	羌活胜湿汤
秋三月	清行于天	清气自病	参苏饮	肺金	火反胜之	三黄石膏汤
冬三月	寒行于天	寒气自病	麻黄汤	肾水	热反胜之	十神汤

表58 万全瘟疫方

方名	组成及剂量	主治病证	适用年份或时令
人参败毒散	羌活、独活、柴胡、前胡、川芎、桔梗、枳壳、人参、白茯苓各等分，甘草减半	瘟疫	四时通用
神授香苏散	香附子、紫苏各四两，陈皮、甘草各一两	瘟疫	四时通用
十神汤	川芎、甘草、麻黄、紫苏叶、葛根、升麻、白芷、赤芍、陈皮、香附各一钱	瘟疫大行	时令不正之气
太无神术散	陈皮二钱，苍术、厚朴、香附各一钱，藿香、甘草各一钱半	瘟疫，头痛项强，憎寒壮热，身痛	四时通用
葳蕤汤	葳蕤二钱半，石膏三钱半，麻黄、白薇、羌活、杏仁、甘草、川芎、木香各五分，葛根一钱半	风温、冬温	春冬通用

（六）《医宗金鉴》时气过盛、时气过衰温疫方

《医宗金鉴·运气心法要诀》将五运六气所致疫病，以六气为纲归类，并按照时气过盛、时气过衰归纳主症、治法及用方。见表59、60。

表59 《医宗金鉴》时气过盛温疫方

时气	时气过盛主症	温病	治则	方剂
厥阴风木	风温风热，六脉浮盛，表实壮热，汗少尿涩，或高热，动风惊搐等	温疫	凉泻酸泻	葳蕤汤、银翘散、消毒犀角饮等
少阴君火	心火亢盛，热毒攻心，目赤便闭，高热发斑，神昏痉厥，虚烦懊恼，痰涎谵语等	温疫	寒泻甘泻	三黄石膏汤、凉膈散、栀子豉汤、万氏牛黄清心丸、沉香丸等

续表

时气	时气过盛主症	温病	治则	方剂
太阴湿土	时邪中恶，恶痧瘴疟，壮热发狂，闷乱烦躁，腹痛吐利，舌苔浊腻等	湿热疫	苦泻	玉枢丹、太无神术散、诸葛行军散等
少阳相火	高热迷闷，谵妄斑疹，吐衄，舌绛苔焦，六脉洪盛等	温疫	寒泻甘泻	牛黄七宝膏、紫雪散、犀角地黄汤、安脑牛黄丸、清开灵等
阳明燥金	感冒风寒，发热咽痛，头目昏痛，咳嗽喘憋	凉燥	温泻辛泻	十味芎苏散、参苏饮、香苏饮、金沸草汤等
太阳寒水	发热，恶风恶寒，头身疼痛拘急，苔薄脉浮等	寒疫	热泻咸泻	麻黄汤、十神汤、苏羌饮、神术散、圣散子、香苏散、桂枝黄芩汤

表 60 《医宗金鉴》时气过衰温疫方

时气	时气过衰主症	温病	治则	方剂
厥阴风木	头痛发热，肢体烦痛，疮疹未透，或时行寒疫，胸膈烦闷等	寒疫	温补辛补	九味羌活汤、升麻葛根汤、葛根解肌汤等
少阴君火	发热恶寒，咽喉疼痛，肢节疼痛，烦躁引饮等	寒疫	热补咸补	双解汤、麝香汤、半夏桂甘汤等
太阴湿土	霍乱吐利，时气诸疟，疝癖惊痫，邪气瘴疠，痰厥昏迷等	寒湿疫	甘补	苏合香丸、羌活胜湿汤、败毒散、冲和散等
少阳相火	壮热憎寒，项脊拘急，烦渴闷乱，寒热往来，大小便涩，山岚瘴疟	寒疫	热补咸补	来苏散、神授太乙散、升阳散火汤
阳明燥金	表里俱盛，鼻干面赤，大渴舌燥，气逆咳嗽，咽喉肿痛，大便秘结等	湿热	凉补酸补	三黄石膏汤、栀子金花丸、前胡汤等

时气	时气过衰主症	温病	治则	方剂
太阳寒水	发热头痛，咽干舌强，涕唾稠黏，胸痛痞满，烦冤足痿，面赤舌红等	温疫	寒补苦补	葳蕤汤、柴胡石膏散等

（七）马印麟五郁方

清·马印麟《瘟疫发源》载治瘟疫方七首，其中，运气五瘟丹是治疗五郁致疫的基础方，运用泻黄散、连翘青黛饮、龙胆泻肝汤、凉膈散、泻白散、竹叶导赤散治疗五郁导致的温疫时时，均要同时配上运气五瘟丹。见表 61。

表 61　马印麟五郁方

五郁为疫	适用方	组成及剂量	主治病证
五郁致疫	运气五瘟丹（五郁致疫均以此方为基础）	甘草（甲己年为君）、黄芩（乙庚年为君）、黄柏（丙辛年为君）、栀子（丁壬年为君）、黄连（戊癸年为君）、南香附、真紫苏叶各一两。为君者加一两	专治时行瘟疫，发热头痛，身痛腹痛，无汗，日久不愈，或身目发黄，或发斑、发痧，或谵语舌苔，或大小便五六日不便等症，并暑月一切热证
木郁为疫	龙胆泻肝汤（+运气五瘟丹）	胆黄、黄芩、栀子、泽泻、木通、车前、当归、生地黄、柴胡、甘草（生）各一钱	治肝胆经受病，实火湿热，胁痛耳聋，胆溢口苦，躁扰狂越，头晕目眩，胃胁痞塞，咽嗌不利，肠胃燥涩等症

五郁为疫	适用方	组成及剂量	主治病证
君火郁为疫	竹叶导赤散（＋运气五瘟丹）	生地黄二钱，木通一钱，淡竹叶一钱五分，连翘一钱，大黄一钱，栀子一钱，黄芩一钱，薄荷八分，黄连八分，甘草梢八分	治心与小肠受病，治一切火热，表里俱盛，狂躁烦心，口燥咽干，大热干呕，错语不眠，吐血衄血，热甚发斑，便赤淋痛，口糜舌疮，大便燥结等症
相火郁为疫	凉膈散（＋运气五瘟丹）	连翘四钱，大黄（酒浸）、芒硝各二钱，生甘草二钱，栀子（炒）一钱，黄芩一钱五分，薄荷一钱，知母二钱	治相火上盛，中焦燥实，烦躁口渴，目赤头眩，口疮唇裂，吐血衄血，大小便秘，胃热发斑、发狂等症
土郁为疫	泻黄散（＋运气五瘟丹）	防风四钱，藿香七分，山栀一钱，石膏一钱，生甘草二钱	治脾胃伏火，舌苔口燥，唇干口疮，口臭烦渴等症
金郁为疫	泻白散（＋运气五瘟丹）	桑白皮一钱五分，地骨皮一钱五分，甘草七分，粳米一钱，黄芩一钱	治肺与大肠受病，肺火太盛，皮肤蒸热，洒淅寒热，日晡尤甚，咳嗽气急，烦热口渴，胸膈不利等症
水郁为疫	连翘青黛饮（＋运气五瘟丹）	青黛八分，元参一钱，泽泻一钱，知母一钱，连翘一钱，童便一盅	治脾肾受伤，以致面赤身黄，体重烦渴，口燥舌苔，头面肿大，咽喉不利，大小便涩滞，发斑发疹等症

（八）陶弘景六合神方

梁代医家陶弘景《辅行诀五脏用药法要》中，载有治疗天行疾病之六合神方。六合神方，应春、夏、秋、冬季日月初升之时位，书中称此六方"六合之正精，升降阴阳，交互金木，既济水火，乃神明之剂"，"应天地之气化，调五脏气化之失常"。该著还载有调治五脏的五脏大小补泻时恙方，作用是平调五脏，祛除四时不正治邪气。见表 62、63。

表 62　陶弘景六合神方

六合方名	组成	主治病证	症状表现	特点	所应时位	所应五脏
小阳旦汤	同桂枝汤	治天行病发热	汗自出而恶风，鼻鸣干呕，脉弱	阳旦者，升阳之方，以黄芪为主	立春，东北，阴尽阳出，日之初升	脾土
大阳旦汤	黄芪建中汤加黄芪	治凡病自汗出不止	气息惙惙，身劳无力，每恶风凉，腹中拘急，不欲饮食，皆宜此方。若脉虚者，更为切症			
小阴旦汤	黄芩汤加生姜	治天行病身热	汗出，头目痛，腹中痛，干呕下利者	阴旦者，扶阴之方，以柴胡为主	立秋，西南，月之初升	
大阴旦汤	同小柴胡汤加芍药	治凡病头目眩晕	咽中干，每喜干呕，食不下，心中烦满，胸胁支痛，往来寒热者			
小青龙汤	同麻黄汤	治天行病发热	恶寒，汗不出而喘，身疼痛，脉紧者	青龙者，宣发之方，以麻黄为主	春，东方，升发	肝木
大青龙汤	同小青龙汤	治天行病	表不解，心下有水气，干呕，发热而喘咳不已者			

六合方名	组成	主治病证	症状表现	特点	所应时位	所应五脏
小白虎汤	同白虎汤	治天行热病	大汗出不止，口舌干燥，饮水数升不已，脉洪大者	白虎者，收重之方，以石膏为主	秋，方，降 西敛	肺金
大白虎汤	同竹叶石膏汤		心中烦热，时自汗出，口舌干燥，渴欲饮水，时呷嗽不已，久久不解者			
小朱鸟汤	同黄连阿胶鸡子黄汤		心气不足，内生烦热，坐卧不安，时时下利，纯血如鸡鸭肝者	朱鸟者，清滋之方，以鸡子黄为主	夏，方，热 南火	心火
大朱鸟汤	黄连阿胶鸡子黄汤加人参、干姜		重下，恶毒痢，痢下纯血，日数十行，弱瘦如柴，心中不安，腹中绞急，痛如刀刺者			
小玄武汤	同真武汤	治天行病	肾气不足，内生虚寒，小便不利，腹中痛，四肢冷者	玄武者，温渗之方，以附子为主	冬，方，水 北寒	肾水
大玄武汤	真武汤去生姜加干姜、人参、炙甘草		肾气虚疲，少腹冷，腰背沉重，四肢清冷，小便不利，大便鸭溏，日十余行，气惙力弱者			

表 63 《辅行诀五脏用药法要》五脏大小补泻时羞方

时令	邪之所在	作用及方名		药物组成	主治病证
春	邪在肝	泻	小泻肝汤	枳实、芍药、生姜	肝实病，两胁下痛，痛引少腹，少腹迫急者
			大泻肝汤	枳实、芍药、炙甘草、黄芩、大黄、干姜	治头痛，目赤，时多恚怒，胁下支满而痛，痛连少腹，迫急无奈者
		补	小补肝汤	桂枝、干姜、五味子、大枣	心中恐疑不安，时多噩梦，气上冲心，越汗出，头目眩晕
			大补肝汤	桂心、干姜、五味子、旋覆花、代赭石、竹叶、大枣	肝气虚，其人恐惧不安，气自少腹上冲咽，呃声不止，头目苦眩，不能坐起，汗出，心悸，干呕不能食，脉弱而结
夏	邪在心	泻	小泻心汤（一）	栀子、龙胆草、戎盐	心中急痛，胁下支满，气逆攻注膺背肩胛间，不可饮食，饮食则反笃
			小泻心汤（二）	黄连、黄芩、大黄	胸胁支满，心中跳动不安
			大泻心汤（一）	龙胆草、栀子、戎盐、苦参、升麻、豉	暴得心腹痛，痛如刀刺，欲吐不吐，欲下不下，心中懊侬，胁背膺胸支满，腹中迫急不可耐
			大泻心汤（二）	黄连、黄芩、大黄、芍药、干姜、甘草	心中虚烦，怔忡不安，胸膺痞满，口中苦，舌上生疮，面赤如新妆，或吐血、衄血、下血

时令	邪之所在	作用及方名		药物组成	主治病证
		补	小补心汤（一）	瓜蒌、薤白、半夏	胸痹不得卧，心痛彻背，背痛彻心
			小补心汤（二）	代赭石、旋覆花、竹叶、淡豉	血气虚少，心中动悸，时而悲泣，烦躁，汗自出，气噎，不欲食，脉实而结
			大补心汤（一）	瓜蒌、薤白、半夏、枳实、厚朴、桂枝	胸痹，心中痞满，气结在胸，时从胁下逆抢心，心痛无奈
			大补心汤（二）	代赭石、旋覆花、竹叶、甘草、淡豉、人参、干姜	心中虚烦懊恼，心中不安，怔忡如车马惊，饮食无味，干呕气噎，时或多唾者，其人脉结而微
长夏	邪在脾	泻	小泻脾汤	附子、干姜、甘草	脾气实，下利清谷，里寒外热，肢冷脉微
			大泻脾汤	附子、干姜、甘草、大黄、枳实、黄芩	腹中胀满，干呕，不能食，欲利不得，或久利不止
		补	小补脾汤	人参、甘草、干姜、术	饮食不消，时自吐利，吐利已，心中善饥，无力，身重，足痿，善转筋
			大补脾汤	人参、甘草、干姜、术、麦门冬、五味子、旋覆花	饮食不消，时自吐利，其人骨瘦如柴，立不可动转，口中苦，干渴汗出，气急，脉微而结

续表

时令	邪之所在	作用及方名		药物组成	主治病证
秋	邪在肺	泻	小泻肺汤	葶苈子、大黄、枳实	咳喘上气，胸中迫满，不可卧
			大泻肺汤	葶苈子、大黄、枳实、甘草、黄芩、干姜	胸中有痰涎，喘息不得卧，大小便闭，身面肿迫满，欲得气利
		补	小补肺汤	麦门冬、五味子、旋覆花、细辛	汗出，口渴，少气不足息，胸中痛，脉虚
			大补肺汤	麦门冬、五味子、旋覆花、细辛、地黄、竹叶、甘草	烦热汗出，少气不足息，口苦干渴，耳聋，脉虚而数
冬	邪在肾	泻	小泻肾汤	茯苓、甘草、黄芩	小便赤少，少腹满，时足胫肿
			大泻肾汤	茯苓、甘草、黄芩、芍药、枳实、干姜	小便赤少，或时溺血，少腹迫满而痛，腰中沉重如折，耳鸣
		补	小补肾汤	地黄、竹叶、甘草、泽泻	精气虚少，骨蒸羸弱，脉快
			大补肾汤	地黄、竹叶、甘草、泽泻、桂枝、干姜、五味子	精气虚少，腰痛，骨痿不可行走，虚热冲逆，头眴目眩，小便不利，腹中急满，脉软而快

（九）五瘟丹所见书籍及方剂组成

五瘟丹，明·韩懋《韩氏医通》首载。

明·孙志宏《简明医彀》载五瘟丹，还载普济消毒饮子、二黄汤、水渍法、简便方、鸡子清饮共6首治虾蟆瘟方剂。

明·汪机《运气易览》载《韩氏医通》五瘟丹，还载有五运主方治例10方、六气时行民病证治6方、风胜燥制火并汤、水胜湿制风并汤、火胜寒制温并汤、土胜风制燥并汤、金淫热制寒并汤、火胜阴精制雾洉渎并汤共22首运气方,其中五运主方治例及六气时行民病证治与陈无择的运气方一致。

明·徐春甫《古今医统大全》载有五瘟丹,书中方名为运气五瘟丹,该书还载有败毒散、活人心统方、藿香正气散、九味羌活汤、六神通解散、杂著方、羌活柴胡汤、十神汤、升麻葛根汤、圣散子、普济消毒饮子、荆防败毒散、生庵金汁、三黄石膏汤、神术散、黄连解毒汤、竹叶石膏汤、人参白虎汤等防治瘟疫方剂51首。

明·龚廷贤《万病回春》载《韩氏医通》五瘟丹,还载有辟瘟丹、二圣救苦丸、人参败毒散、牛蒡芩连汤等防治瘟疫方剂共10方,其中人参败毒散四时瘟疫皆可用。

明·万全《万氏家传保命歌括》载《韩氏医通》五瘟丹,书中方名为五瘟丹及代天宣化丸,该书还载有人参败毒散、神授香苏散、十神汤、九味羌活汤、太无神术散、三黄石膏汤、东垣凉膈散、葳蕤汤等防治瘟疫方剂32首。

明·万全《万氏秘传片玉痘疹》载五瘟丹,书中方名为代天宣化丸。

明·王肯堂《幼科证治准绳》载五瘟丹,书中方名为代天宣化丸,该书还载三豆汤、溯源解毒汤、养脾汤、消瘟丹、秘传保婴丹、滋阴三保散、四制白术散、八珍膏、卫元汤、内托至奇汤、滴滴金、犀角地黄汤、茯神汤、野仙独圣散、参苓白术散加减、固真汤、笼金汤、紫霞黄露饮、龙旋散、贞元散、龙蟠饮、谷精龙胆散、消导饮、磨积散、浚牛膏。

明·虞抟《苍生司命》载五瘟丹,书中方名为五瘟丹,该书还载九味羌活汤、败毒散、升麻葛根汤、柴葛解肌汤、小柴胡汤、五苓散、香连丸、白虎汤、三黄石膏汤、犀角地黄汤、大承气汤、小承气汤、调胃承气汤、桃核承气汤、葳蕤汤、大青龙加黄芩、漏芦汤、二黄汤、消毒饮。

明·张介宾《景岳全书》载《韩氏医通》五瘟丹，还载正柴胡饮、十神汤、参苏饮、升麻葛根汤、败毒散、五积散、麻黄汤、桂枝汤、小青龙汤、葛根汤、圣散子、九味羌活汤、柴葛解肌汤、三柴胡饮、归柴胡饮等防治温病方剂96首。

明·孙一奎《赤水玄珠》载五瘟丹，还载藿香正气散、败毒散、五枝汤、六神散、辟瘟丹、神仙百解散、藿苓汤等防治瘟疫方剂34首。

明·武之望《济阳纲目》载五瘟丹，书中方名为五瘟丹，该书还载九味羌活汤、六神通解散、十神汤、人参败毒散、人中黄丸、小柴胡汤、升麻葛根汤、清热解肌汤、柴胡升麻汤、香葛汤、葳蕤汤、大青龙加黄芩汤、白虎加苍术汤、竹叶石膏汤、黄连解毒汤、三黄石膏汤、漏芦汤、消毒丸、黄连橘皮汤、黑奴汤、沃渍法、甘桔汤、丹溪方、老君神明散、圣散子。

清·周扬俊《温热暑疫全书》载《韩氏医通》五瘟丹，书中方名为运气五瘟丹，该书还载黄芩汤、黄芩加半夏生姜汤、甘草汤、桔梗汤、黄连阿胶汤、小承气汤、大承气汤、调胃承气汤、大柴胡汤、双解散、小柴胡汤、栀子豉汤、益元散、凉膈散防治温病方剂14首。

清·马印麟《瘟疫发源》载《韩氏医通》五瘟丹，书中名为运气五瘟丹及凉水金丹，该书还载瘟疫方剂6首，即泻黄散、连翘青黛饮、龙胆泻肝汤、凉膈散、泻白散、竹叶导赤散。

清·沈金鳌《杂病源流犀烛》载《韩氏医通》五瘟丹，还载达原饮、白虎汤、大承气汤、举斑汤、瓜蒂散、清热解肌汤、三消饮、人参白虎汤、大柴胡汤、香苏散、柴胡清燥汤、柴胡承气汤等防治瘟疫方剂 249 首。

清·刘奎《松峰说疫》载五瘟丹，书中方名为松峰审定五瘟丹、凉水金丹及代天宣化丹，该书还载金豆解毒煎、绿糖饮、姜梨饮、葱头粳米粥、洋糖百解饮、掌中金、丹矾取汗方、疗瘟神应丹、除秽靖瘟丹等防治瘟疫方剂 114 首。

清·魏之琇《续名医类案》载五瘟丹，书中方名为五瘟丹。

清·叶霖《痧疹辑要》载五瘟丹，书中方名为代天宣化丸。

清·谢玉琼《麻科活人全书》载五瘟丹，书中方名为代天宣化丸，该书还载消毒保婴丹。

清·凌德《专治麻痧初编·陈氏飞霞删润万氏原本》载五瘟丹，书中方名为重订代天宣化丸，该书还载桂枝葛根汤、升麻葛根合人参白虎汤、荆防败毒散、人参败毒散、胡荽酒、麻黄汤、凉膈散、甘桔汤加石膏知母牛蒡子、人参白虎合黄连解毒汤、元参地黄汤、黄芩汤、黄芩加半夏汤、黄连解毒合天水散、甘桔汤、玉屑无忧散、四神散、养血化斑汤、大青汤、大连翘汤、黄连解毒汤、柴胡橘皮汤、柴胡麦冬汤、柴胡四物汤、导赤散、安神丸、马鸣散、黄芩汤合天水散、香连丸、人参清膈散、门冬清肺汤、溯源解毒汤等方剂。

清·陈复正《幼幼集成》载五瘟丹，书中方名为代天宣化丸，该书还载辰砂散、三豆汤、八正散、通幽汤、连翘升麻葛根汤、加味甘桔汤、橘皮汤、参苓白术散、正气散、人参白虎汤、胃苓汤、四君子汤、四物汤。

清·陆以湉《冷庐医话》载五瘟丹，书中方名为刘松峰之五瘟丹。

民国·吴克潜《儿科要略》载五瘟丹，书中方名为代天宣化丸。

表 63　五瘟丹所见书籍及方剂配伍

书籍	年代及作者	五瘟丹在书中的方名	方剂组成					剂量	适用病证
			年份	君药	臣药	佐药			
《韩氏医通》	明·韩懋	五瘟丹	甲己年	甘草	黄芩、黄栀子、黄柏、黄连、紫苏、香附				
《简明医彀》	明·孙志宏	五瘟丹							
《运气易览》	明·汪机	五瘟丹							
《古今医统大全》	明·徐春甫	运气五瘟丹	乙庚年	黄芩	甘草、黄栀子、黄柏、黄连、紫苏、香附				
《万病回春》	明·龚廷贤	五瘟丹							
《万氏家传保命歌括》	明·万全	五瘟丹、代天宣化丸	丁壬年	黄栀子	甘草、黄芩、黄柏、黄连、紫苏、香附	大黄、朱砂、雄黄	君药倍用，臣药减半，大黄三倍，朱砂、雄黄等分	凡天行瘟病皆可用
《景岳全书》	明·张介宾	五瘟丹							
《济阴纲目》	明·武之望	五瘟丹							
《温热暑疫全书》	清·周扬俊	运气五瘟丹	丙辛年	黄柏	甘草、黄芩、黄栀子、黄连、紫苏、香附				
《瘟疫发源》	清·马印麟	运气五瘟丹、凉水金丹	戊癸年	黄连	甘草、黄芩、黄栀子、黄柏、紫苏、香附				
《杂病源流犀烛》	清·沈金鳌	五瘟丹							

续表

书籍	年代及作者	五瘟丹在书中的方名	方剂组成				剂量	适用病证
			年份	君药	臣药	佐药		
《杂病源流犀烛》	清·沈金鳌	韩飞霞修造五瘟丹	甲己年	人中黄	栀子、黄柏、黄连、黄芩	荆芥穗、防风、紫苏叶、连翘、牛蒡子、山豆根、人参、苦	为君者倍之，为臣者半之，为佐者如臣四分之三	预解时行疫疠，传染相似，并治瘟毒
			乙庚年	黄芩	黄柏、栀子黄、人中黄、黄连			
			丁壬年	栀子黄	人中黄、黄柏、黄连、黄芩			
			丙辛年	黄柏	黄连、栀子黄、人中黄、黄芩			
《幼科证治准绳》	明·王肯堂	代天宣化丸	戊癸年	黄连	人中黄、栀子黄、黄柏、黄芩			
《幼幼集成》	清·陈复正	代天宣化丸						
《儿科要略》	民国·吴克潜	代天宣化丸						
《万氏秘传片玉痘疹》	明·万全	代天宣化丸						

续表

书籍	年代及作者	五瘟丹在书中的方名	方剂组成				剂量	适用病证
			年份	君药	臣药	佐药		
《赤水玄珠》	明·孙一奎	五瘟丹	甲己年	甘草	黄芩、栀子、黄柏、黄连	连翘、山豆根、牛蒡子	君药加一倍，臣药减半，佐药又减半	痘疹，发热口渴而小便不利
			乙庚年	黄芩	甘草、栀子、黄柏、黄连			
			丁壬年	栀子	甘草、黄芩、黄柏、黄连			
《续名医类案》	清·魏之琇	五瘟丹	丙辛年	黄柏	甘草、黄芩、栀子、黄连			
《痘疹世医心法》	明·万全	代天宣化丸	戊癸年	黄连	甘草、黄芩、栀子、黄柏			
《痧疹辑要》	清·叶霖	代天宣化丸						
《麻科活人全书》	清·谢玉琼	代天宣化丸						
《专治麻痧初编·陈氏飞霞删润万氏原本》	清·凌德	重订代天宣化丸						

续表

书籍	年代及作者	五瘟丹在书中的方名	方剂组成					剂量	适用病证
			年份	君药	臣药	佐药			
《松峰说疫》	清·刘奎	松峰审定五瘟丹、凉水金丹、代天宣化丹	甲己年	甘草				为君者，多臣数之半，又减臣数之半；雄朱减臣数之半	专治时症、瘟疫，发热头身痛、谵语，日无汗，久不愈
			乙庚年	黄芩					
			丁壬年	栀子	香附、苏叶、苍术、陈皮	朱砂、雄黄			
			丙辛年	黄柏					
《冷庐医话》	清·陆以湉	刘松峰之五瘟丹	戊癸年	黄连					
《苍生司命》	明·虞抟	五瘟丹	甲己年	甘草梢	黄连、黄芩、栀子				
			丙辛年	黄柏	黄连、黄芩、栀子、甘草梢	香附、紫苏、大黄、朱砂			
			乙庚年	黄芩	黄连、黄柏、栀子、甘草梢				
			丁壬年	栀子	黄连、黄柏、甘草梢				
			戊癸年	黄连	黄柏、黄芩、栀子、甘草梢				

五、五运六气医案举隅

（一）戊寅少阳温病案

张意田治一人，戊寅二月间，发热，胸闷不食，大便不通，小便不利，身重汗少，心悸而惊。予疏散消食药，症不减，更加谵语叫喊。诊其脉弦缓，乃时行外感，值少阳司天之令，少阳证虽少，其机显然，脉弦发热者，少阳本象也。胸闷不食者，逆于少阳之枢分也。少阳三焦内合心包，不解则烦而惊，甚则阳明胃气不和而谵语；少阳循身之侧，枢机不利，则身重而不能转侧；三焦失职，则小便不利；津液不下，则大便不通。此证宜以伤寒例，八九日下之，胸满烦惊，小便不利，谵语，一身尽重，不可转侧者，柴胡加龙骨牡蛎汤主之。如法治之，服后果愈。（《续名医类案》）

评析：戊寅之年，火运太过之岁，本年热气偏盛，寅年为少阳相火司天，上半年火气主事，下半年厥阴风木在泉，风气主事。运气结合，则可知火气和风气为全年气候特点。患者外感，值少阳司天之令，少阳三焦内合心包，外邪不解则烦而惊，甚则阳明胃气不和而谵语；少阳循身之侧，枢机不利，则身重而不能转侧；三焦失职，则小便不利；津液不下，则大便不通。治以柴胡加龙骨牡蛎汤，服后而愈。

（二）庚午暑夹寒湿案

庚午仲夏之朔，斯时溽暑早来，以岁支属午，君火司天也，故气化先一步至。予偶步河梁间，仰见云气在中，微雨在下，烈日居上。日既酷烈，湿郁乎下矣。因私揣，谓人有感斯气而不作疾者乎！及抵舍，大雨如注，从午至申方止。唯雨大而且久，阴寒之气大作，顷刻间炎蒸变而为凄冷，俨然暮秋光景。予时臆逆当有三疾变见，得先一日暑热之气者，宜与香薷、黄连祛暑之剂清之；得湿热郁蒸之气而病者，当与感冒轻解之剂散之；得最后暴寒之气所袭者，直与平胃、五苓辛温药矣。次日及门者，一如前三法治之，毫发不爽。唯所感或有浅深，而治法亦因之损益耳。(《运气商》)

评析：年支为午的年份，司天之气是少阴君火。该年仲夏之际，客气少阴君火加临主气三之气少阳相火，时逢太阴湿土之气气化先至，致使溽暑早至，阴雨大作，烈日于上，其病机及证治主要有三：暑热之气盛者，感受暑热之气而病者，方用香薷、黄连祛暑之剂以清热；感受湿热郁蒸之气而病者，方用感冒轻解之剂以散邪；感受暴寒之气而病者，方用平胃、五苓辛温之剂以解表。

（三）乙酉阳虚水肿案

陈，二十六岁，乙酉年五月十五日。脉弦细而紧，不知饥，内胀外肿，小便不利，与腰以下肿当利小便法。阳欲灭绝，重加热以通阳，况今年燥金，太乙天符，经谓必先岁气，毋伐天和。

桂枝六钱，猪苓五钱，生茅术三钱，泽泻五钱，广橘皮三钱，川椒炭五钱，厚朴四钱，茯苓皮六钱，公丁香二钱，杉木皮一两。煮四杯，分四次服。

二十五日　诸症皆效，知饥，肿胀消其大半。唯少腹有疝，竟如有一根筋吊痛。于原方内减丁香一钱，加小茴香三钱。(《吴鞠通医案》)

评析：该患者素体阳气亏虚，又逢乙酉年，阳明燥金司天，少阴君火在泉，内胀外肿，小便不利，为阳气欲竭，故以五苓散化裁，温养阳气，兼利水湿。

（四）乙酉风伤于表案

赵，二十六岁，乙酉年正月初四日。六脉浮弦而数，弦则为风，浮为在表，数则为热，证现喉痛。卯酉终气，本有温病之明文。虽头痛、身痛、恶寒甚，不得误用辛温，宜辛凉芳香清上。盖上焦主表，表即上焦也。

桔梗五钱，豆豉三钱，银花三钱，人中黄二钱，牛蒡子四钱，连翘三钱，荆芥穗五钱，郁金二钱，芦根五钱，薄荷五钱。煮三饭碗，先服一碗，即饮百沸汤一碗，覆被令微汗佳。得汗后，第二、三碗不必饮汤。服一帖而表解，又服一帖而身热尽退。

初六日，身热虽退，喉痛未止，与代赈普济散，日三四服，三日后痊愈。（《吴鞠通医案》）

评析：该患者乙酉年的终之气发病。乙酉年的岁运与司天之气五行属性相同，即天符之年。酉年为阳明燥金司天，年干乙岁运金不及，乙酉年为阳明燥金司天之年，终之气主气为太阳寒水，客气为少阴君火，故终之气时段气候是应寒不寒，气候偏热，属于反常。该患者受到异常气候影响，阳气不能潜藏，又被风热邪所伤，发为风热温病。《素问·六元正纪大论》云："终之气，阳气布，候反温，蛰虫来见，流水不冰，民乃康平，其病温。"《素问·至真要大论》云："风淫于内，治以辛凉，佐以苦，以甘缓之，以辛散之。"即言治疗风气为病，多采用以辛味为主的具有疏风作用的药物，故以银翘散加减。风热淫于表，采用辛凉治疗，佐使药配合苦味以降气，甘味缓急。

（五）木火虚劳案

妹　积年羸怯，经当断不断，热从腿膝上蒸。今岁厥阴风木司天，又值温候，地气湿蒸，连朝寒热烦渴，寤不成寐，悸咳善惊。总由阴亏心火燔灼，兼乘木火司令，气泄不主内守，阳维奇脉，不振纲维。越人云：阳维为病苦寒热。今藩卫欲空，足寒骨热，所固然已。先培元气，退寒热，待津液上朝，冀烦渴渐平。用潞参、茯神、麦冬、白芍、丹皮、龟板、熟地、柏子仁、红枣、蔗汁。三服寒热大减，烦渴渐止，但觉寒起足胫。原方去麦冬、龟板，加首乌、杞子、牛膝（炒炭），壮其奇脉。二服不寒但热，原方又去首乌、杞子、柏子仁，加莲子、龙眼肉，数十服遂安。(《类证治裁》)

评析：患者久病，正气不足，身体羸弱，发病岁为厥阴风木司天，肝气受司天之气影响而上亢，络脉空虚，冲任不固，发为崩漏。崩漏不止，血气亏乏，导致三阴经脉空虚，转为虚劳，表现为潮热烦渴、失眠、惊悸。初诊以滋阴填精为主；二诊则因滋阴过于寒凉，经行不止亦应止血，去麦冬、龟板，易以首乌、杞子、牛膝炭；三诊加莲子、龙眼肉以安心神，故数十剂遂安。

（六）伤湿泄泻案

罗谦甫治参政商公，年六旬余。原有胃虚之证，至元己巳夏上都住，时值六月，霖雨大作，连日不止，因公务劳役过度，致饮食失节，每旦则脐腹作痛，肠鸣自利，须去一二行，乃少定，不喜饮食，懒于言语，身体倦困。罗诊其脉，沉缓而弦，参政以年高气弱，脾胃素有虚寒之证，加之霖雨，及劳役饮食失节，重虚中气。《难经》云：饮食劳倦则伤脾，不足而往，有余随之。若岁火不及，寒乃大行，民病鹜溏。今脾胃正气不足，肾水必夹木势，反来侮土，乃薄所不胜，乘所胜也。此疾非甘辛大热之剂，则不能泻水补土（舍时从症）。虽夏暑之时，有用热远热之戒。又云：有假者反之，是从权而治其急也。《内经》云：寒淫于内，治以辛热。干姜、附子，辛甘大热，以泻寒水，用以为君。脾不足者，以甘补之，人参、白术、甘草、陈皮，苦甘温，以补脾土；胃寒则不欲食，以生姜、草豆蔻辛温，治客寒犯胃；厚朴辛温，厚肠胃；白茯苓甘平，助姜、附以导寒湿；白芍药酸微寒，补金泻木，以防热伤肺气，为佐也。不数服良愈。（《名医类案》）。

评析：己巳年，岁运为土运不及，风木之气偏盛，上半年为厥阴风木司天，主运土受风木克制，下半年少阳相火在泉，火气主事。患者本有胃虚之证，时值六月上半年，厥阴风木盛行，克伤脾胃，又适逢霖雨大作，连日不止，且因公务劳役过度，致饮食失节。脾胃虚弱，又逢大雨，脾阳被湿邪遏制，导致脾胃更加虚弱。故以健脾和胃、温阳化湿之法，用干姜、附子辛甘大热药温阳化湿，生姜、草豆蔻辛温，温补脾胃，用甘味人参、白术补益脾胃之气。

（七）岁水不及，土湿反侮案

于辛巳岁，治王少莲者，夏月纳凉痛饮，日晡觉头重恶冷，至次日壮热憎寒，口燥渴而不饮，目赤汗沾。诊得脉洪大而空，沉按若无，苔来黑滑。余曰：此肾阳为阴暑所迫，致见阳气上戴，目赤口燥不饮，脉空无神，壮热恶寒，即《伤寒论》之戴阳证也。拟附子理中汤加香薷、人参。一剂而神清楚，寒热顿减，口不燥，目赤退，诸恙稍愈。后以斯方减轻，加以祛暑渗湿而痊。似此案之相类，故亦录出，以广后来者之目。(《清代名医医案精华·程杏轩医案》)

评析：辛巳岁，岁运水运不及，则土湿来乘；司天风木不及，则土反侮之。本案病发在夏季，为太阴湿土主令季节。纳凉痛饮则伤脾土之阳气，故见头重恶冷等症状；后见壮热憎寒、口燥渴而不饮等症，为阳气郁闭于内，寒饮入胃化热所致。脉洪大而空，沉按若无，苔来黑滑等症状的出现，皆符合寒饮内伏化热之机理，治疗以附子理中汤加香薷、人参，温补脾肾阳气，化湿清暑。

（八）燥金司天胃痛案

钱，廿七岁，乙酉五月廿八日。六脉弦紧，胃痛，久痛在络，当与和络。

降香末三钱，桂枝尖三钱，乌药二钱，小茴香炭二钱，半夏三钱，归须二钱，公丁香八分，良姜一钱，生姜二钱。此方服七帖后痛止，以二十帖神曲为丸，服过一料。

八月十九日　六脉弦细而紧，脏气之沉寒可知；食难用饱，稍饱则腹胀，食何物则嗳何气，间有胃痛时，皆腑阳之衰也。阳虚证，与通补脏腑之阳法。大抵劳病劳阳者十之八九，劳阴者十之二三，不然，经何云劳者温之。世人金以六味、八味治虚损，人命其何堪哉。暂戒猪肉介属。

茯苓块三钱，半夏六钱，丁香二钱，白蔻仁三钱，良姜三钱，小枳实二钱，益智仁四钱，生姜五钱，广皮炭四钱，川椒炭三钱。

经谓必先岁气，毋伐天和。今年阳明燥金，太乙天符，故用药如上，他年温热宜减。

廿四日　前方已服五帖，脉之紧无胃气者已和，痛楚已止，颇能加餐，神气亦旺。照前方减川椒一钱，丁香一钱，再服七帖，可定丸方。

三十日　前因脉中之阳气已回，颇有活泼之神，恐刚燥太过，减去川椒、丁香各一钱。今日诊脉，虽不似初诊之脉紧，亦不似廿四日脉和肢凉，阳微不及四末之故。与前方内加桂枝五钱，再服七帖。

丸方：诸症向安，唯六脉尚弦，与通补脾胃两阳。

茯苓块八两，人参二两，益智仁四两，生苡仁八两，半夏八两，小枳实二两，於白术四两，广陈皮四两，白蔻仁一两。共为细末，神曲八两煎汤，法丸如梧子大。每服三二钱，再服三服，自行斟酌。

备用方：阳虚之体质，如冬日畏寒，四肢冷，有阳微不及四末之象，服此方五七帖，以充阳气。

桂枝四钱，炙甘草三钱，生姜五钱，白芍六钱，胶糖一两（化冲），大枣三枚（去核）。煮二杯，分两次服。此方亦可加绵黄芪、人参、茯苓、白术、广橘皮。（《吴鞠通医案》）

评析：乙酉年，岁运为金运不及，岁气为阳明燥金司天，少阴君火在泉，炎乃大行，属于太乙天符年。患者脏腑阳气虚衰，又结合当年五运六气气候变化适时对方药予以加减，吴氏云："经谓必先岁气，毋伐天和。今年阳明燥金，太乙天符，故用药如上，他年温热宜减"。经过三十日治疗，患者胃阳已复，又恐刚燥太过，所以减去川椒、丁香，根据脉象，加以桂枝，进行后续调补，诸症悉愈。

（九）丁巳咳喘案

木运年，丁巳厥阴司天，中运少角，少阳在泉，金兼木化，左尺不应，天符。

初气大寒交主厥阴，客阳明，二气春分交主少阴，客太阳，三气小满交主少阳，客厥阴，四气大暑交主太阴，客少阴，五气秋分交主阳明，客太阴，终气小雪交主太阳，客少阳。

初运大寒交主少角，客少角，二运春分后十三日交主太徵，客太徵，三运芒种后十日交主少宫，客少宫，四运处暑后七日交主太商，客太商，终运立冬后四日交主少羽，客少羽。

殷子周岁，咳嗽喘急，痰涎壅盛。脉浮滑。

案：此由肺气不得舒达之故耳。

赤茯苓一钱　桑白皮二钱　桂枝八分　茶叶一钱　甘菊花钱半　砂仁一钱，酒炒　黄芩五分　麦门冬一钱　桑枝一钱（《医学穷源集》）

评析：丁巳岁，为木运不及之岁，司天之气为厥阴风木，在泉之气为少阳相火，该年岁运与司天之气五行属性相同，即为天符之年。王肯堂自释曰："此寒露后七日方也。"可知该患者发病所属五运时段为丁巳岁四之运，此时主运与客运均为太商；发病所属六气时段为丁巳岁五之气，此时主气为阳明燥金，客气为太阴湿土。可见，患者发病所属时段金气偏盛，肺脏五行属金，金气过盛反致其郁滞从而出现咳嗽喘急等症状。全方以祛风、清热、润燥为法，与当年岁运岁气相合，肺气得舒，故愈。

（十）甲寅便血案

甲寅少阳司天，中运太宫，厥阴在泉，土齐木化，左尺不应。

初气大寒交，主厥阴，客少阴；二气春分交，主少阴，客太阴；三气小满交，主少阳，客少阳；四气大暑交，主太阴，客阳明；五气秋分交，主阳明，客太阳；终气小雪交，主太阳，客厥阴。

初运大寒交，主太角，客太宫；二运春分后十三日交，主少徵，客少商；三运芒种后十日交，主太宫，客太羽；四运处暑后七日交，主少商，客少角；终运立冬后四日交，主太羽，客太徵。

程氏，三十四。妊娠便血，脉浮缓。

案：当用助胃摄元、清肺壮水之剂。

通草四两，北五味一两，白芷一两，大麦冬二两，金樱子一两，神曲二两，杜仲二两，大砂仁五钱，姜皮一钱。醋和姜汁泛丸，每服三钱。(《医学穷源集》)

评析：甲寅岁，为土运太过之岁，全年湿气偏盛，司天之气为少阳相火，上半年火气主事，在泉之气为厥阴风木，下半年风气主事。芒种后四日为三之气所主时段，主气、客气均为少阳相火，客主加临，则可知火湿之气偏盛为此时段主要气候特点。火淫所盛，金政不平，民病泄注赤白、咳唾血等病证，故见便血。方剂以暖胃摄元、祛湿清热为法，病愈。

附

运气九篇原文简注

天元纪大论篇第六十六

黄帝问曰：天有五行，御①五位，以生寒暑燥湿风，人有五脏，化五气，以生喜怒思忧恐，论言五运相袭②而皆治之，终期之日，周而复始，余已知之矣，愿闻其与三阴三阳之候奈何合之？鬼臾区稽首再拜对曰：昭乎哉问也。夫五运阴阳者，天地之道也，万物之纲纪，变化之父母，生杀之本始，神明之府也，可不通乎！故物生谓之化③，物极谓之变④，阴阳不测谓之神⑤，神用无方谓之圣⑥。夫变化之为用也，在天为玄⑦，在人为道，在地为化，化生五味，道生智，玄生神。神在天为风，在地为木，在天为热，在地为火，在天为湿，在地为土，在天为燥，在地为金，在天为寒，在地为水，故在天为气，在地成形，形气相感而化生万物矣。然天地者，万物之上下也；左右者，阴阳之道路也；水火者，阴阳之征兆也；金木者，生成之终始⑧也。气有多少，形有盛衰，上下相召而损益彰矣。

帝曰：愿闻五运之主时也何如？鬼臾区曰：五气运行，各

---

① 御：临御。有驾御、统属之意。

② 五运相袭：五运相互承袭，循环不已。

③ 物生谓之化：自然事物的产生及物候现象的出现，要经历由无到有的变化过程，这个过程称为化。突变谓之化。

④ 物极谓之变：事物发展到极点，由渐变所致。渐变谓之变。

⑤ 阴阳不测谓之神：指自然界阴阳变化极其复杂，难以全面掌握。

⑥ 神用无方谓之圣：能够掌握阴阳变化规律，并灵活运用，谓之圣人。

⑦ 玄：远也。天道玄运，变化无穷。

⑧ 金木者，生成之终始：金木代表生长收藏的终结与开始。木，代表"生"。金，代表"成"。

终期日，非独主时也。帝曰：请闻其所谓也。鬼臾区曰：臣积考《太始天元册》①文曰：太虚②寥廓，肇基化元，万物资始，五运终天，布气真灵，揔统坤元，九星③悬朗，七曜④周旋，曰阴曰阳，曰柔曰刚，幽显既位，寒暑弛张，生生化化，品物咸章。臣斯十世，此之谓也。

帝曰：善。何谓气有多少，形有盛衰？鬼臾区曰：阴阳之气各有多少，故曰三阴三阳也。形有盛衰，谓五行之治，各有太过不及也。故其始也，有余而往，不足随之，不足而往，有余从之，知迎知随，气可与期。应天为天符⑤，承岁为岁直⑥，三合⑦为治。

帝曰：上下⑧相召奈何？鬼臾区曰：寒暑燥湿风火，天之阴阳也，三阴三阳上奉之。木火土金水火，地之阴阳也，生长化收藏下应之。天以阳生阴长，地以阳杀阴藏。天有阴阳，地亦有阴阳。木火土金水火，地之阴阳也，生长化收藏。故阳中有阴，阴中有阳。所以欲知天地之阴阳者，应天之气，动而不息，故五岁而右迁，应地之气，静而守位，故六期而环会，动静相召，上下相临，阴阳相错，而变由生也。

---

① 《太始天元册》：古代天文学著作。现已亡佚。
② 太虚：太空、宇宙。
③ 九星：谓天蓬、天芮、天冲、天辅、天禽、天心、天任、天柱、天英。
④ 七曜：又称"七政"，一般指日、月、五星，即日、月、金星、木星、水星、火星、土星。
⑤ 天符：岁运与司天之气五行属性相同的年份。
⑥ 岁直：岁运与年支五行属性相同的年份，又称岁会。
⑦ 三合：岁运、司天之气、年支的五行属性皆相同的年份，这样的年份又称太乙天符。
⑧ 上下：上，指天之六气；下，指地之五行。

　　帝曰：上下周纪，其有数乎？鬼臾区曰：天以六为节，地以五为制。周天气者，六期为一备；终地纪者，五岁为一周。君火以明，相火以位。五六相合而七百二十气①，为一纪，凡三十岁；千四百四十气，凡六十岁，而为一周。不及太过，斯皆见矣。

　　帝曰：夫子之言，上终天气，下毕地纪，可谓悉矣。余愿闻而藏之，上以治民，下以治身，使百姓昭著，上下和亲，德泽下流，子孙无忧，传之后世，无有终时，可得闻乎？鬼臾区曰：至数之机，迫迮以微②，其来可见，其往可追，敬之者昌，慢之者亡，无道行私，必得夭殃，谨奉天道，请言真要。帝曰：善言始者，必会于终，善言近者，必知其远，是则至数极而道不惑，所谓明矣。愿夫子推而次之，令有条理，简而不匮，久而不绝，易用难忘，为之纲纪，至数之要，愿尽闻之。鬼臾区曰：昭乎哉问！明乎哉道！如鼓之应桴，响之应声也。臣闻之，甲己之岁，土运统之③；乙庚之岁，金运统之；丙辛之岁，水运统之；丁壬之岁，木运统之；戊癸之岁，火运统之。

　　帝曰：其于三阴三阳，合之奈何？鬼臾区曰：子午之岁，上见少阴④；丑未之岁，上见太阴；寅申之岁，上见少阳；卯酉之岁，上见阳明；辰戌之岁，上见太阳；巳亥之岁，上见厥阴。

---

① 气：指节气。
② 迫迮以微：指天地之气数精微切近。
③ 甲己之岁，土运统之：年干逢甲、己之年，岁运属土运。
④ 子午之岁，上见少阴：年支逢子、午之年，司天之气为少阴君火。上，指司天之气。

少阴所谓标也，厥阴所谓终也①。厥阴之上，风气主之②；少阴之上，热气主之；太阴之上，湿气主之；少阳之上，相火主之；阳明之上，燥气主之；太阳之上，寒气主之。所谓本也，是谓六元③。帝曰：光乎哉道！明乎哉论！请著之玉版，藏之金匮，署曰《天元纪》。

五运行大论篇第六十七

黄帝坐明堂，始正天纲④，临观八极⑤，考建五常⑥，请天师而问之曰：论言天地之动静，神明为之纪，阴阳之升降，寒暑彰其兆。余闻五运之数于夫子，夫子之所言，正五气之各主岁尔，首甲定运，余因论之。鬼臾区曰：土主甲己⑦，金主乙庚，水主丙辛，木主丁壬，火主戊癸。子午之上，少阴主之⑧；丑未之上，太阴主之；寅申之上，少阳主之；卯酉之上，阳明主之；辰戌之上，太阳主之；巳亥之上，厥阴主之。不合阴阳，其故何也？岐伯曰：是明道也，此天地之阴阳也。夫数之可数者，人中之阴阳也，然所合，数之可得者也。夫阴阳者，数之可十，推之可百，

---

① 少阴所谓标也，厥阴所谓终也：张介宾注曰："标，首也；终，尽也。六十年阴阳之序，始于子午，故少阴为标，尽于巳亥，故厥阴为终。"

② 厥阴之上，风气主之：厥阴之气由风气所主。

③ 六元：指六气。六气由天元一气所化，一分为六，故称谓六元。

④ 天纲：天文历法之纲领。

⑤ 八极：地之八方，即东、南、西、北、东南、西南、东北、西北。

⑥ 五常：五行气运之规律。

⑦ 土主甲己：年干为甲、己之岁，岁运属土。

⑧ 子午之上，少阴主之：年支为子、午之岁，司天之气为少阴君火。

数之可千，推之可万。天地阴阳者，不以数推以象之谓也①。

帝曰：愿闻其所始也。岐伯曰：昭乎哉问也！臣览《太始天元册》文，丹天之气经于牛女戊分，黅天之气经于心尾己分，苍天之气经于危室柳鬼，素天之气经于亢氐昴毕，玄天之气经于张翼娄胃。所谓戊己分者，奎壁角轸，则天地之门户②也。夫候之所始，道之所生③，不可不通也。

帝曰：善。论言天地者，万物之上下，左右者，阴阳之道路，未知其所谓也。岐伯曰：所谓上下者，岁上下见阴阳之所在也。左右者，诸上见厥阴④，左少阴右太阳⑤；见少阴，左太阴右厥阴；见太阴，左少阳右少阴；见少阳，左阳明右太阳；见阳明，左太阳右少阳；见太阳，左厥阴右阳明。所谓面北而命其位，言其见也。

帝曰：何谓下？岐伯曰：厥阴在上则少阳在下⑥，左阳明右太阴⑦；少阴在上则阳明在下，左太阳右少阳；太阴在上则太阳

---

① 天地阴阳者，不以数推以象之谓也：天地阴阳的变化规律，不能以数类推，应该运用观察自然客观现象的方法来研究。

② 天地之门户：太阳运动，位于奎壁二宿时，正值由春入夏之时，称为天门；位于角轸二宿时，正值由秋入冬之时，称为地户。古人称奎壁角轸为天地之门户。张介宾注曰："自奎壁而南，日就阳道，故曰天门；角轸而北，日就阴道，故曰地户。"

③ 候之所始，道之所生：指自然界变化规律来自对自然界各种物候现象的观察与总结。候，物候。道，规律。

④ 上见厥阴：指巳、亥年司天之气为厥阴风木。

⑤ 左少阴右太阳：面北而立，司天的左间气为少阴君火，右间气为太阳寒水。

⑥ 厥阴在上则少阳在下：厥阴风木司天，则少阳相火在泉。

⑦ 左阳明右太阴：面南而立，则在泉之气的左间气为阳明燥金，右间气为太阴湿土。

在下，左厥阴右阳明；少阳在上则厥阴在下，左少阴右太阳；阳明在上则少阴在下，左太阴右厥阴；太阳在上则太阴在下，左少阳右少阴。所谓面南而命其位，言其见也。上下相遘，寒暑相临，气相得则和，不相得则病。帝曰：气相得而病者何也？岐伯曰：以下临上，不当位也。

帝曰：动静何如？岐伯曰：上者右行，下者左行[1]，左右周天，余而复会也。帝曰：余闻鬼臾区曰应地者静。今夫子乃言下者左行，不知其所谓也，愿闻何以生之乎？岐伯曰：天地动静，五行迁复，虽鬼臾区其上候而已，犹不能遍明。夫变化之用，天垂象，地成形，七曜纬虚，五行丽[2]地。地者，所以载生成之形类也。虚者，所以列应天之精气也。形精之动，犹根本之与枝叶也，仰观其象，虽远可知也。帝曰：地之为下否乎？岐伯曰：地为人之下，太虚之中者也。帝曰：冯[3]乎？岐伯曰：大气举之也。燥以干之，暑以蒸之，风以动之，湿以润之，寒以坚之，火以温之。故风寒在下，燥热在上，湿气在中，火游行其间，寒暑六入，故令虚而生化也。故燥胜则地干，暑胜则地热，风胜则地动，湿胜则地泥，寒胜则地裂，火胜则地固矣。

帝曰：天地之气，何以候之？岐伯曰：天地之气，胜复之作，不形于诊也。《脉法》曰：天地之变，无以脉诊。此之谓也。帝曰：间气何如？岐伯曰：随气所在，期于左右[4]。帝曰：期之

---

① 上者右行，下者左行：张介宾注曰："上者右行，言天气右旋，自东而西以降于地；下者左行，言地气左转，自西而东以升于天。"此以面南而立之位置而言。

② 丽：附着。

③ 冯：通"凭"。凭借、依靠之义。

④ 左右：指左右手之脉搏。

奈何？岐伯曰：从其气则和，违其气则病，不当其位者病，迭移其位者病，失守其位者危，尺寸反者死，阴阳交①者死。先立其年，以知其气，左右应见，然后乃可以言死生之逆顺。

帝曰：寒暑燥湿风火，在人合之奈何？其于万物何以生化？岐伯曰：东方生风，风生木，木生酸，酸生肝，肝生筋，筋生心。其在天为玄，在人为道，在地为化。化生五味，道生智，玄生神，化生气。神在天为风，在地为木，在体为筋，在气为柔，在脏为肝。其性为暄②，其德为和，其用为动，其色为苍，其化为荣，其虫③毛，其政为散，其令宣发，其变摧拉，其眚④为陨，其味为酸，其志为怒。怒伤肝，悲胜怒；风伤肝，燥胜风；酸伤筋，辛胜酸。

南方生热，热生火，火生苦，苦生心，心生血，血生脾。其在天为热，在地为火，在体为脉，在气为息，在脏为心。其性为暑，其德为显，其用为躁，其色为赤，其化为茂，其虫羽，其政为明，其令郁蒸，其变炎烁，其眚燔焫⑤，其味为苦，其志为喜。喜伤心，恐胜喜；热伤气，寒胜热；苦伤气，咸胜苦。

中央生湿，湿生土，土生甘，甘生脾，脾生肉，肉生肺。其在天为湿，在地为土，在体为肉，在气为充，在脏为脾。其性静兼，其德为濡，其用为化，其色为黄，其化为盈，其虫倮⑥，其政为谧，其令云雨，其变动注，其眚淫溃，其味为甘，其志为

① 阴阳交：王冰注曰："交，谓岁当阴，在右脉反见左；岁当阳，在左脉反见右。左右交见，是谓交。"
② 暄：温暖。
③ 虫：泛指动物。
④ 眚（shěng）：过失之意，此指灾害。
⑤ 燔（fán）焫（ruò）：燔，焚烧；焫，烧。
⑥ 倮：音义同"裸"。倮虫，对无毛无鳞甲类动物的统称。

思。思伤脾，怒胜思；湿伤肉，风胜湿；甘伤脾，酸胜甘。

西方生燥，燥生金，金生辛，辛生肺，肺生皮毛，皮毛生肾。其在天为燥，在地为金，在体为皮毛，在气为成，在脏为肺，其性为凉，其德为清，其用为固，其色为白，其化为敛，其虫介，其政为劲，其令雾露，其变肃杀，其眚苍落，其味为辛，其志为忧。忧伤肺，喜胜忧；热伤皮毛，寒胜热；辛伤皮毛，苦胜辛。

北方生寒，寒生水，水生咸，咸生肾，肾生骨髓，髓生肝。其在天为寒，在地为水，在体为骨，在气为坚，在脏为肾。其性为凛，其德为寒，其用为□①，其色为黑，其化为肃，其虫鳞，其政为静，其令□□②，其变凝冽，其眚冰雹，其味为咸，其志为恐。恐伤肾，思胜恐；寒伤血，燥胜寒；咸伤血，甘胜咸。五气更立，各有所先，非其位则邪，当其位则正③。

帝曰：病生之变何如？岐伯曰：气相得则微，不相得则甚。帝曰：主岁何如？岐伯曰：气有余，则制己所胜而侮所不胜；其不及，则己所不胜侮而乘之，己所胜轻而侮之。侮反受邪，侮而受邪，寡于畏也。帝曰：善。

六微旨大论篇第六十八

黄帝问曰：呜呼远哉！天之道也，如迎浮云，若视深渊，视深渊尚可测，迎浮云莫知其极。夫子数言谨奉天道，余闻而

---

① □：阙文。张介宾补充为"藏"。

② □□：阙文。张介宾补充为"闭塞"。

③ 非其位则邪，当其位则正：风热湿燥寒五方之气，若其至与时令相反，则为邪气，若其至与时令相合，则为四时正气。

藏之，心私异之，不知其所谓也。愿夫子溢志尽言其事，令终不灭，久而不绝，天之道可得闻乎？岐伯稽首再拜对曰：明乎哉问天之道也！此因①天之序，盛衰之时也。

　　帝曰：愿闻天道六六之节盛衰何也？岐伯曰：上下有位，左右有纪②。故少阳之右，阳明治之；阳明之右，太阳治之；太阳之右，厥阴治之；厥阴之右，少阴治之；少阴之右，太阴治之；太阴之右，少阳治之。此所谓气之标③，盖南面而待也。故曰：因天之序，盛衰之时，移光定位④，正立而待之。此之谓也。少阳之上，火气治之，中⑤见厥阴；阳明之上，燥气治之，中见太阴；太阳之上，寒气治之，中见少阴；厥阴之上，风气治之，中见少阳；少阴之上，热气治之，中见太阳；太阴之上，湿气治之，中见阳明。所谓本也，本之下，中之见也，见之下，气之标也，本标不同，气应异象。

　　帝曰：其有至而至，有至而不至，有至而太过，何也？岐伯曰：至而至者和；至而不至，来气不及也；未至而至，来气有余也。帝曰：至而不至，未至而至如何？岐伯曰：应则顺，否则逆，逆则变生，变则病。帝曰：善。请言其应。岐伯曰：物生其应也，气脉其应也。

---

① 因：顺应，依据。

② 上下有位，左右有纪：六气上下左右运行有一定规律。

③ 气之标：气，指六气。三阴三阳为六气之标。

④ 移光定位：古人运用圭表观察日光照射标竿所成影长短的周期性变化规律。

⑤ 中：指中气，即中见之气。中气为与本气相关或相反的气，少阳火的中气为厥阴风，阳明燥的中气为太阴湿，太阳寒的中气为少阴热，厥阴风的中气为少阳火，少阴热的中气为太阴寒，太阴湿的中气为阳明燥。

　　帝曰：善。愿闻地理之应六节气位何如？岐伯曰：显明①之右，君火之位也；君火之右，退行一步，相火治之；复行一步，土气治之；复行一步，金气治之；复行一步，水气治之；复行一步，木气治之；复行一步，君火治之。相火之下，水气承之；水位之下，土气承之；土位之下，风气承之；风位之下，金气承之；金位之下，火气承之；君火之下，阴精承之。帝曰：何也？岐伯曰：亢则害，承乃制，制则生化②，外列盛衰，害则败乱，生化大病。

　　帝曰：盛衰何如？岐伯曰：非其位则邪，当其位则正，邪则变甚，正则微。帝曰：何谓当位？岐伯曰：木运临卯③，火运临午，土运临四季，金运临酉，水运临子，所谓岁会，气之平也。帝曰：非位何如？岐伯曰：岁不与会也。帝曰：土运之岁，上见太阴④；火运之岁，上见少阳、少阴；金运之岁，上见阳明；木运之岁，上见厥阴；水运之岁，上见太阳，奈何？岐伯曰：天之与会也。故《天元册》曰天符。天符岁会何如？岐伯曰：太一天符之会也。

　　帝曰：其贵贱何如？岐伯曰：天符为执法，岁位为行令，

---

① 显明：张介宾注曰："显明者，日出之所，卯正之中，天地平分之处也。"此指春分节。

② 亢则害，承乃制，制则生化：亢，亢盛。承，承袭。制，制约。指六气变化过亢便为灾害，要有相承袭之气来制约，有制约才有正常生化。

③ 木运临卯：木运之岁（丁、壬年），若逢年支为卯的年份，则为岁会年。以下类推。

④ 土运之岁，上见太阴：土运之岁，逢司天之气为太阴湿土的年份，为天符年。以下类推。

太一天符为贵人①。帝曰：邪之中也奈何？岐伯曰：中执法者，其病速而危；中行令者，其病徐而持；中贵人者，其病暴而死。帝曰：位之易也何如？岐伯曰：君位臣则顺，臣位君则逆。逆则其病近，其害速；顺则其病远，其害微。所谓二火也。

　　帝曰：善。愿闻其步何如？岐伯曰：所谓步者，六十度而有奇②，故二十四步积盈百刻而成日也。

　　帝曰：六气应五行之变何如？岐伯曰：位有终始，气有初中③，上下不同，求之亦异也。帝曰：求之奈何？岐伯曰：天气始于甲，地气治于子，子甲相合，命曰岁立，谨候其时，气可与期。帝曰：愿闻其岁，六气始终，早晏何如？岐伯曰：明乎哉问也！甲子之岁，初之气，天数始于水下一刻④，终于八十七刻半；二之气，始于八十七刻六分，终于七十五刻；三之气，始于七十六刻，终于六十二刻半；四之气，始于六十二刻六分，终于五十刻；五之气，始于五十一刻，终于三十七刻半；六之气，始于三十七刻六分，终于二十五刻。所谓初六，天之数也。乙丑岁，初之气，天数始于二十六刻，终于一十二刻半；二之气，始于一十二刻六分，终于水下百刻；三之气，始于一刻，终于八十七刻半；四之气，始于八十七刻六分，终于七十五刻；五之气，始于七十六刻，终于六十二刻半；六之气，始于六十二刻六

---

① 天符为执法，岁位为行令，太一天符为贵人：张介宾注曰："执法者位于上，犹执政也；行令者位乎下，犹诸司也；贵人者统乎上下，犹君主也。"

② 奇：余数。此指八十七刻半。

③ 位有终始，气有初中：六气六步主时有一定的时段与位置，每一气又分前后两个时段，前半时段为初，后半时段为中。

④ 水下一刻：刻，古人计时单位。一刻约等于今之 14.4 分钟。甲子年初之气始于大寒节的水下一刻，即寅初初刻。

分，终于五十刻。所谓六二，天之数也。丙寅岁，初之气，天数始于五十一刻，终于三十七刻半；二之气，始于三十七刻六分，终于二十五刻；三之气，始于二十六刻，终于一十二刻半；四之气，始于一十二刻六分，终于水下百刻；五之气，始于一刻，终于八十七刻半；六之气，始于八十七刻六分，终于七十五刻。所谓六三，天之数也。丁卯岁，初之气，天数始于七十六刻，终于六十二刻半；二之气，始于六十二刻六分，终于五十刻；三之气，始于五十一刻，终于三十七刻半；四之气，始于三十七刻六分，终于二十五刻；五之气，始于二十六刻，终于一十二刻半；六之气，始于一十二刻六分，终于水下百刻。所谓六四，天之数也。次戊辰岁，初之气，复始于一刻，常如是无已，周而复始。

帝曰：愿闻其岁候何如？岐伯曰：悉乎哉问也！日行一周，天气始于一刻，日行再周，天气始于二十六刻，日行三周，天气始于五十一刻，日行四周，天气始于七十六刻，日行五周，天气复始于一刻，所谓一纪也。是故寅午戌岁气会同[①]，卯未亥岁气会同，辰申子岁气会同，巳酉丑岁气会同，终而复始。

帝曰：愿闻其用[②]也。岐伯曰：言天者求之本[③]，言地者求之位[④]，言人者求之气交[⑤]。帝曰：何谓气交？岐伯曰：上下之位，

---

① 寅午戌岁气会同：年支逢寅、午、戌之年，六气六步的交司时刻相同。气会，指六气交司时刻。

② 用：指六气的作用。

③ 本：指六元。即风、热、湿、火、燥、寒六气，六气属天，故为天气之本。

④ 位：地之六步，即木、火、火、土、金、水。主管时气之六位，属于地，故为地之位。

⑤ 气交：指天地之间。天气下降，地气上升，升降相因，人及自然万物生存于气交之中。

气交之中，人之居也。故曰：天枢之上，天气主之；天枢^①之下，地气主之；气交之分，人气从之，万物由之。此之谓也。

帝曰：何谓初中？岐伯曰：初凡三十度而有奇，中气同法。帝曰：初中何也？岐伯曰：所以分天地也。帝曰：愿卒闻之。岐伯曰：初者地气也，中者天气也。帝曰：其升降何如？岐伯曰：气之升降，天地之更用也。帝曰：愿闻其用何如？岐伯曰：升已而降，降者谓天；降已而升，升者谓地。天气下降，气流于地；地气上升，气腾于天。故高下相召^②，升降相因^③，而变作矣。

帝曰：善。寒湿相遘，燥热相临，风火相值，其有间乎？岐伯曰：气有胜复，胜复之作，有德有化，有用有变，变则邪气居之。帝曰：何谓邪乎？岐伯曰：夫物之生从于化^④，物之极由乎变^⑤，变化之相薄，成败之所由也。故气有往复，用有迟速^⑥，四者之有，而化而变，风之来也。帝曰：迟速往复，风所由生，而化而变，故因盛衰之变耳。成败倚伏游乎中何也？岐伯曰：成败倚伏生乎动，动而不已，则变作矣。帝曰：有期乎？岐伯曰：不生不化，静之期也。帝曰：不生化乎？岐伯曰：出入废则神机化灭，升降息则气立孤危。故非出入，则无以生长壮老已；非升降，则无以生长化收藏。是以升降出入，无器不有。故器者生化之宇，器散则分之，生化息矣。故无不出入，无不升降。化有小大，期有近远，四者之有，而贵常守，反常则灾害至矣。故曰：

---

① 天枢：张介宾注云："枢，枢机也，居阴阳升降之中，是为天枢。"指天地气交之分。

② 相召：相互感召。

③ 相因：互为因果。

④ 物之生从于化：事物的新生，由化而来。

⑤ 物之极由乎变：事物发展到极点，是逐渐变化而成。

⑥ 迟速：快慢，此指太过与不及。

无形无患。此之谓也。帝曰：善。有不生不化乎？岐伯曰：悉乎哉问也！与道合同，唯真人也。帝曰：善。

气交变大论篇第六十九

黄帝问曰：五运更治，上应天期，阴阳往复，寒暑迎随，真邪相薄，内外分离，六经波荡，五气倾移，太过不及，专胜兼并①，愿言其始，而有常名，可得闻乎？岐伯稽首再拜对曰：昭乎哉问也！是明道也。此上帝所贵，先师传之，臣虽不敏，往闻其旨。

帝曰：余闻得其人不教，是谓失道，传非其人，慢泄天宝。余诚菲德，未足以受至道；然而众子哀其不终，愿夫子保于无穷，流于无极，余司其事，则而行之奈何？岐伯曰：请遂言之也。《上经》②曰：夫道者，上知天文，下知地理，中知人事，可以长久。此之谓也。帝曰：何谓也？岐伯曰：本，气位也。位天者，天文也。位地者，地理也。通于人气之变化者，人事也。故太过者先天，不及者后天，所谓治化而人应之也。

帝曰：五运之化，太过何如？岐伯曰：岁木太过，风气流行，脾土受邪。民病飧泄食减，体重烦冤，肠鸣腹支满，上应岁星③。甚则忽忽善怒，眩冒颠疾。

---

① 专胜兼并：专胜，指太过，一气独胜，侵犯他气。兼并，指不及，一气独衰，被二气吞并，指被他气乘侮。
②《上经》：古书名。
③ 岁星：即木星。

化气不政，生气独治①，云物飞动，草木不宁，甚而摇落，反胁痛而吐甚，冲阳②绝者死不治，上应太白星③。

岁火太过，炎暑流行，肺金受邪。民病疟，少气咳喘，血溢血泄注下，嗌燥耳聋，中热肩背热，上应荧惑星④。甚则胸中痛，胁支满胁痛，膺背肩胛间痛，两臂内痛，身热骨痛而为浸淫。收气不行，长气独明，雨水霜寒，上应辰星⑤。上临少阴少阳，火燔焫，水泉涸，物焦槁，病反谵妄狂越，咳喘息鸣，下甚血溢泄不已，太渊⑥绝者死不治，上应荧惑星。

岁土太过，雨湿流行，肾水受邪。民病腹痛，清厥意不乐，体重烦冤，上应镇星⑦。甚则肌肉萎，足痿不收，行善瘈，脚下痛，饮发中满食减，四支不举。变⑧生得位，藏气伏，化气独治之，泉涌河衍，涸泽生鱼，风雨大至，土崩溃，鳞见于陆，病腹满溏泄肠鸣，反下甚而太溪⑨绝者死不治，上应岁星。

岁金太过，燥气流行，肝木受邪。民病两胁下少腹痛，目赤痛眦疡，耳无所闻。肃杀而甚，则体重烦冤，胸痛引背，两胁满且痛引少腹，上应太白星，甚则喘咳逆气，肩背痛，尻阴股膝髀腨胻足皆病，上应荧惑星。收气峻，生气下，草木敛，苍干雕

---

① 化气不政，生气独治：化气，指土气；生气，指木气。岁木太过，自然界木盛土衰，化气不能行令，木气独治。

② 冲阳：穴位名，属足阳明胃经。位于足跗上，第二、三跖骨间。

③ 太白星：即金星。

④ 荧惑星：即火星。

⑤ 辰星：即水星。

⑥ 太渊：穴位名，属手太阴肺经。位于掌侧腕横纹桡侧桡动脉桡侧凹陷中。

⑦ 镇星：即土星。

⑧ 变：指灾变或病变。

⑨ 太溪：穴位名，属足少阴肾经。位于足内踝后，跟骨上动脉凹陷中。

阴，病反暴痛，胠胁不可反侧，咳逆甚而血溢，太冲①绝者死不治，上应太白星。

岁水太过，寒气流行，邪害心火。民病身热烦心躁悸，阴厥上下中寒，谵妄心痛，寒气早至，上应辰星。甚则腹大胫肿，喘咳，寝汗出憎风，大雨至，埃雾朦郁，上应镇星。上临太阳，则雨冰雪，霜不时降，湿气变物，病反腹满肠鸣，溏泄食不化，渴而妄冒，神门②绝者死不治，上应荧惑、辰星。

帝曰：善。其不及何如？岐伯曰：悉乎哉问也！岁木不及，燥乃大行，生气失应，草木晚荣，肃杀而甚，则刚木辟著③，柔萎苍干，上应太白星。民病中清，胠胁痛，少腹痛，肠鸣溏泄，凉雨时至，上应太白星，其谷苍。上临阳明，生气失政，草木再荣，化气乃急，上应太白、镇星，其主苍早④。复⑤则炎暑流火，湿性燥，柔脆草木焦槁，下体再生，华实齐化⑥，病寒热疮疡痱胗痈痤，上应荧惑、太白，其谷白坚。白露早降，收杀气行，寒雨害物，虫食甘黄，脾土受邪，赤气后化，心气晚治，上胜肺金，白气乃屈，其谷不成，咳而鼽，上应荧惑、太白星。

岁火不及，寒乃大行，长政不用，物荣而下，凝惨⑦而甚，

---

① 太冲：穴位名，属足厥阴肝经。位于足大趾本节后二寸，即足背部当第一跖骨间隙之中点处。

② 神门：穴位名，属手少阴心经。位于锐骨之后，尺侧腕屈肌腱桡侧之凹陷处。

③ 刚木辟著：坚硬的树木因燥甚而明显干裂。

④ 苍早：指草木过早凋谢。

⑤ 复：指复气，即制约太过之气的气。复，有报复之义，子为其母来复。金气抑木，火为木之子，"炎暑流火"为复气，制约太过之金气。

⑥ 华实齐化：华，通"花"。指开花与结果现象同时出现。

⑦ 凝惨：形容因严寒而致凝滞萧条的自然景象。

则阳气不化，乃折荣美，上应辰星。民病胸中痛，胁支满，两胁痛，膺背肩胛间及两臂内痛，郁冒蒙昧，心痛暴喑，胸腹大，胁下与腰背相引而痛，甚则屈不能伸，髋髀如别，上应荧惑、辰星，其谷丹。复则埃郁，大雨且至，黑气乃辱，病骛溏腹满，食饮不下，寒中肠鸣，泄注腹痛，暴挛痿痹，足不任身，上应镇星、辰星，玄谷不成。

岁土不及，风乃大行，化气不令，草木茂荣，飘扬而甚，秀而不实，上应岁星。民病飧泄霍乱，体重腹痛，筋骨繇复，肌肉𤼮酸，善怒，脏气举事，蛰虫早附，咸病寒中，上应岁星、镇星，其谷黅。复则收政严峻，名木苍雕，胸胁暴痛，下引少腹，善大息，虫食甘黄，气客于脾，黅谷乃减，民食少失味，苍谷乃损，上应太白、岁星。上临厥阴，流水不冰，蛰虫来见，脏气不用，白乃不复，上应岁星，民乃康。

岁金不及，炎火乃行，生气乃用，长气专胜，庶物以茂，燥烁以行，上应荧惑星。民病肩背瞀重，鼽嚏血便注下，收气乃后，上应太白星，其谷坚芒。复则寒雨暴至，乃零冰雹霜雪杀物，阴厥且格，阳反上行，头脑户痛，延及囟顶发热，上应辰星，丹谷不成，民病口疮，甚则心痛。

岁水不及，湿乃大行，长气反用，其化乃速，暑雨数至，上应镇星。民病腹满身重，濡泄寒疡流水，腰股痛发，腘腨股膝不便，烦冤足痿清厥，脚下痛，甚则胕肿，脏气不政，肾气不衡，上应辰星，其谷秬。上临太阴，则大寒数举，蛰虫早藏，地积坚冰，阳光不治。民病寒疾于下，甚则腹满浮肿，上应镇星，其主黅谷。复则大风暴发，草偃木零，生长不鲜，面色时变，筋骨并辟，肉瞤瘛，目视䀮䀮，物疏璺[1]，肌肉胗发，气并膈中，痛于心腹，黄气乃损，其谷不登，上应岁星。

帝曰：善。愿闻其时也。岐伯曰：悉哉问也！木不及，春有鸣条律畅之化，则秋有雾露清凉之政，春有惨凄残贼之胜，则夏有炎暑燔烁之复，其眚[2]东，其脏肝，其病内舍胠胁，外在关节。

火不及，夏有炳明光显之化，则冬有严肃霜寒之政，夏有惨凄凝冽之胜，则不时有埃昏大雨之复，其眚南，其脏心，其病内舍膺胁，外在经络。

土不及，四维有埃云润泽之化，则春有鸣条鼓拆之政，四维发振拉飘腾之变，则秋有肃杀霖霪[3]之复，其眚四维，其脏脾，其病内舍心腹，外在肌肉四支。

金不及，夏有光显郁蒸之令，则冬有严凝整肃之应，夏有炎烁燔燎之变，则秋有冰雹霜雪之复，其眚西，其藏肺，其病内舍膺胁肩背，外在皮毛。

水不及，四维有湍润埃云之化，则不时有和风生发之应，四维发埃昏骤注之变，则不时有飘荡振拉之复，其眚北，其藏肾，其病内舍腰脊骨髓，外在溪谷踹膝。

夫五运之政，犹权衡也，高者抑之，下者举之，化者应之，变者复之，此生长化成收藏之理，气之常也，失常则天地四塞矣。故曰：天地之动静，神明为之纪，阴阳之往复，寒暑彰其兆。此之谓也。

---

① 疏璺（wèn）：指物体被大风吹得干裂。疏，通也。璺，破裂。
② 眚（shěng）：义同损，灾害之意。
③ 霖霪：淫雨成灾。

帝曰：夫子之言五气之变，四时之应，可谓悉矣。夫气之动乱，触遇而作，发无常会，卒然灾合，何以期之？岐伯曰：夫气之动变，固不常在，而德化政令灾变，不同其候也。帝曰：何谓也？岐伯曰：东方生风，风生木，其德敷和，其化生荣，其政舒启，其令风，其变振发，其灾散落。南方生热，热生火，其德彰显，其化蕃茂，其政明曜，其令热，其变销烁，其灾燔焫。中央生湿，湿生土，其德溽蒸，其化丰备，其政安静，其令湿，其变骤注，其灾霖溃。西方生燥，燥生金，其德清洁，其化紧敛，其政劲切，其令燥，其变肃杀，其灾苍陨。北方生寒，寒生水，其德凄沧，其化清谧，其政凝肃，其令寒，其变溧洌，其灾冰雪霜雹。是以察其动也，有德有化，有政有令，有变有灾，而物由之，而人应之也。

帝曰：夫子之言岁候，其不及太过，而上应五星。今夫德化政令，灾眚变易，非常而有也，卒然而动，其亦为之变乎。岐伯曰：承天而行之，故无妄动，无不应也。卒然而动者，气之交变也，其不应焉。故曰：应常不应卒。此之谓也。

帝曰：其应奈何？岐伯曰：各从其气化也。

帝曰：其行之徐疾逆顺何如？岐伯曰：以道留久，逆守而小，是谓省下①。以道而去，去而速来，曲而过之，是谓省遗过②也。久留而环，或离或附，是谓议灾与其德也。应近则小，应远则大。芒而大倍常之一③，其化甚；大常之二，其眚即发也。小常之一，其化减；小常之二，是谓临视，省下之过与其德也。德

---

① 省下：王冰注曰："谓察天下人君之有德有过者也。"
② 省遗过：吴崑注曰："谓所省者有不尽、今复省之，是省其所遗罪过也。"
③ 芒而大倍常之一：五星的光芒比正常所见大一倍。

者福之，过者伐之。是以象之见也，高而远则小，下而近则大，故大则喜怒迩①，小则祸福远。岁运太过，则运星北越，运气相得，则各行以道。故岁运太过，畏星②失色而兼其母③，不及，则色兼其所不胜。肖者瞿瞿，莫知其妙，闵闵之当，孰者为良，妄行无徵，示畏侯王。帝曰：其灾应何如？岐伯曰：亦各从其化也，故时至有盛衰，凌犯有逆顺，留守有多少，形见有善恶，宿属有胜负，徵应有吉凶矣。帝曰：其善恶何谓也？岐伯曰：有喜有怒，有忧有丧，有泽有燥，此象之常也，必谨察之。帝曰：六者高下异乎？岐伯曰：象见高下，其应一也，故人亦应之。

帝曰：善。其德化政令之动静损益皆何如？岐伯曰：夫德化政令灾变，不能相加④也。胜复盛衰，不能相多⑤也。往来小大，不能相过⑥也。用之升降，不能相无⑦也。各从其动而复之耳。帝曰：其病生何如？岐伯曰：德化者气之祥，政令者气之章，变易者复之纪，灾眚者伤之始，气相胜者和，不相胜者病，重感于邪则甚也。帝曰：善。所谓精光之论，大圣之业，宣明大道，通于无穷，究于无极也。余闻之，善言天者，必应于人，善言古者，必验于今，善言气者，必彰于物，善言应者，同天地之

---

① 迩（ěr）：近也。

② 畏星：指被克的星。如木运太过，则土星即是畏星。

③ 其母：此指畏星之母。例如：土星为畏星，火星便是其母。

④ 不能相加：王冰注曰："天地动静，阴阳往复，以德报德，以化报化，政令灾眚及动复亦然，故曰不能相加。"

⑤ 不能相多：王冰注曰："胜盛复盛，胜微复微，不能以盛报微，以化报变，故曰不能想多也。"

⑥ 不能相过：张介宾注曰："胜复大小，气数相同，故不能相过也。"

⑦ 不能相无：张志聪注曰："天地阴阳之气，升已而降，降已而升，寒往则暑来，暑往则寒来，故曰不能相无也。"

化，善言化言变者，通神明之理，非夫子孰能言至道欤！乃择良兆而藏之灵室，每旦读之，命曰《气交变》，非斋戒不敢发，慎传也。

五常政大论篇第七十

黄帝问曰：太虚寥廓，五运回薄，衰盛不同，损益相从，愿闻平气[①]何如而名？何如而纪也？岐伯对曰：昭乎哉问也！木曰敷和，火曰升明，土曰备化，金曰审平，水曰静顺。

帝曰：其不及奈何？岐伯曰：木曰委和，火曰伏明，土曰卑监，金曰从革，水曰涸流。帝曰：太过何谓？岐伯曰：木曰发生，火曰赫曦，土曰敦阜，金曰坚成，水曰流衍。

帝曰：三气[②]之纪，愿闻其候。岐伯曰：悉乎哉问也！敷和之纪，木德周行，阳舒阴布，五化宣平，其气端，其性随，其用曲直，其化生荣，其类草木，其政发散，其候温和，其令风，其藏肝，肝其畏清，其主目，其谷麻，其果李，其实核，其应春，其虫毛，其畜犬，其色苍，其养筋，其病里急支满，其味酸，其音角，其物中坚，其数八。

升明之纪，正阳而治，德施周普，五化均衡，其气高，其性速，其用燔灼，其化蕃茂，其类火，其政明曜，其候炎暑，其令热，其藏心，心其畏寒，其主舌，其谷麦，其果杏，其实络，其应夏，其虫羽，其畜马，其色赤，其养血，其病瞤瘛[③]，其味

---

① 平气：平和之气。即气候不衰不盛、无损无益。
② 三气：指平气、不及、太过。
③ 瞤瘛：筋脉肌肉抽动。

苦，其音徵，其物脉，其数七。

备化之纪，气协天休，德流四政，五化齐修，其气平，其性顺，其用高下，其化丰满，其类土，其政安静，其候溽蒸①，其令湿，其藏脾，脾其畏风，其主口，其谷稷，其果枣，其实肉，其应长夏，其虫倮，其畜牛，其色黄，其养肉，其病否，其味甘，其音宫，其物肤，其数五。

审平之纪，收而不争，杀而无犯，五化宣明，其气洁，其性刚，其用散落，其化坚敛，其类金，其政劲肃，其候清切，其令燥，其藏肺，肺其畏热，其主鼻，其谷稻，其果桃，其实壳，其应秋，其虫介，其畜鸡，其色白，其养皮毛，其病咳，其味辛，其音商，其物外坚，其数九。

静顺之纪，藏而勿害，治而善下，五化咸整，其气明，其性下，其用沃衍，其化凝坚，其类水，其政流演，其候凝肃，其令寒，其藏肾，肾其畏湿，其主二阴，其谷豆，其果栗，其实濡，其应冬，其虫鳞，其畜彘，其色黑，其养骨髓，其病厥，其味咸，其音羽，其物濡，其数六。故生而勿杀，长而勿罚，化而勿制，收而勿害，藏而勿抑，是谓平气。

委和之纪，是谓胜生，生气不政，化气乃扬，长气自平，收令乃早，凉雨时降，风云并兴，草木晚荣，苍干雕落，物秀而实，肤肉内充，其气敛，其用聚，其动软戾拘缓，其发惊骇，其藏肝，其果枣李，其实核壳，其谷稷稻，其味酸辛，其色白苍，其畜犬鸡，其虫毛介，其主雾露凄沧，其声角商，其病摇动注恐，从金化也，少角与判商同，上角与正角同，上商与正商同，其病肢废痈肿疮疡，其甘虫，邪伤肝也，上宫与正宫同，萧瑟肃

---

① 溽蒸：湿热交结。

杀则炎赫沸腾，眚于三^①，所谓复也，其主飞蠹蛆雉，乃为雷霆。

伏明之纪，是谓胜长，长气不宣，藏气反布，收气自政，化令乃衡^②，寒清数举，暑令乃薄，承化物生，生而不长，成实而稚，遇化已老，阳气屈伏，蛰虫早藏，其气郁，其用暴，其动彰伏变易，其发痛，其藏心，其果栗桃，其实络濡，其谷豆稻，其味苦咸，其色玄丹，其畜马彘，其虫羽鳞，其主冰雪霜寒，其声徵羽，其病昏惑悲忘，从水化也，少徵与少羽同，上商与正商同，邪伤心也，凝惨凛冽则暴雨霖霪，眚于九，其主骤注雷霆震惊，沉阴淫雨。

卑监之纪，是谓减化，化气不令，生政独彰，长气整，雨乃愆，收气平，风寒并兴，草木荣美，秀而不实，成而秕^③也，其气散，其用静定，其动疡涌分溃痈肿，其发濡滞，其藏脾，其果李栗，其实濡核，其谷豆麻，其味酸甘，其色苍黄，其畜牛犬，其虫倮毛，其主飘怒振发，其声宫角，其病留满否塞，从木化也，少宫与少角同，上宫与正宫同，上角与正角同，其病飧泄，邪伤脾也，振拉飘扬则苍干散落，其眚四维，其主败折虎狼，清气乃用，生政乃辱。

从革之纪，是谓折收，收气乃后，生气乃扬，长化合德，火政乃宣，庶类^④以蕃，其气扬，其用躁切，其动铿禁瞀厥，其发咳喘，其藏肺，其果李杏，其实壳络，其谷麻麦，其味苦辛，

---

① 眚于三：眚，灾害。三，代表东方和春季。此指木运不及之年，对自然气候及物候的损害主要表现在春季。木运不及，金气来乘春行秋令，应生不生。

② 衡：平定之意。

③ 秕：指中空不饱满的谷粒。

④ 庶类：指万物。

其色白丹，其畜鸡羊，其虫介羽，其主明曜炎烁，其声商徵，其病嚏咳鼽衄，从火化也，少商与少徵同，上商与正商同，上角与正角同，邪伤肺也，炎光赫烈则冰雪霜雹，眚于七，其主鳞伏彘鼠，岁气早至，乃生大寒。

涸流之纪，是谓反阳[1]，藏令不举，化气乃昌，长气宣布，蛰虫不藏，土润水泉减，草木条茂，荣秀满盛，其气滞，其用渗泄，其动坚止，其发燥槁，其藏肾，其果枣杏，其实濡肉，其谷黍稷，其味甘咸，其色黅玄，其畜彘牛，其虫鳞倮，其主埃郁昏翳，其声羽宫，其病痿厥坚下，从土化也，少羽与少宫同，上宫与正宫同，其病癃闭，邪伤肾也，埃昏骤雨则振拉摧拔，眚于一，其主毛显狐狢，变化不藏。故乘危而行，不速而至，暴虐无德，灾反及之，微者复微，甚者复甚[2]，气之常也。

发生之纪，是谓启陈[3]，土疏泄，苍气达，阳和布化，阴气乃随，生气淳化，万物以荣，其化生，其气美，其政散，其令条舒，其动掉眩颠疾，其德鸣靡启坼，其变振拉摧拔，其谷麻稻，其畜鸡犬，其果李桃，其色青黄白，其味酸甘辛，其象春，其经足厥阴少阳，其藏肝脾，其虫毛介，其物中坚外坚，其病怒，太角与上商同，上徵则其气逆，其病吐利，不务其德则收气复，秋气劲切，甚则肃杀，清气大至，草木雕零，邪乃伤肝。

赫曦之纪，是谓蕃茂，阴气内化，阳气外荣，炎暑施化，物得以昌，其化长，其气高，其政动，其令鸣显，其动炎灼妄

---

[1] 反阳：水运不及，火不畏水，火之长气反见宣布。

[2] 微者复微，甚者复甚：微、甚，指胜气或复气的表现程度。意为偏盛之气表现不明显，复气表现也较轻微；偏盛之气表现剧烈，制约胜气的复气表现亦剧烈。这是自然气候变化的一种自稳调节现象。

[3] 启陈：指春季万物发生、陈旧布新之象。

扰，其德暄暑郁蒸，其变炎烈沸腾，其谷麦豆，其畜羊彘，其果杏栗，其色赤白玄，其味苦辛咸，其象夏，其经手少阴太阳，手厥阴少阳，其藏心肺，其虫羽鳞，其物脉濡，其病笑疟疮疡血流狂妄目赤，上羽与正徵同，其收齐，其病痓，上徵而收气后也，暴烈其政，藏气乃复，时见凝惨，甚则雨水霜雹切寒，邪伤心也。

敦阜之纪，是谓广化，厚德清静，顺长以盈，至阴内实，物化充成，烟埃朦郁①，见于厚土，大雨时行，湿气乃用，燥政乃辟，其化圆，其气丰，其政静，其令周备，其动濡积并稸，其德柔润重淖，其变震惊飘骤崩溃，其谷稷麻，其畜牛犬，其果枣李，其色黅玄苍，其味甘咸酸，其象长夏，其经足太阴阳明，其藏脾肾，其虫倮毛，其物肌核，其病腹满四肢不举，大风迅至，邪伤脾也。

坚成之纪，是谓收引，天气洁，地气明，阳气随，阴治化，燥行其政，物以司成，收气繁布，化洽不终，其化成，其气削，其政肃，其令锐切，其动暴折疡疰②，其德雾露萧瑟，其变肃杀雕零，其谷稻黍，其畜鸡马，其果桃杏，其色白青丹，其味辛酸苦，其象秋，其经手太阴阳明，其藏肺肝，其虫介羽，其物壳络，其病喘喝胸凭仰息，上徵与正商同，其生齐，其病咳，政暴变则名木不荣，柔脆焦首，长气斯救，大火流，炎烁且至，蔓将槁，邪伤肺也。

流衍之纪，是谓封藏，寒司物化，天地严凝，藏政以布，

---

① 烟埃朦郁：指土湿之气偏盛，烟雨苍茫的自然景象。
② 疡疰：指皮肤疾患。

长令不扬，其化凛，其气坚，其政谧①，其令流注，其动漂泄沃涌，其德凝惨寒雰，其变冰雪霜雹，其谷豆稷，其畜彘牛，其果栗枣，其色黑丹黅，其味咸苦甘，其象冬，其经足少阴太阳，其藏肾心，其虫鳞倮，其物濡满，其病胀，上羽而长气不化也。政过则化气大举，而埃昏气交，大雨时降，邪伤肾也。故曰：不恒其德，则所胜来复，政恒其理，则所胜同化。此之谓也。

帝曰：天不足西北②，左寒而右凉③，地不满东南④，右热而左温⑤，其故何也？岐伯曰：阴阳之气，高下之理，太少之异也。东南方，阳也，阳者其精降于下，故右热而左温。西北方，阴也，阴者其精奉于上，故左寒而右凉。是以地有高下，气有温凉，高者气寒，下者气热，故适寒凉者胀，之温热者疮，下之则胀已，汗之则疮已，此腠理开闭之常，太少之异耳。帝曰：其于寿夭何如？岐伯曰：阴精所奉⑥其人寿，阳精所降⑦其人夭。帝曰：善。其病也，治之奈何？岐伯曰：西北之气散而寒之，东南之气收而温之，所谓同病异治也。故曰：气寒气凉，治以寒凉，行水渍之。气温气热，治以温热，强其内守。必同其气，可使平也，假者反之⑧。帝曰：善。一州之气，生化寿夭不同，其故何

---

① 谧：平静之义。指冬季动物蛰藏，植物不长，一派平静之自然景象。

② 天不足西北：指从地势而言，西北方阳气不足，阴气偏盛。

③ 左寒而右凉：指面向东南方位，则左为北，右为西；其气候特点是北方寒而西方凉。

④ 地不满东南：指从地势而言，东南方阴气不足，阳气偏盛。

⑤ 右热而左温：指面向东南方位，则左为东，右为南；其气候特点是东方温而南方热。

⑥ 阴精所奉：指西北寒凉地区。

⑦ 阳精所降：指东南温热地区。

⑧ 假者反之：指出现假寒假热时，宜采用反治法。

也？岐伯曰：高下之理，地势使然也。崇高则阴气治之，污下则阳气治之，阳胜者先天，阴胜者后天，此地理之常，生化之道也。帝曰：其有寿夭乎？岐伯曰：高者其气寿，下者其气夭，地之小大异也，小者小异，大者大异。故治病者，必明天道地理，阴阳更胜，气之先后，人之寿夭，生化之期，乃可以知人之形气矣。

帝曰：善。其岁有不病，而藏气不应不用者何也？岐伯曰：天气制之，气有所从也。帝曰：愿卒闻之。岐伯曰：少阳司天，火气下临，肺气上从，白起金用①，草木眚，火见燔焫，革金且耗，大暑以行，咳嚏鼽衄鼻窒，曰疡，寒热胕肿。风行于地，尘沙飞扬，心痛胃脘痛，厥逆鬲不通，其主暴速。

阳明司天，燥气下临，肝气上从，苍起木用而立，土乃眚，凄沧数至，木伐草萎，胁痛目赤，掉振鼓栗，筋痿不能久立。暴热至，土乃暑，阳气郁发，小便变，寒热如疟，甚则心痛，火行于槁，流水不冰，蛰虫乃见。

太阳司天，寒气下临，心气上从，而火且明，丹起金乃眚，寒清时举，胜则水冰，火气高明，心热烦，嗌干善渴，鼽嚏，喜悲数欠，热气妄行，寒乃复，霜不时降，善忘，甚则心痛。土乃润，水丰衍，寒客至，沉阴化，湿气变物，水饮内稸，中满不食，皮㾪肉苛，筋脉不利，甚则胕肿身后痈。

厥阴司天，风气下临，脾气上从，而土且隆，黄起②水乃眚，土用革，体重肌肉萎，食减口爽，风行太虚，云物摇动，目

---

① 白起金用：白，指燥金之气。少阳相火司天，金受火郁，郁极乃发，燥金之气起而用事。
② 黄起：指湿土之气起而用事。

转耳鸣。火纵其暴，地乃暑，大热消烁，赤沃下①，蛰虫数见，流水不冰，其发机速。

少阴司天，热气下临，肺气上从，白起金用，草木眚，喘呕寒热，嚏鼽衄鼻窒，大暑流行，甚则疮疡燔灼，金烁石流②。地乃燥清，凄沧数至，胁痛善太息，肃杀行，草木变。

太阴司天，湿气下临，肾气上从，黑起水变，埃冒云雨，胸中不利，阴痿气大衰而不起不用。当其时反腰脽痛，动转不便也，厥逆。地乃藏阴，大寒且至，蛰虫早附，心下否痛，地裂冰坚，少腹痛，时害于食，乘金则止水增，味乃咸，行水减也。

帝曰：岁有胎孕不育，治之不全，何气使然？岐伯曰：六气五类③，有相胜制也，同者盛之，异者衰之，此天地之道，生化之常也。故厥阴司天，毛虫静，羽虫育，介虫不成；在泉，毛虫育，倮虫耗，羽虫不育。少阴司天，羽虫静，介虫育，毛虫不成；在泉，羽虫育，介虫耗不育。太阴司天，倮虫静，鳞虫育，羽虫不成；在泉，倮虫育，鳞虫不成。少阳司天，羽虫静，毛虫育，倮虫不成；在泉，羽虫育，介虫耗，毛虫不育。阳明司天，介虫静，羽虫育，介虫不成；在泉，介虫育，毛虫耗，羽虫不成。太阳司天，鳞虫静，倮虫育；在泉，鳞虫耗，倮虫不育。

诸乘所不成之运，则甚也。故气主有所制，岁立有所生，地气制己胜，天气制胜己，天制色，地制形，五类衰盛，各随其气之所宜也。故有胎孕不育，治之不全，此气之常也，所谓中根也。根于外者亦五，故生化之别，有五气五味五色五类五宜也。

---

① 赤沃下：姚止庵注曰："谓血水下流也，二便血及赤带之属。"

② 金烁石流：形容热势盛极，可熔化金石。

③ 五类：指毛、羽、倮、介、鳞五类动物。

帝曰：何谓也？岐伯曰：根于中者，命曰神机，神去则机息。根于外者，命曰气立，气止则化绝。故各有制，各有胜，各有生，各有成。故曰：不知年之所加①，气之同异，不足以言生化。此之谓也。

帝曰：气始而生化，气散而有形，气布而蕃育，气终而象变，其致一也。然而五味所资，生化有薄厚，成熟有少多，终始不同，其故何也？岐伯曰：地气制之也，非天不生，地不长也。帝曰：愿闻其道。岐伯曰：寒热燥湿，不同其化也。故少阳在泉，寒毒不生，其味辛，其治苦酸，其谷苍丹。阳明在泉，湿毒不生，其味酸，其气湿，其治辛苦甘，其谷丹素。太阳在泉，热毒不生，其味苦，其治淡咸，其谷黅秬②。厥阴在泉，清毒不生，其味甘，其治酸苦，其谷苍赤，其气专，其味正。少阴在泉，寒毒不生，其味辛，其治辛苦甘，其谷白丹。太阴在泉，燥毒不生，其味咸，其气热，其治甘咸，其谷黅秬。化淳③则咸守，气专则辛化而俱治。

故曰：补上下者从之，治上下者逆之，以所在寒热盛衰而调之。故曰：上取下取，内取外取，以求其过。能④毒者以厚药，不胜毒者以薄药。此之谓也。气反者，病在上，取之下；病在下，取之上；病在中，傍取之。治热以寒，温而行之⑤；治寒以热，凉而行之；治温以清，冷而行之；治清以温，热而行之。故消之削之，吐之下之，补之泻之，久新同法。

---

① 年之所加：指各年份的五运六气客主加临的情况。

② 秬：高世栻注曰："秬乃黑黍，水之谷也。"

③ 化淳：指太阴湿土气化淳厚。

④ 能（nài）：通"耐"。耐受。

⑤ 温而行之：指用温服的方法。

帝曰：病在中而不实不坚，且聚且散，奈何？岐伯曰：悉乎哉问也！无积者求其藏，虚则补之，药以祛之，食以随之，行水渍之，和其中外，可使毕已。帝曰：有毒无毒，服有约乎？岐伯曰：病有久新，方有大小，有毒无毒，固宜常制矣。大毒①治病，十去其六，常毒治病，十去其七，小毒治病，十去其八，无毒治病，十去其九，谷肉果菜，食养尽之，无使过之，伤其正也。不尽，行复如法，必先岁气，无伐天和②，无盛盛，无虚虚③，而遗人夭殃，无致邪，无失正④，绝人长命。

帝曰：其久病者，有气从不康，病去而瘠，奈何？岐伯曰：昭乎哉圣人之问也！化不可代⑤，时不可违。夫经络以通，血气以从，复其不足，与众齐同，养之和之，静以待时，谨守其气，无使倾移，其形乃彰，生气以长，命曰圣王。故大要曰：无代化，无违时，必养必和，待其来复。此之谓也。帝曰：善。

六元正纪大论篇第七十一

黄帝问曰：六化六变⑥，胜复淫治，甘苦辛咸酸淡先后，余知之矣。夫五运之化，或从五气，或逆天气，或从天气而逆地气，或从地气而逆天气，或相得，或不相得，余未能明其事。欲

---

① 大毒：指气味偏盛或毒性较大的药物。

② 无伐天和：伐，消伐，损害。诊治疾病时，不要违背自然界气候变化规律及其与人体的密切关系。

③ 无盛盛，无虚虚：诊治时，不要使用令盛者更盛、虚者更虚的方法。

④ 无致邪，无失正：不要助邪气，不要损伤正气。

⑤ 化不可代：指自然界生长化收藏客观规律是不以人的主观意志而改变的。

⑥ 六化六变：指六气的正常变化及异常变化。

通天之纪，从地之理，和其运，调其化，使上下合德，无相夺
伦，天地升降，不失其宜，五运宣行，勿乖其政，调之正味，从
逆奈何？岐伯稽首再拜对曰：昭乎哉问也，此天地之纲纪，变化
之渊源，非圣帝孰能穷其至理欤！臣虽不敏，请陈其道，令终不
灭，久而不易。帝曰：愿夫子推而次之，从其类序，分其部主，
别其宗司，昭其气数，明其正化，可得闻乎？岐伯曰：先立其年
以明其气，金木水火土运行之数，寒暑燥湿风火临御之化，则天
道可见，民气可调，阴阳卷舒，近而无惑，数之可数者，请遂
言之。

帝曰：太阳之政奈何？岐伯曰：辰戌之纪也。

太阳[1]　太角[2]　太阴[3]　壬辰　壬戌　其运风，其化鸣紊启
拆[4]，其变振拉摧拔，其病眩掉目瞑。

太角_{初正}[5]　少徵　太宫　少商　太羽_终

太阳　太徵　太阴　戊辰　戊戌_{同正徵}　其运热，其化暄暑
郁燠，其变炎烈沸腾，其病热郁。

太徵　少宫　太商　少羽_终[6]　少角_初[7]

太阳　太宫　太阴　甲辰_{岁会同天符}　甲戌_{岁会同天符}　其运

---

① 太阳：指司天之气为太阳寒水。
② 太角：指岁运为木运太过。
③ 太阴：指在泉之气为太阴湿土。
④ 鸣紊启拆：张介宾注曰："鸣，风木声也。紊，繁盛也。启拆，萌芽发而
地脉开也。"
⑤ 太角初正：太角，指客运的初运。初正，指主运的初运也是太角。该年
客运五步的太过不及与主运五步的太过不及正合。
⑥ 少羽终：少羽，指客运的第四运是水运不及。终，指主运的终运为水运
不及。
⑦ 少角初：少角，指客运的终运为木运不及。初，指主运的初运为木运不
及。

阴埃，其化柔润重泽，其变震惊飘骤，其病湿下重。

太宫　少商　太羽终　太角初　少徵

太阳　太商　太阴　庚辰　庚戌　其运凉，其化雾露萧瑟，其变肃杀雕零，其病燥背瞀胸满。

太商　少羽终　少角初　太徵　少宫

太阳　太羽　太阴　丙辰天符　丙戌天符　其运寒，其化凝惨溧冽，其变冰雪霜雹，其病大寒留于溪谷。

太羽终　太角初　少徵　太宫　少商

凡此太阳司天之政，气化运行先天，天气肃，地气静，寒临太虚，阳气不令，水土合德，上应辰星镇星。其谷玄黅，其政肃，其令徐。寒政大举，泽无阳焰，则火发待时。少阳中治，时雨乃涯，止极雨散，还于太阴，云朝北极，湿化乃布，泽流万物，寒敷于上，雷动于下，寒湿之气，持于气交。民病寒湿，发肌肉萎，足痿不收，濡泻血溢。初之气，地气迁①，气乃大温，草乃早荣，民乃厉，温病乃作，身热头痛呕吐，肌腠疮疡。二之气，大凉反至，民乃惨，草乃遇寒，火气遂抑，民病气郁中满，寒乃始。三之气，天政布，寒气行，雨乃降。民病寒，反热中，痈疽注下，心热瞀闷，不治者死。四之气，风湿交争，风化为雨，乃长乃化乃成。民病大热少气，肌肉萎足痿，注下赤白。五之气，阳复化，草乃长乃化乃成，民乃舒。终之气，地气正，湿令行，阴凝太虚，埃昏郊野，民乃惨凄，寒风以至，反者孕乃死。故岁宜苦以燥之温之，必折其郁气，先资其化源，抑其运气，扶其不胜，无使暴过而生其疾，食岁谷以全其真，避虚邪以安其正。适气同异，多少制之，同寒湿者燥热化，异寒湿者燥湿

---

① 地气迁：指上一年的在泉之气迁易其位。

化，故同者多之，异者少之，用寒远寒^①，用凉远凉，用温远温，用热远热，食宜同法。有假者反常，反是者病，所谓时也。

帝曰：善。阳明之政奈何？岐伯曰：卯酉之纪也。

阳明　少角　少阴_{清热胜复同，同正商}　丁卯_{岁会}　丁酉　其运风清热。

少角_{初正}　太徵　少宫　太商　少羽_终

阳明　少徵　少阴_{寒雨胜复同，同正商}　癸卯_{同岁会}　癸酉_{同岁会}　其运热寒雨。

少徵　太宫　少商　太羽_终　太角_初

阳明　少宫　少阴_{风凉胜复同}　己卯　己酉　其运雨风凉。

少宫　太商　少羽_终　少角_初　太徵

阳明　少商　少阴_{热寒胜复同，同正商}　乙卯_{天符}　乙酉_{岁会}，_{太一天符}　其运凉热寒。

少商　太羽_终　太角_初　少徵　少宫

阳明　少羽　少阴_{雨风胜复同，同少宫}　辛卯　辛酉　其运寒雨风。

少羽_终　少角_初　太徵　少宫　太商

凡此阳明司天之政，气化运行后天，天气急，地气明，阳专其令，炎暑大行，物燥以坚，淳风乃治，风燥横运^②，流于气交，多阳少阴，云趋雨府，湿化乃敷。燥极而泽，其谷白丹，间谷命太^③者，其耗白甲品羽，金火合德，上应太白荧惑。其政

---

① 用寒远寒：前一"寒"指寒凉药物，后一"寒"指寒凉季节或寒证。远，避开之义。即在寒凉季节或疾病属于寒证者，要禁用或慎用寒凉药物。

② 风燥横运：风燥之气偏盛，流于气交。

③ 间谷命太：张介宾注曰："间谷，间气所化之谷也。命，天赋也。太，气之有余也。"即感司天在泉之左右间气而成熟的谷类。

切，其令暴，蛰虫乃见，流水不冰，民病咳嗌塞，寒热发，暴振溧癃闷，清先而劲，毛虫乃死，热后而暴，介虫乃殃，其发躁，胜复之作，扰而大乱，清热之气，持于气交。初之气，地气迁，阴始凝，气始肃，水乃冰，寒雨化。其病中热胀，面目浮肿，善眠，鼽衄嚏欠呕，小便黄赤，甚则淋。二之气，阳乃布，民乃舒，物乃生荣。厉大至，民善暴死。三之气，天政布，凉乃行，燥热交合，燥极而泽，民病寒热。四之气，寒雨降。病暴仆，振栗谵妄，少气嗌干引饮，及为心痛痈肿疮疡疟寒之疾，骨痿血便。五之气，春令反行，草乃生荣，民气和。终之气，阳气布，候反温，蛰虫来见，流水不冰，民乃康平，其病温。故食岁谷以安其气，食间谷以去其邪，岁宜以咸以苦以辛，汗之清之散之，安其运气，无使受邪，折其郁气，资其化源。以寒热轻重少多其制，同热者多天化①，同清者多地化②，用凉远凉，用热远热，用寒远寒，用温远温，食宜同法。有假者反之，此其道也。反是者，乱天地之经，扰阴阳之纪也。

帝曰：善。少阳之政奈何？岐伯曰：寅申之纪也。

少阳　太角　厥阴　壬寅同天符　壬申同天符　其运风鼓，其化鸣紊启坼，其变振拉摧拔，其病掉眩支胁惊骇。

太角初正　少徵　太宫　少商　太羽终

少阳　太徵　厥阴　戊寅天符　戊申天符　其运暑，其化暄嚣郁燠③，其变炎烈沸腾，其病上热郁血溢血泄心痛。

---

① 同热者多天化：指岁运与在泉之气同为热气，应多以清凉药物调理。天化，指阳明燥金清凉之气。

② 同清者多地化：指岁运与司天之气同为清凉气，应多以热性药物调理。地化，指在泉的火热之气。

③ 暄嚣郁燠：形容气候闷热之甚。

太徵　少宫　太商　少羽终　少角初

少阳　太宫　厥阴　甲寅　甲申　其运阴雨，其化柔润重泽，其变震惊飘骤，其病体重胕肿痞饮。

太宫　少商　太羽终　太角初　少徵

少阳　太商　厥阴　庚寅　庚申同正商　其运凉，其化雾露清切，其变肃杀雕零，其病肩背胸中。

太商　少羽终　少角初　太徵　少宫

少阳　太羽　厥阴　丙寅　丙申　其运寒肃，其化凝惨溧冽，其变冰雪霜雹，其病寒浮肿。

太羽终　太角初　少徵　太宫　少商

凡此少阳司天之政，气化运行先天，天气正，地气扰，风乃暴举，木偃沙飞[1]，炎火乃流，阴行阳化，雨乃时应，火木同德，上应荧惑岁星。其谷丹苍，其政严，其令扰。故风热参布，云物沸腾，太阴横流，寒乃时至，凉雨并起。民病寒中，外发疮疡，内为泄满。故圣人遇之，和而不争。往复之作，民病寒热疟泄，聋瞑呕吐，上怫肿色变。初之气，地气迁，风胜乃摇，寒乃去，候乃大温，草木早荣。寒来不杀，温病乃起，其病气怫于上，血溢目赤，咳逆头痛，血崩胁满，肤腠中疮。二之气，火反郁，白埃四起，云趋雨府，风不胜湿，雨乃零，民乃康。其病热郁于上，咳逆呕吐，疮发于中，胸嗌不利，头痛身热，昏愦脓疮。三之气，天政布，炎暑至，少阳临上，雨乃涯。民病热中，聋瞑血溢，脓疮咳呕，鼽衄渴嚏欠，喉痹目赤，善暴死。四之气，凉乃至，炎暑间化，白露降，民气和平，其病满身重。五之气，阳乃去，寒乃来，雨乃降，气门乃闭，刚木早雕，民避寒

---

[1] 木偃沙飞：形容风势之甚，树木吹倒，沙尘飞扬。

邪，君子周密。终之气，地气正，风乃至，万物反生，霜雾以行。其病关闭不禁，心痛，阳气不藏而咳。抑其运气，赞所不胜，必折其郁气，先取化源，暴过不生[①]，苛疾不起。故岁宜咸宜酸，渗之泄之，渍之发之，观气寒温以调其过，同风热者多寒化，异风热者少寒化，用热远热，用温远温，用寒远寒，用凉远凉，食宜同法，此其道也。有假者反之，反是者病之阶也。

帝曰：善。太阴之政奈何？岐伯曰：丑未之纪也。

太阴　少角　太阳清热胜复同，同正宫　丁丑　丁未　其运风清热。

少角初正　太徵　少宫　太商　少羽终

太阴　少徵　太阳寒雨胜复同　癸丑　癸未　其运热寒雨。

少徵　太宫　少商　太羽终　太角

太阴　少宫　太阳风清胜复同，同正宫　己丑太一天符　己未太一天符　其运雨风清。

少宫　太商　少羽终　少角初　太徵

太阴　少商　太阳热寒胜复同　乙丑　乙未　其运凉热寒。

少商　太羽终　太角初　少徵　太宫

太阴　少羽　太阳雨风胜复同，同正宫　辛丑同岁会　辛未同岁会　其运寒雨风。

少羽终　少角初　太徵　少宫　太商

凡此太阴司天之政，气化运行后天，阴专其政，阳气退辟，大风时起，天气下降，地气上腾，原野昏霿，白埃四起，云奔南极，寒雨数至，物成于差夏[②]。民病寒湿，腹满身䐜愤胕肿，痞

---

① 暴过不生：不会发生猝暴太过之气。

② 差夏：指长夏与秋令相交之时。

逆寒厥拘急。湿寒合德，黄黑埃昏，流行气交，上应镇星辰星。其政肃，其令寂，其谷黅玄。故阴凝于上，寒积于下，寒水胜火，则为冰雹，阳光不治，杀气乃行。故有余宜高，不及宜下，有余宜晚，不及宜早，土之利，气之化也，民气亦从之，间谷命其太也。初之气，地气迁，寒乃去，春气正，风乃来，生布万物以荣，民气条舒，风湿相薄，雨乃后。民病血溢，筋络拘强，关节不利，身重筋痿。二之气，大火正，物承化，民乃和，其病温厉大行，远近咸若，湿蒸相薄，雨乃时降。三之气，天政布，湿气降，地气腾，雨乃时降，寒乃随之。感于寒湿，则民病身重胕肿，胸腹满。四之气，畏火临，溽蒸化，地气腾，天气否隔，寒风晓暮，蒸热相薄，草木凝烟，湿化不流，则白露阴布，以成秋令。民病腠理热，血暴溢疟，心腹满热胪胀，甚则胕肿。五之气，惨令已行，寒露下，霜乃早降，草木黄落，寒气及体，君子周密，民病皮腠。终之气，寒大举，湿大化，霜乃积，阴乃凝，水坚冰，阳光不治。感于寒，则病人关节禁固，腰脽痛，寒湿推于气交而为疾也。必折其郁气，而取化源，益其岁气，无使邪胜，食岁谷以全其真，食间谷以保其精。故岁宜以苦燥之温之，甚者发之泄之。不发不泄，则湿气外溢，肉溃皮拆而水血交流。必赞其阳火，令御甚寒，从气异同，少多其判也，同寒者以热化，同湿者以燥化，异者少之，同者多之，用凉远凉，用寒远寒，用温远温，用热远热，食宜同法。假者反之，此其道也，反是者病也。

帝曰：善。少阴之政奈何？岐伯曰：子午之纪也。

少阴　太角　阳明　壬子　壬午　其运风鼓，其化鸣紊启拆，其变振拉摧拔，其病支满。

太角_{初正}　少徵　太宫　少商　太羽_终

少阴　太徵　阳明　戊子_{天符}　戊午_{太一天符}　其运炎暑，其化暄曜郁燠，其变炎烈沸腾，其病上热血溢。

太徵　少宫　太商　少羽_终　少角_初

少阴　太宫　阳明　甲子　甲午　其运阴雨，其化柔润时雨，其变震惊飘骤，其病中满身重。

太宫　少商　太羽_终　太角_初　少徵

少阴　太商　阳明　庚子_{同天符}　庚午_{同天符，同正商}　其运凉劲，其化雾露萧瑟，其变肃杀雕零，其病下清。

太商　少羽_终　少角_初　太徵　少宫

少阴　太羽　阳明　丙子_{岁会}　丙午　其运寒，其化凝惨凓冽，其变冰雪霜雹，其病寒下。

太羽_终　太角_初　少徵　太宫　少商

凡此少阴司天之政，气化运行先天，地气肃，天气明，寒交暑①，热加燥②，云驰雨府，湿化乃行，时雨乃降，金火合德，上应荧惑太白。其政明，其令切，其谷丹白。水火寒热持于气交而为病始也，热病生于上，清病生于下，寒热凌犯而争于中，民病咳喘，血溢血泄鼽嚏，目赤眦疡，寒厥入胃，心痛腰痛，腹大嗌干肿上。初之气，地气迁，燥将去，寒乃始，蛰复藏，水乃冰，霜复降，风乃至，阳气郁，民反周密，关节禁固，腰脽痛，炎暑将起，中外疮疡。二之气，阳气布，风乃行，春气以正，万物应荣，寒气时至，民乃和。其病淋，目瞑目赤，气郁于上而

① 寒交暑：指上一年的终之气暑气交于这一年初之气的寒气。如马莳注曰："往岁巳亥终之客气少阳，今岁子午初之客气太阳，太阳寒交往岁少阳之暑，故曰寒交暑。"张介宾注曰："以下临上曰交。"
② 热加燥：马莳注曰："今岁少阴在上而阳明在下，故曰热加燥。"张介宾注曰："以上临下曰加。"

热。三之气，天政布，大火行，庶类番鲜，寒气时至。民病气厥
心痛，寒热更作，咳喘目赤。四之气，溽暑至，大雨时行，寒
热互至。民病寒热，嗌干黄瘅，鼽衄饮发。五之气，畏火临，暑
反至，阳乃化，万物乃生乃长荣，民乃康，其病温。终之气，燥
令行，余火内格[①]，肿于上，咳喘，甚则血溢。寒气数举，则霿
雾翳，病生皮腠，内舍于胁，下连少腹而作寒中，地将易也。必
抑其运气，资其岁胜，折其郁发，先取化源，无使暴过而生其病
也。食岁谷以全真气，食间谷以辟虚邪。岁宜咸以软之，而调其
上，甚则以苦发之；以酸收之，而安其下，甚则以苦泄之。适气
同异而多少之，同天气者以寒清化，同地气者以温热化，用热远
热，用凉远凉，用温远温，用寒远寒，食宜同法。有假则反，此
其道也，反是者病作矣。

帝曰：善。厥阴之政奈何？岐伯曰：巳亥之纪也。

厥阴　少角　少阳_{清热胜复同，同正角}　丁巳_{天符}　丁亥_{天符}
其运风清热。

少角_{初正}　太徵　少宫　太商　少羽_终

厥阴　少徵　少阳_{寒雨胜复同}　癸巳_{同岁会}　癸亥_{同岁会}　其
运热寒雨。

少徵　太宫　少商　太羽_终　太角_初

厥阴　少宫　少阳_{风清胜复同，同正角}　己巳　己亥　其运雨
风清。

少宫　太商　少羽_终　少角_初　太徵

厥阴　少商　少阳_{热寒胜复同，同正角}　乙巳　乙亥　其运凉
热寒。

----

① 余火内格：火热之余邪未尽，郁滞于内不得发越。

少商　太羽终　太角初　少徵　太宫

厥阴　少羽　少阳雨风胜复同　辛巳　辛亥　其运寒雨风。

少羽终　少角初　太徵　少宫　太商

凡此厥阴司天之政，气化运行后天，诸同正岁①，气化运行同天②，天气扰，地气正，风生高远，炎热从之，云趋雨府，湿化乃行，风火同德，上应岁星荧惑。其政挠③，其令速，其谷苍丹，间谷言太者，其耗文角品羽。风燥火热，胜复更作，蛰虫来见，流水不冰，热病行于下，风病行于上，风燥胜复形于中。初之气，寒始肃，杀气方至，民病寒于右之下。二之气，寒不去，华雪水冰，杀气施化，霜乃降，名草上焦，寒雨数至，阳复化，民病热于中。三之气，天政布，风乃时举，民病泣出耳鸣掉眩。四之气，溽暑湿热相薄，争于左之上，民病黄瘅而为胕肿。五之气，燥湿更胜，沉阴乃布，寒气及体，风雨乃行。终之气，畏火司令，阳乃大化，蛰虫出见，流水不冰，地气大发，草乃生，人乃舒，其病温厉。必折其郁气，资其化源，赞其运气，无使邪胜。岁宜以辛调上，以咸调下，畏火之气，无妄犯之。用温远温，用热远热，用凉远凉，用寒远寒，食宜同法。有假反常，此之道也，反是者病。

帝曰：善。夫子之言可谓悉矣，然何以明其应乎？岐伯曰：昭乎哉问也！夫六气者，行有次，止有位④，故常以正月朔日⑤平

① 诸同正岁：指同各平气年份。正岁，指岁运不是太过，也不是不及的年份，即平气之年。

② 同天：指气候、物候变化与天时相一致。

③ 挠：指扰动、扰乱。

④ 行有次，止有位：指六气运行各有一定的次序与位置。

⑤ 正月朔日：农历正月初一。

旦视之，睹其位而知其所在矣。运有余，其至先，运不及，其至后，此天之道，气之常也。运非有余非不足，是谓正岁，其至当其时也。帝曰：胜复之气，其常在也，灾眚时至，候也奈何？岐伯曰：非气化者，是谓灾也。

帝曰：天地之数，终始奈何？岐伯曰：悉乎哉问也！是明道也。数之始，起于上而终于下①，岁半②之前，天气主之，岁半之后，地气主之，上下交互，气交主之，岁纪毕矣。故曰：位明气月可知乎，所谓气也。帝曰：余司其事，则而行之，不合其数何也？岐伯曰：气用有多少，化治有盛衰，衰盛多少，同其化也。帝曰：愿闻同化何如？岐伯曰：风温春化同，热曛昏火夏化同，胜与复同，燥清烟露秋化同，云雨昏暝埃长夏化同，寒气霜雪冰冬化同，此天地五运六气之化，更用盛衰之常也。

帝曰：五运行同天化者，命曰天符，余知之矣。愿闻同地化者何谓也？岐伯曰：太过而同天化者三③，不及而同天化者亦三④，

---

① 起于上而终于下：张介宾注曰："司天在前，在泉在后，司天主上，在泉主下，故起于上而终于下。"

② 岁半：指一年的一半。大寒至小暑末为岁之前半，即初之气至三之气所主的时段；大暑至小寒末为岁之后半，即四之气至终之气所主的时段。

③ 太过而同天化者三：指甲子一周期六十年中，太过之岁运的五行属性与同年司天之气的五行属性相同的年份有三组，即戊子、戊午，戊寅、戊申，丙辰、丙戌，共六年，属天符年。

④ 不及而同天化者亦三：指甲子一周期六十年中，不及之岁运的五行属性与同年司天之气的五行属性相同的年份有三组，即丁巳、丁亥，乙卯、乙酉，己丑、己未，共六年，也属天符年。

太过而同地化者三①，不及而同地化者亦三②，此凡二十四岁也。帝曰：愿闻其所谓也。岐伯曰：甲辰、甲戌太宫下加太阴，壬寅、壬申太角下加厥阴，庚子、庚午太商下加阳明，如是者三。癸巳、癸亥少徵下加少阳，辛丑、辛未少羽下加太阳，癸卯、癸酉少徵下加少阴，如是者三。戊子、戊午太徵上临少阴，戊寅、戊申太徵上临少阳，丙辰、丙戌太羽上临太阳，如是者三。丁巳、丁亥少角上临厥阴，乙卯、乙酉少商上临阳明，己丑、己未少宫上临太阴，如是者三。除此二十四岁，则不加不临也。帝曰：加者何谓？岐伯曰：太过而加同天符③，不及而加同岁会④也。帝曰：临者何谓？岐伯曰：太过不及，皆曰天符，而变行有多少，病形有微甚，生死有早晏耳。

　　帝曰：夫子言用寒远寒，用热远热，余未知其然也，愿闻何谓远？岐伯曰：热无犯热，寒无犯寒，从者和，逆者病，不可不敬畏而远之，所谓时兴六位也。帝曰：温凉何如？岐伯曰：司气以热，用热无犯，司气以寒，用寒无犯，司气以凉，用凉无犯，司气以温，用温无犯，间气同其主无犯，异其主则小犯之，是谓四畏，必谨察之。帝曰：善。其犯者何如？岐伯曰：天气反

---

① 太过而同地化者三：指甲子一周期六十年中，太过之岁运的五行属性与同年在泉之气的五行属性相同的年份，有三组，即甲辰、甲戌，壬寅、壬申，庚子、庚午，共六年，均属同天符年。

② 不及而同地化者亦三：指甲子一周期六十年中，不及之岁运的五行属性同年客气在泉的五行属性相同的年份，有三组，即癸巳、癸亥，辛丑、辛未，癸卯、癸酉，共六年，均属同岁会年。

③ 太过而加同天符：指太过之岁的五行属性与同年在泉之气的五行属性相同的年份，即同天符年。

④ 不及而加同岁会：指不及之岁的五行属性与同年在泉之气的五行属性相同的年份，即同岁会年。

时，则可依时，及胜其主则可犯，以平为期，而不可过，是谓邪气反胜者。故曰：无失天信，无逆气宜，无翼其胜，无赞其复，是谓至治。

帝曰：善。五运气行主岁之纪，其有常数乎? 岐伯曰：臣请次之。

甲子、甲午岁

上^①少阴火，中^②太宫土运，下^③阳明金，热化二^④，雨化五^⑤，燥化四^⑥，所谓正化日^⑦也。其化上咸寒，中苦热，下酸热，所谓药食宜也。

乙丑、乙未岁

上太阴土，中少商金运，下太阳水，热化寒化胜复同^⑧，所谓邪气化日^⑨也。灾七宫。湿化五，清化四，寒化六，所谓正化日也。其化上苦热，中酸和，下甘热，所谓药食宜也。

---

① 上：指司天之气。

② 中：指岁运。

③ 下：指在泉之气。

④ 热化二：指甲子、甲午年司天之气为少阴君火，上半年气候偏热，万物感热而生。"二"，为火之生数，按河图居南方。

⑤ 雨化五：指甲子、甲午岁运为土运太过，土主湿，万物感雨湿之气而化生。"五"，为五行土之生数，按河图居中央。

⑥ 燥化四：指甲子、甲午年阳明燥金在泉，下半年偏凉偏燥，万物感而收而成。"四"，为五行金之生数，按河图居西方。

⑦ 正化日：王冰注曰："正气化也。"

⑧ 热化寒化胜复同：热化，指金运不及之年，火来乘金，在火热之气偏盛之时，寒气（即复气）又来制约火热之气，这年冬季又会出现气候偏冷之象。这是自然界自稳调节现象。复气的强弱依胜气的强弱而定，有一分胜气便有一分复气，故曰胜复同。

⑨ 邪气化日：胜复之气属反常的气候变化。

丙寅、丙申岁

上少阳相火，中太羽水运，下厥阴木，火化二，寒化六，风化三，所谓正化日也。其化上咸寒，中咸温，下辛温，所谓药食宜也。

丁卯_{岁会}、丁酉岁

上阳明金，中少角木运，下少阴火，清化热化胜复同，所谓邪气化日也。灾三宫。燥化九，风化三，热化七，所谓正化日也。其化上苦小温，中辛和，下咸寒，所谓药食宜也。

戊辰、戊戌岁

上太阳水，中太徵火运，下太阴土，寒化六，热化七，湿化五，所谓正化日也。其化上苦温，中甘和，下甘温，所谓药食宜也。

己巳、己亥岁

上厥阴木，中少宫土运，下少阳相火，风化清化胜复同，所谓邪气化日也。灾五宫。风化三，湿化五，火化七，所谓正化日也。其化上辛凉，中甘和，下咸寒，所谓药食宜也。

庚午_{同天符}、庚子岁_{同天符}

上少阴火，中太商金运，下阳明金，热化七，清化九，燥化九，所谓正化日也。其化上咸寒，中辛温，下酸温，所谓药食宜也。

辛未_{同岁会}、辛丑岁_{同岁会}

上太阴土，中少羽水运，下太阳水，雨化风化胜复同，所谓邪气化日也。灾一宫。雨化五，寒化一，所谓正化日也。其化上苦热，中苦和，下苦热，所谓药食宜也。

壬申_{同天符}、壬寅岁_{同天符}

上少阳相火，中太角木运，下厥阴木，火化二，风化八，所谓正化日也。其化上咸寒，中酸和，下辛凉，所谓药食宜也。

癸酉<small>同岁会</small>、癸卯岁<small>同岁会</small>

上阳明金，中少徵火运，下少阴火，寒化雨化胜复同，所谓邪气化日也。灾九宫。燥化九，热化二，所谓正化日也。其化上苦小温，中咸温，下咸寒，所谓药食宜也。

甲戌<small>岁会同天符</small>、甲辰岁<small>岁会同天符</small>

上太阳水，中太宫土运，下太阴土，寒化六，湿化五，正化日也。其化上苦热，中苦温，下苦温，药食宜也。

乙亥、乙巳岁

上厥阴木，中少商金运，下少阳相火，热化寒化胜复同，邪气化日也。灾七宫。风化八，清化四，火化二，正化度也。其化上辛凉，中酸和，下咸寒，药食宜也。

丙子<small>岁会</small>、丙午岁

上少阴火，中太羽水运，下阳明金，热化二，寒化六，清化四，正化度也。其化上咸寒，中咸热，下酸温，药食宜也。

丁丑、丁未岁

上太阴土，中少角木运，下太阳水，清化热化胜复同，邪气化度也。灾三宫。雨化五，风化三，寒化一，正化度也。其化上苦温，中辛温，下甘热，药食宜也。

戊寅、戊申岁<small>天符</small>

上少阳相火，中太徵火运，下厥阴木，火化七，风化三，正化度也。其化上咸寒，中甘和，下辛凉，药食宜也。

己卯、己酉岁

上阳明金，中少宫土运，下少阴火，风化清化胜复同，邪气化度也。灾五宫。清化九，雨化五，热化七，正化度也。其化上苦小温，中甘和，下咸寒，药食宜也。

庚辰、庚戌岁

上太阳水，中太商金运，下太阴土，寒化一，清化九，雨化五，正化度也。其化上苦热，中辛温，下甘热，药食宜也。

辛巳、辛亥岁

上厥阴木，中少羽水运，下少阳相火，雨化风化胜复同，邪气化度也。灾一宫。风化三，寒化一，火化七，正化度也。其化上辛凉，中苦和，下咸寒，药食宜也。

壬午、壬子岁

上少阴火，中太角木运，下阳明金，热化二，风化八，清化四，正化度也。其化上咸寒，中酸凉，下酸温，药食宜也。

癸未、癸丑岁

上太阴土，中少徵火运，下太阳水，寒化雨化胜复同，邪气化度也。灾九宫。雨化五，火化二，寒化一，正化度也。其化上苦温，中咸温，下甘热，药食宜也。

甲申、甲寅岁

上少阳相火，中太宫土运，下厥阴木，火化二，雨化五，风化八，正化度也。其化上咸寒，中咸和，下辛凉，药食宜也。

乙酉太一天符、乙卯岁天符

上阳明金，中少商金运，下少阴火，热化寒化胜复同，邪气化度也。灾七宫。燥化四，清化四，热化二，正化度也。其化上苦小温，中苦和，下咸寒，药食宜也。

丙戌天符、丙辰岁天符

上太阳水，中太羽水运，下太阴土，寒化六，雨化五，正化度也。其化上苦热，中咸温，下甘热，药食宜也。

丁亥天符、丁巳岁天符

上厥阴木，中少角木运，下少阳相火，清化热化胜复同，邪气化度也。灾三宫。风化三，火化七，正化度也。其化上辛凉，中辛和，下咸寒，药食宜也。

戊子天符、戊午岁太一天符

上少阴火，中太徵火运，下阳明金，热化七，清化九，正化度也。其化上咸寒，中甘寒，下酸温，药食宜也。

己丑太一天符、己未岁太一天符

上太阴土，中少宫土运，下太阳水，风化清化胜复同，邪气化度也。灾五宫。雨化五，寒化一，正化度也。其化上苦热，中甘和，下甘热，药食宜也。

庚寅、庚申岁

上少阳相火，中太商金运，下厥阴木，火化七，清化九，风化三，正化度也。其化上咸寒，中辛温，下辛凉，药食宜也。

辛卯、辛酉岁

上阳明金，中少羽水运，下少阴火，雨化风化胜复同，邪气化度也。灾一宫。清化九，寒化一，热化七，正化度也。其化上苦小温，中苦和，下咸寒，药食宜也。

壬辰、壬戌岁

上太阳水，中太角木运，下太阴土，寒化六，风化八，雨化五，正化度也。其化上苦温，中酸和，下甘温，药食宜也。

癸巳同岁会、癸亥同岁会

上厥阴木，中少徵火运，下少阳相火，寒化雨化胜复同，邪气化度也。灾九宫。风化八，火化二，正化度也。其化上辛凉，中咸和，下咸寒，药食宜也。

凡此定期之纪，胜复正化，皆有常数，不可不察。故知其要者，一言而终，不知其要，流散无穷，此之谓也。

帝曰：善。五运之气，亦复岁①乎？岐伯曰：郁极乃发，待时而作也。帝曰：请问其所谓也？岐伯曰：五常之气，太过不及，其发异也。帝曰：愿卒闻之。岐伯曰：太过者暴，不及者徐，暴者为病甚，徐者为病持。帝曰：太过不及，其数何如？岐伯曰：太过者其数成，不及者其数生，土常以生也。

帝曰：其发也何如？岐伯曰：土郁之发，岩谷震惊，雷殷气交，埃昏黄黑，化为白气，飘骤高深，击石飞空，洪水乃从，川流漫衍，田牧土驹②。化气乃敷，善为时雨，始生始长，始化始成。故民病心腹胀，肠鸣而为数后，甚则心痛胁䐜，呕吐霍乱，饮发注下，胕肿身重。云奔雨府，霞拥朝阳，山泽埃昏，其乃发也，以其四气。云横天山，浮游生灭，怫之先兆③。

金郁之发，天洁地明，风清气切，大凉乃举，草树浮烟，燥气以行，霿雾数起，杀气来至，草木苍干，金乃有声。故民病咳逆，心胁满引少腹，善暴痛，不可反侧，嗌干面尘色恶。山泽焦枯，土凝霜卤，怫乃发也，其气五。夜零白露，林莽声凄，怫之兆也。

水郁之发，阳气乃辟④，阴气暴举，大寒乃至，川泽严凝，寒雾结为霜雪，甚则黄黑昏翳，流行气交，乃为霜杀，水乃见祥。故民病寒客心痛，腰脽痛，大关节不利，屈伸不便，善厥逆，痞坚腹满。阳光不治，空积沉阴，白埃昏暝，而乃发也，其气二火前后。太虚深玄，气犹麻散，微见而隐，色黑微黄，怫之先兆也。

---

① 复岁：五运之复气。
② 田牧土驹：王冰注曰："大水已去，石土危然，若群驹散牧于田野。"
③ 怫之先兆：怫，张介宾注曰："怫，郁也。"指上述为土郁之发的先兆。
④ 辟：通"避"。

木郁之发，太虚埃昏，云物以扰，大风乃至，屋发折木，木有变。故民病胃脘当心而痛，上支两胁，膈咽不通，食饮不下，甚则耳鸣眩转，目不识人，善暴僵仆。太虚苍埃，天山一色，或气浊色，黄黑郁若，横云不起雨，而乃发也，其气无常。长川草偃，柔叶呈阴，松吟高山，虎啸岩岫，怫之先兆也。

火郁之发，太虚肿翳，大明不彰，炎火行，大暑至，山泽燔燎，材木流津，广厦腾烟，土浮霜卤，止水乃减，蔓草焦黄，风行惑言，湿化乃后。故民病少气，疮疡痈肿，胁腹胸背，面首四肢，䐜愤胕胀，疡痱呕逆，瘛疭骨痛，节乃有动，注下温疟，腹中暴痛，血溢流注，精液乃少，目赤心热，甚则瞀闷懊侬，善暴死。刻终①大温，汗濡玄府，其乃发也，其气四。动复则静，阳极反阴，湿令乃化乃成。华发水凝，山川冰雪，焰阳午泽，怫之先兆也。有怫之应而后报也，皆观其极而乃发也，木发无时，水随火也。谨候其时，病可与期，失时反岁，五气不行，生化收藏，政无恒也。

帝曰：水发而雹雪，土发而飘骤，木发而毁折，金发而清明，火发而曛昧，何气使然？岐伯曰：气有多少，发有微甚，微者当其气，甚者兼其下，征其下气而见可知也。帝曰：善。五气之发，不当位者何也？岐伯曰：命其差。帝曰：差有数乎？岐伯曰：后皆三十度而有奇也。帝曰：气至而先后者何？岐伯曰：运太过则其至先，运不及则其至后，此候之常也。帝曰：当时而至者何也？岐伯曰：非太过非不及，则至当时，非是者眚也。

帝曰：善。气有非时而化者何也？岐伯曰：太过者当其时，

---

① 刻终：指每天时刻之终刻，一日时辰起于寅时，终于丑时。刻终，指丑时末。

不及者归其己胜也。帝曰：四时之气，至有早晏高下左右，其候
何如？岐伯曰：行有逆顺，至有迟速，故太过者化先天，不及者
化后天。帝曰：愿闻其行何谓也？岐伯曰：春气西行，夏气北
行，秋气东行，冬气南行。故春气始于下，秋气始于上，夏气始
于中，冬气始于标①。春气始于左，秋气始于右，冬气始于后②，
夏气始于前。此四时正化之常。故至高之地，冬气常在，至下之
地，春气常在③，必谨察之。帝曰：善。

黄帝问曰：五运六气之应见，六化之正，六变之纪何如？
岐伯对曰：夫六气正纪，有化有变，有胜有复，有用有病，不
同其候，帝欲何乎？帝曰：愿尽闻之。岐伯曰：请遂言之。夫气
之所至也，厥阴所至为和平，少阴所至为暄，太阴所至为埃溽，
少阳所至为炎暑，阳明所至为清劲，太阳所至为寒雾，时化之
常也。

厥阴所至为风府为璺启④，少阴所至为火府为舒荣，太阴所
至为雨府为员盈⑤，少阳所至为热府为行出，阳明所至为司杀府
为庚苍，太阳所至为寒府为归藏，司化之常也。

厥阴所至为生为风摇，少阴所至为荣为形见，太阴所至为
化为云雨，少阳所至为长为蕃鲜，阳明所至为收为雾露，太阳所
至为藏为周密，气化之常也。

厥阴所至为风生，终为肃；少阴所至为热生，中为寒；太

---

① 标：张介宾注曰："万物盛长之表也。"
② 后：面南而立，则左东右西，面南背北。后，指北。
③ 至高之地，冬气常在；至下之地，春气常在：王冰注曰："高山之巅，盛
　　夏冰雪；污下川津，严冬草生。常在之义足明矣。"
④ 璺启：指植物萌芽破土而出。
⑤ 员盈：张志聪注曰："员盈，周备也。"指植物生长充实成熟。

阴所至为湿生，终为注雨；少阳所至为火生，终为蒸溽；阳明所
至为燥生，终为凉；太阳所至为寒生，中为温。德化之常也。

厥阴所至为毛化①，少阴所至为羽化，太阴所至为倮化，少
阳所至为羽化，阳明所至为介化，太阳所至为鳞化，德化之
常也。

厥阴所至为生化，少阴所至为荣化，太阴所至为濡化，少
阳所至为茂化，阳明所至为坚化，太阳所至为藏化，布政之
常也。

厥阴所至为飘怒大凉，少阴所至为大暄寒，太阴所至为雷
霆骤注烈风，少阳所至为飘风燔燎霜凝，阳明所至为散落温，太
阳所至为寒雪冰雹白埃，气变之常也。

厥阴所至为挠动为迎随，少阴所至为高明焰为曛，太阴所
至为沉阴为白埃为晦暝，少阳所至为光显为彤云为曛，阳明所至
为烟埃为霜为劲切为凄鸣，太阳所至为刚固为坚芒为立，令行之
常也。

厥阴所至为里急，少阴所至为疡胗身热，太阴所至为积饮
否隔，少阳所至为嚏呕为疮疡，阳明所至为浮虚，太阳所至为屈
伸不利，病之常也。

厥阴所至为肢痛，少阴所至为惊惑恶寒战栗谵妄，太阴所
至为稸满，少阳所至为惊躁瞀昧暴病，阳明所至为鼽尻阴股膝髀
腨胻足病，太阳所至为腰痛，病之常也。

---

① 毛化：指厥阴之气所至，适合毛虫的胎孕生长。下文的"羽"，泛指禽类
鸟类动物。"倮"，泛指无毛无羽无介无鳞的动物。"介"，泛指带有甲壳
的动物。"鳞"，泛指带有鳞甲的水生动物。

厥阴所至为软戾①，少阴所至为悲妄衄衊②，太阴所至为中满霍乱吐下，少阳所至为喉痹耳鸣呕涌，阳明所至为皴揭，太阳所至为寝汗痉，病之常也。

厥阴所至为胁痛呕泄，少阴所至为语笑，太阴所至为重胕肿，少阳所至为暴注瞤瘛暴死，阳明所至为鼽嚏，太阳所至为流泄禁止，病之常也。

凡此十二变③者，报德以德，报化以化，报政以政，报令以令，气高则高，气下则下，气后则后，气前则前，气中则中，气外则外，位之常也。故风胜则动，热胜则肿，燥胜则干，寒胜则浮，湿胜则濡泄，甚则水闭胕肿，随气所在，以言其变耳。

帝曰：愿闻其用也。岐伯曰：夫六气之用，各归不胜而为化，故太阴雨化，施于太阳；太阳寒化，施于少阴；少阴热化，施于阳明；阳明燥化，施于厥阴；厥阴风化，施于太阴。各命其所在以征之也。帝曰：自得其位何如？岐伯曰：自得其位，常化也。帝曰：愿闻所在也。岐伯曰：命其位而方月④可知也。

帝曰：六位之气盈虚何如？岐伯曰：太少异也，太者之至徐而常，少者暴而亡。帝曰：天地之气，盈虚何如？岐伯曰：天气不足，地气随之，地气不足，天气从之，运居其中而常先也。恶所不胜，归所同和，随运归从而生其病也。故上胜则天气降而下，下胜则地气迁而上，多少而差其分，微者小差，甚者大差，

---

① 软戾：软，筋脉短缩；戾，身体屈曲。

② 衊（miè）：血污。

③ 十二变：指前述气候变化与疾病变化的时化之常、司化之常、气化之常、德化之常（二条）、布政之常、气变之常、令行之常、病之常（四条）的十二条经文。

④ 方月：方，方隅；月，月令。

甚则位易气交易，则大变生而病作矣。《大要》曰：甚纪五分，微纪七分，其差可见。此之谓也。

帝曰：善。论言热无犯热，寒无犯寒。余欲不远寒，不远热奈何？岐伯曰：悉乎哉问也！发表不远热，攻里不远寒。帝曰：不发不攻而犯寒犯热何如？岐伯曰：寒热内贼，其病益甚。帝曰：愿闻无病者何如？岐伯曰：无者生之，有者甚之。帝曰：生者何如？岐伯曰：不远热则热至①，不远寒则寒至，寒至则坚痞腹满，痛急下利之病生矣，热至则身热，吐下霍乱，痈疽疮疡，瞀郁注下，𬌗瘈肿胀，呕衄血头痛，骨节变肉痛，血溢血泄，淋闷之病生矣。帝曰：治之奈何？岐伯曰：时必顺之，犯者治以胜也。

黄帝问曰：妇人重身②，毒③之何如？岐伯曰：有故无殒，亦无殒也。帝曰：愿闻其故何谓也？岐伯曰：大积大聚，其可犯也，衰其大半而止，过者死。

帝曰：善。郁之甚者治之奈何？岐伯曰：木郁达④之，火郁

---

① 不远热则热至：指若气候炎热时，用了具有温热作用的药物或食物，则会出现热病。

② 重身：指怀孕。

③ 毒：指峻利攻下药物。

④ 达：指疏泄肝气，使之通畅。

发①之，土郁夺②之，金郁泄③之，水郁折④之，然调其气，过者折之，以其畏也，所谓泻之。帝曰：假者何如？岐伯曰：有假其气，则无禁也。所谓主气不足，客气胜也。

帝曰：至哉圣人之道！天地大化运行之节，临御之纪，阴阳之政，寒暑之令，非夫子孰能通之！请藏之灵兰之室，署曰《六元正纪》，非斋戒不敢示，慎传也。

至真要大论篇第七十四

黄帝问曰：五气交合，盈虚更作，余知之矣。六气分治，司天地者，其至何如？岐伯再拜对曰：明乎哉问也！天地之大纪，人神之通应也。帝曰：愿闻上合昭昭，下合冥冥奈何？岐伯曰：此道之所主，工之所疑也。帝曰：愿闻其道也。岐伯曰：厥阴司天，其化以风；少阴司天，其化以热；太阴司天，其化以湿；少阳司天，其化以火；阳明司天，其化以燥；太阳司天，其化以寒。以所临藏位，命其病⑤者也。帝曰：地化奈何？岐伯曰：司天同候，间气皆然。帝曰：间气何谓？岐伯曰：司左右

---

① 发：指发越之法。如因其势而散之、扬之、升之等。
② 夺：张介宾注曰："夺，直取之也。……凡滞在上者夺其上，吐之可也。滞在中者，夺其中，伐之可也。滞在下者，夺其下，泻之可也。"
③ 泄：主要指宣泄肺气之法。张介宾注曰："泄，疏利也。……其伤在气分，或解其表，或破其气，或通其便。凡在表、在里、在上、在下，皆可谓之泄也。"
④ 折：主要指驱逐水邪之法。张介宾注曰："折，调制也。……凡折之法，如养气可以化水，治在肺也；实土可以可以制水，治在脾也；壮水可以胜水，治在命门也；自强可以帅水，治在肾也；分利可以泄水，治在膀胱也。"
⑤ 以所临藏位，命其病：根据六气影响到相应脏腑部位确定疾病名称。

者，是谓间气也。帝曰：何以异之？岐伯曰：主岁者纪岁，间气者纪步①也。

帝曰：善。岁主奈何？岐伯曰：厥阴司天为风化，在泉为酸化，司气为苍化，间气为动化。少阴司天为热化，在泉为苦化，不司气化，居气②为灼化。太阴司天为湿化，在泉为甘化，司气为黅化，间气为柔化。少阳司天为火化，在泉为苦化，司气为丹化，间气为明化。阳明司天为燥化，在泉为辛化，司气为素化，间气为清化。太阳司天为寒化，在泉为咸化，司气为玄化，间气为藏化。故治病者，必明六化分治，五味五色所生，五藏所宜，乃可以言盈虚病生之绪也。

帝曰：厥阴在泉而酸化先，余知之矣。风化之行也何如？岐伯曰：风行于地，所谓本也，余气同法。本乎天者，天之气也，本乎地者，地之气也，天地合气，六节分而万物化生矣。故曰：谨候气宜，无失病机。此之谓也。帝曰：其主病何如？岐伯曰：司岁备物③，则无遗主矣。帝曰：先岁物何也？岐伯曰：天地之专精④也。帝曰：司气者何如？岐伯曰：司气者主岁同，然有余不足也。帝曰：非司岁物何谓也？岐伯曰：散⑤也，故质同而异等也，气味有薄厚，性用有躁静，治保有多少，力化⑥有浅

---

① 主岁者纪岁，间气者纪步：指司天在泉之气主管一年的气候变化，司天和在泉的左右间气主管一年中相应气位的气候变化，即二之气、四之气、初之气与五之气所主时段的气候变化。

② 居气：指间气。

③ 司岁备物：根据不同年份的气候变化采集应气运生长的药物。备，准备。

④ 天地之专精：指根据不同年份气候变化采集的药物，得天地精专之气化，气全力厚。

⑤ 散：气味分散。

⑥ 力化：指药力所及。

深，此之谓也。

帝曰：岁主藏害①何谓？岐伯曰：以所不胜命之，则其要也。帝曰：治之奈何？岐伯曰：上淫于下，所胜平之，外淫于内，所胜治之。帝曰：善。平气何如？岐伯曰：谨察阴阳所在而调之，以平为期，正者正治，反者反治。

帝曰：夫子言察阴阳所在而调之，论言人迎与寸口相应，若引绳小大齐等，命曰平，阴之所在寸口何如？岐伯曰：视岁南北②，可知之矣。帝曰：愿卒闻之。岐伯曰：北政之岁，少阴在泉，则寸口不应；厥阴在泉，则右不应；太阴在泉，则左不应。南政之岁，少阴司天，则寸口不应；厥阴司天，则右不应；太阴司天，则左不应。诸不应者，反其诊则见矣。帝曰：尺候何如？岐伯曰：北政之岁，三阴在下，则寸不应；三阴在上，则尺不应。南政之岁，三阴在天，则寸不应；三阴在泉，则尺不应。左右同。故曰：知其要者，一言而终，不知其要，流散无穷。此之谓也。

帝曰：善。天地之气，内淫而病何如？岐伯曰：岁厥阴在泉，风淫所胜，则地气不明，平野昧，草乃早秀。民病洒洒振寒，善伸数欠，心痛支满，两胁里急，饮食不下，膈咽不通，食则呕，腹胀善噫，得后与气，则快然如衰，身体皆重。岁少阴在泉，热淫所胜，则焰浮川泽，阴处反明。民病腹中常鸣，气上冲胸，喘不能久立，寒热皮肤痛，目瞑齿痛颀肿，恶寒发热如疟，少腹中痛腹大，蛰虫不藏。岁太阴在泉，草乃早荣，湿淫所

---

① 岁主藏害：当年的主岁之气对人体脏腑的损害。

② 南北：指南政和北政。运气学用此归类六十年的各年份，将部分年份归属于南政之年，部分年份归属于北政之年。

胜，则埃昏岩谷，黄反见黑，至阴之交①。民病饮积，心痛，耳聋浑浑焞焞，嗌肿喉痹，阴病血见，少腹痛肿，不得小便，病冲头痛，目似脱，项似拔，腰似折，髀不可以回，腘如结，腨如别。岁少阳在泉，火淫所胜，则焰明郊野，寒热更至。民病注泄赤白，少腹痛溺赤，甚则血便。少阴同候。岁阳明在泉，燥淫所胜，则霿雾清暝。民病喜呕，呕有苦，善大息，心胁痛不能反侧，甚则嗌干面尘，身无膏泽，足外反热。岁太阳在泉，寒淫所胜，则凝肃惨慄。民病少腹控睾，引腰脊，上冲心痛，血见，嗌痛颔肿。

帝曰：善。治之奈何？岐伯曰：诸气在泉，风淫于内，治以辛凉，佐以苦，以甘缓之，以辛散之。热淫于内，治以咸寒，佐以甘苦，以酸收之，以苦发之。湿淫于内，治以苦热，佐以酸淡，以苦燥之，以淡泄之。火淫于内，治以咸冷，佐以苦辛，以酸收之，以苦发之。燥淫于内，治以苦温，佐以甘辛，以苦下之。寒淫于内，治以甘热，佐以苦辛，以咸泻之，以辛润之，以苦坚之。

帝曰：善。天气之变何如？岐伯曰：厥阴司天，风淫所胜，则太虚埃昏，云物以扰，寒生春气，流水不冰。民病胃脘当心而痛，上支两胁，膈咽不通，饮食不下，舌本强，食则呕，冷泄腹胀，溏泄瘕水闭，蛰虫不去，病本于脾。冲阳绝，死不治。少阴司天，热淫所胜，怫热至，火行其政。民病胸中烦热，嗌干，右胠满，皮肤痛，寒热咳喘，大雨且至，唾血血泄，鼽衄嚏呕，溺色变，甚则疮疡胕肿，肩背臂臑及缺盆中痛，心痛肺䐜，腹大满，膨膨而喘咳，病本于肺。尺泽绝，死不治。太阴司天，湿淫

---

① 至阴之交：张志聪注曰："乃三气四气之交，土司令也。"

所胜，则沉阴且布，雨变枯槁，胕肿骨痛阴痹，阴痹者按之不得，腰脊头项痛，时眩，大便难，阴气不用，饥不欲食，咳唾则有血，心如悬，病本于肾。太溪绝，死不治。少阳司天，火淫所胜，则温气流行，金政不平。民病头痛，发热恶寒而疟，热上皮肤痛，色变黄赤，传而为水，身面胕肿，腹满仰息，泄注赤白，疮疡咳唾血，烦心胸中热，甚则鼽衄，病本于肺。天府绝，死不治。阳明司天，燥淫所胜，则木乃晚荣，草乃晚生，筋骨内变，民病左胠胁痛，寒清于中，感而疟，大凉革候，咳，腹中鸣，注泄鹜溏，名木敛，生菀于下，草焦上首，心胁暴痛，不可反侧，嗌干面尘腰痛，丈夫癩疝，妇人少腹痛，目昧眦，疡疮痤痈，蛰虫来见，病本于肝。太冲绝，死不治。太阳司天，寒淫所胜，则寒气反至，水且冰，血变于中，发为痈疡，民病厥心痛，呕血血泄鼽衄，善悲时眩仆。运火炎烈，雨暴乃雹，胸腹满，手热肘挛腋肿，心澹澹大动，胸胁胃脘不安，面赤目黄，善噫嗌干，甚则色炲，渴而欲饮，病本于心。神门绝，死不治。所谓动气，知其藏也。

帝曰：善。治之奈何？岐伯曰：司天之气，风淫所胜，平以辛凉，佐以苦甘，以甘缓之，以酸泻之。热淫所胜，平以咸寒，佐以苦甘，以酸收之。湿淫所胜，平以苦热，佐以酸辛，以苦燥之，以淡泄之。湿上甚而热，治以苦温，佐以甘辛，以汗为故而止。火淫所胜，平以酸冷，佐以苦甘，以酸收之，以苦发之，以酸复之，热淫同。燥淫所胜，平以苦湿，佐以酸辛，以苦下之。寒淫所胜，平以辛热，佐以甘苦，以咸泻之。

帝曰：善。邪气反胜^①，治之奈何？岐伯曰：风司于地^②，清反胜之，治以酸温，佐以苦甘，以辛平之。热司于地，寒反胜之，治以甘热，佐以苦辛，以咸平之。湿司于地，热反胜之，治以苦冷，佐以咸甘，以苦平之。火司于地，寒反胜之，治以甘热，佐以苦辛，以咸平之。燥司于地，热反胜之，治以平寒，佐以苦甘，以酸平之，以和为利。寒司于地，热反胜之，治以咸冷，佐以甘辛，以苦平之。

帝曰：其司天邪胜^③何如？岐伯曰：风化于天^④，清反胜之，治以酸温，佐以甘苦。热化于天，寒反胜之，治以甘温，佐以苦酸辛。湿化于天，热反胜之，治以苦寒，佐以苦酸。火化于天，寒反胜之，治以甘热，佐以苦辛。燥化于天，热反胜之，治以辛寒，佐以苦甘。寒化于天，热反胜之，治以咸冷，佐以苦辛。

帝曰：六气相胜奈何？岐伯曰：厥阴之胜^⑤，耳鸣头眩，愦愦欲吐，胃膈如寒，大风数举，倮虫不滋，胠胁气并，化而为热，小便黄赤，胃脘当心而痛，上支两胁，肠鸣飧泄，少腹痛，注下赤白，甚则呕吐，膈咽不通。少阴之胜，心下热善饥，脐下反动，气游三焦，炎暑至，木乃津，草乃萎，呕逆躁烦，腹满痛溏泄，传为赤沃。太阴之胜，火气内郁，疮疡于中，流散于外，病在胠胁，甚则心痛热格，头痛喉痹项强，独胜则湿气内郁，寒迫下焦，痛留顶，互引眉间，胃满，雨数至，燥化乃见，少腹

---

① 邪气反胜：本气反为己所不胜之气（邪气）乘之。例如，风木司天而燥金反胜。

② 风司于地：指厥阴风木在泉。

③ 司天邪胜：司天之气被邪气反胜。

④ 风化于天：指风气司天。

⑤ 胜：指偏盛之气。

满，腰脽重强，内不便，善注泄，足下温，头重足胫胕肿，饮发于中，胕肿于上。少阳之胜，热客于胃，烦心心痛，目赤欲呕，呕酸善饥，耳痛溺赤，善惊谵妄，暴热消烁，草萎水涸，介虫乃屈，少腹痛，下沃赤白。阳明之胜，清发于中，左胠胁痛溏泄，内为嗌塞，外发癫疝，大凉肃杀，华英改容，毛虫乃殃，胸中不便，嗌塞而咳。太阳之胜，凝溧且至，非时水冰，羽乃后化，痔疟发，寒厥入胃，则内生心痛，阴中乃疡①，隐曲不利，互引阴股，筋肉拘苛，血脉凝泣，络满色变，或为血泄，皮肤否肿，腹满食减，热反上行，头项囟顶脑户中痛，目如脱，寒入下焦，传为濡泻。

帝曰：治之奈何？岐伯曰：厥阴之胜，治以甘清，佐以苦辛，以酸泻之。少阴之胜，治以辛寒，佐以苦咸，以甘泻之。太阴之胜，治以咸热，佐以辛甘，以苦泻之。少阳之胜，治以辛寒，佐以甘咸，以甘泻之。阳明之胜，治以酸温，佐以辛甘，以苦泄之。太阳之胜，治以甘热，佐以辛酸，以咸泻之。

帝曰：六气之复②何如？岐伯曰：悉乎哉问也！厥阴之复，少腹坚满，里急暴痛，偃木飞沙，倮虫不荣，厥心痛，汗发呕吐，饮食不入，入而复出，筋骨掉眩清厥，甚则入脾，食痹而吐。冲阳绝，死不治。少阴之复，燠热内作，烦躁鼽嚏，少腹绞痛，火见燔炳，嗌燥，分注时止，气动于左，上行于右，咳，皮肤痛，暴喑心痛，郁冒不知人，乃洒淅恶寒，振栗谵妄，寒已而热，渴而欲饮，少气骨痿，隔肠不便，外为浮肿哕噫，赤气后化，流水不冰，热气大行，介虫不复，病痱胗疮疡，痈疽痤

---

① 阴中乃疡：指阴部疮疡。
② 复：指复气。其作用是制约偏盛之气。

痔，甚则入肺，咳而鼻渊。天府绝，死不治。太阴之复，湿变乃举，体重中满，食饮不化，阴气上厥，胸中不便，饮发于中，咳喘有声，大雨时行，鳞见于陆①，头顶痛重，而掉瘛尤甚，呕而密默，唾吐清液，甚则入肾，窍泻无度。太溪绝，死不治。少阳之复，大热将至，枯燥燔焫，介虫乃耗，惊瘛咳衄，心热烦躁，便数憎风，厥气上行，面如浮埃，目乃眴瘛，火气内发，上为口糜呕逆，血溢血泄，发而为疟，恶寒鼓栗，寒极反热，嗌络焦槁，渴引水浆，色变黄赤，少气脉萎，化而为水，传为胕肿，甚则入肺，咳而血泄。尺泽绝，死不治。阳明之复，清气大举，森木苍干，毛虫乃厉，病生胠胁，气归于左，善太息，甚则心痛痞满，腹胀而泄，呕苦咳哕烦心，病在膈中头痛，甚则入肝，惊骇筋挛。太冲绝，死不治。太阳之复，厥气上行，水凝雨冰，羽虫乃死，心胃生寒，胸膈不利，心痛痞满，头痛善悲，时眩仆，食减，腰脽反痛，屈伸不便，地裂冰坚，阳光不治，少腹控睾，引腰脊，上冲心，唾出清水，及为哕噫，甚则入心，善忘善悲。神门绝，死不治。

帝曰：善，治之奈何？岐伯曰：厥阴之复，治以酸寒，佐以甘辛，以酸泻之，以甘缓之。少阴之复，治以咸寒，佐以苦辛，以甘泻之，以酸收之，辛苦发之，以咸软之。太阴之复，治以苦热，佐以酸辛，以苦泻之，燥之，泄之。少阳之复，治以咸冷，佐以苦辛，以咸软之，以酸收之，辛苦发之。发不远热，无犯温凉，少阴同法。阳明之复，治以辛温，佐以苦甘，以苦泄之，以苦下之，以酸补之。太阳之复，治以咸热，佐以甘辛，以苦坚之。治诸胜复，寒者热之，热者寒之，温者清之，清者温

---

① 鳞见于陆：指雨水暴发，河水猛涨，鱼类出现于陆地。

之，散者收之，抑者散之，燥者润之，急者缓之，坚者软之，脆者坚之，衰者补之，强者泻之，各安其气，必清必静，则病气衰去，归其所宗，此治之大体也。

帝曰：善。气之上下①何谓也？岐伯曰：身半以上，其气三②矣，天之分也，天气主之③。身半以下，其气三④矣，地之分也，地气主之⑤。以名命气，以气命处，而言其病。半，所谓天枢也。故上胜而下俱病者，以地名之。下胜而上俱病者，以天名之。所谓胜至，报气屈伏而未发也。复至则不以天地异名，皆如复气为法也。

帝曰：胜复之动，时有常乎？气有必乎？岐伯曰：时有常位，而气无必也。帝曰：愿闻其道也。岐伯曰：初气终三气，天气主之，胜之常也。四气尽终气，地气主之，复之常也。有胜则复，无胜则否。帝曰：善。复已而胜何如？岐伯曰：胜至则复，无常数也，衰乃止耳。复已而胜，不复则害，此伤生也。帝曰：复而反病何也？岐伯曰：居非其位，不相得也。大复其胜则主胜之，故反病也。所谓火燥热也。帝曰：治之何如？岐伯曰：夫气之胜也，微者随之，甚者制之。气之复也，和者平之，暴者夺之。皆随胜气，安其屈伏，无问其数，以平为期，此其道也。

帝曰：善。客主之胜复奈何？岐伯曰：客主之气，胜而无复也。帝曰：其逆从何如？岐伯曰：主胜逆，客胜从，天之道也。帝曰：其生病何如？岐伯曰：厥阴司天，客胜则耳鸣掉眩，

---

① 气之上下：指六气司天在泉。
② 身半以上，其气三：指人身半以上应初之气至三之气，为司天所主。
③ 天气主之：指上半年的初之气、二之气、三之气，由司天之气所主管。
④ 身半以下，其气三：指人身半以下应四之气至终之气，为在泉之气所主。
⑤ 地气主之：指下半年的四之气、五之气、终之气，由在泉之气所主管。

甚则咳；主胜则胸胁痛，舌难以言。少阴司天，客胜则鼽嚏颈项强，肩背瞀热，头痛少气，发热耳聋目瞑，甚则胕肿血溢，疮疡咳喘；主胜则心热烦躁，甚则胁痛支满。太阴司天，客胜则首面胕肿，呼吸气喘；主胜则胸腹满，食已而瞀。少阳司天，客胜则丹胗外发，及为丹熛①疮疡，呕逆喉痹，头痛嗌肿，耳聋血溢，内为瘛疭；主胜则胸满咳仰息，甚而有血，手热。阳明司天，清复内余，则咳衄嗌塞，心膈中热，咳不止而白血出者死。太阳司天，客胜则胸中不利，出清涕，感寒则咳；主胜则喉嗌中鸣。

　　厥阴在泉，客胜则大关节不利，内为痉强拘瘛，外为不便；主胜则筋骨繇并，腰腹时痛。少阴在泉，客胜则腰痛，尻股膝髀腨胻足病，瞀热以酸，胕肿不能久立，溲便变；主胜则厥气上行，心痛发热，膈中，众痹皆作，发于胠胁，魄汗不藏，四逆而起。太阴在泉，客胜则足痿下重，便溲不时，湿客下焦，发而濡泻，及为肿隐曲之疾；主胜则寒气逆满，食饮不下，甚则为疝。少阳在泉，客胜则腰腹痛而反恶寒，甚则下白溺白；主胜则热反上行而客于心，心痛发热，格中而呕。少阴同候。阳明在泉，客胜则清气动下，少腹坚满而数便泻；主胜则腰重腹痛，少腹生寒，下为鹜溏，则寒厥于肠，上冲胸中，甚则喘不能久立。太阳在泉，寒复内余，则腰尻痛，屈伸不利，股胫足膝中痛。

　　帝曰：善。治之奈何？岐伯曰：高者抑之，下者举之，有余折之，不足补之，佐以所利，和以所宜，必安其主客，适其寒温，同者逆之，异者从之。帝曰：治寒以热，治热以寒，气相得者逆之，不相得者从之，余以知之矣。其于正味何如？岐伯曰：木位之主，其泻以酸，其补以辛。火位之主，其泻以甘，其补以

---

① 丹熛（biāo）：病名，即丹毒之类疾患。

咸。土位之主，其泻以苦，其补以甘。金位之主，其泻以辛，其补以酸。水位之主，其泻以咸，其补以苦。厥阴之客，以辛补之，以酸泻之，以甘缓之。少阴之客，以咸补之，以甘泻之，以咸收之。太阴之客，以甘补之，以苦泻之，以甘缓之。少阳之客，以咸补之，以甘泻之，以咸软之。阳明之客，以酸补之，以辛泻之，以苦泄之。太阳之客，以苦补之，以咸泻之，以苦坚之，以辛润之。开发腠理，致津液通气也。帝曰：善。愿闻阴阳之三也何谓？岐伯曰：气有多少，异用也。帝曰：阳明何谓也？岐伯曰：两阳合明也。帝曰：厥阴何也？岐伯曰：两阴交尽也。

帝曰：气有多少，病有盛衰，治有缓急，方有大小，愿闻其约奈何？岐伯曰：气有高下，病有远近，证有中外，治有轻重，适其至所为故也。大要曰：君一臣二，奇之制也；君二臣四，偶之制也；君二臣三，奇之制也；君二臣六，偶之制也。故曰：近者奇之，远者偶之，汗者不以奇，下者不以偶，补上治上制以缓，补下治下制以急，急则气味厚，缓则气味薄，适其至所，此之谓也。病所远而中道气味之者，食而过之，无越其制度也。是故平气之道，近而奇偶，制小其服也。远而奇偶，制大其服也。大则数少，小则数多。多则九之，少则二之。奇之不去则偶之，是谓重方。偶之不去，则反佐以取之，所谓寒热温凉，反从其病也。

帝曰：善。病生于本，余知之矣。生于标者，治之奈何？岐伯曰：病反其本，得标之病，治反其本，得标之方。帝曰：善。六气之胜，何以候之？岐伯曰：乘其至也，清气大来，燥之胜也，风木受邪，肝病生焉。热气大来，火之胜也，金燥受邪，肺病生焉。寒气大来，水之胜也，火热受邪，心病生焉。湿气大来，土之胜也，寒水受邪，肾病生焉。风气大来，木之胜也，土湿受邪，脾病生焉。所谓感邪而生病也。乘年之虚，则邪甚也。失时之和，亦邪甚也。遇月之空，亦邪甚也。重感于邪，则病危矣。有胜之气，其必来复也。

帝曰：其脉至何如？岐伯曰：厥阴之至其脉弦，少阴之至其脉钩，太阴之至其脉沉，少阳之至大而浮，阳明之至短而涩，太阳之至大而长。至而和则平，至而甚则病，至而反者病，至而不至者病，未至而至者病，阴阳易者危。

帝曰：六气标本，所从不同奈何？岐伯曰：气有从本者，有从标本者，有不从标本者也。帝曰：愿卒闻之。岐伯曰：少阳太阴从本，少阴太阳从本从标，阳明厥阴不从标本从乎中也。故从本者化生于本，从标本者有标本之化，从中者以中气为化也。帝曰：脉从而病反者，其诊何如？岐伯曰：脉至而从，按之不鼓，诸阳皆然。帝曰：诸阴之反，其脉何如？岐伯曰：脉至而从，按之鼓甚而盛也。是故百病之起，有生于本者，有生于标者，有生于中气者，有取本而得者，有取标而得者，有取中气而得者，有取标本而得者，有逆取而得者，有从取而得者。逆，正顺也。若顺，逆也。故曰：知标与本，用之不殆，明知逆顺，正行无问。此之谓也。不知是者，不足以言诊，足以乱经。故《大要》曰：粗工嘻嘻，以为可知，言热未已，寒病复始，同气异形，迷诊乱经。此之谓也。夫标本之道，要而博，小而大，可以言一而知百病之害，言标与本，易而勿损，察本与标，气可令调，明知胜复，为万民式，天之道毕矣。

帝曰：胜复之变，早晏何如？岐伯曰：夫所胜者，胜至已病，病已愠愠①，而复已萌也。夫所复者，胜尽而起，得位而甚，

---

① 愠（yùn）愠：愠，通"蕴"，积蓄之义。

胜有微甚，复有少多，胜和而和，胜虚而虚，天之常也。帝曰：
胜复之作，动不当位，或后时而至，其故何也？岐伯曰：夫气之
生，与其化衰盛异也。寒暑温凉盛衰之用，其在四维。故阳之
动，始于温，盛于暑；阴之动，始于清，盛于寒。春夏秋冬，各
差其分。故《大要》曰：彼春之暖，为夏之暑，彼秋之忿，为冬
之怒，谨按四维，斥候皆归，其终可见，其始可知。此之谓也。
帝曰：差有数乎？岐伯曰：又凡三十度也。帝曰：其脉应皆何
如？岐伯曰：差同正法，待时而去也。《脉要》曰：春不沉，夏
不弦，冬不涩，秋不数，是谓四塞。沉甚曰病，弦甚曰病，涩甚
曰病，数甚曰病，参见曰病，复见曰病，未去而去曰病，去而不
去曰病，反者死。故曰：气之相守司也，如权衡之不得相失也。
夫阴阳之气，清静则生化治，动则苛疾起，此之谓也。

帝曰：幽明何如？岐伯曰：两阴[①]交尽故曰幽，两阳[②]合明
故曰明，幽明之配，寒暑之异也。帝曰：分至[③]何如？岐伯曰：
气至之谓至，气分之谓分，至则气同，分则气异[④]，所谓天地之
正纪也。帝曰：夫子言春秋气始于前，冬夏气始于后，余已知之
矣。然六气往复，主岁不常也，其补泻奈何？岐伯曰：上下所
主，随其攸利[⑤]，正其味，则其要也，左右同法。大要曰：少阳
之主，先甘后咸；阳明之主，先辛后酸；太阳之主，先咸后苦；
厥阴之主，先酸后辛；少阴之主，先甘后咸；太阴之主，先苦后

---

① 两阴：指太阴与少阴。
② 两阳：指太阳与少阳。
③ 分至：指春分、秋分、夏至、冬至、。
④ 至则气同，分则气异：夏至、冬至分别于三之气、终之气之中，故至则
　　气同；春分、秋分分别位于初之气与二之气、四之气与五之气之间，故
　　分则气异。
⑤ 攸利：所宜之意。

甘。佐以所利，资以所生，是谓得气。

帝曰：善。夫百病之生也，皆生于风寒暑湿燥火，以之化之变①也。经言盛者泻之，虚者补之，余锡②以方士③，而方士用之尚未能十全，余欲令要道必行，桴鼓相应，犹拔刺雪污，工巧神圣④，可得闻乎？岐伯曰：审察病机，无失气宜⑤，此之谓也。帝曰：愿闻病机何如？岐伯曰：诸风掉眩，皆属于肝。诸寒收引⑥，皆属于肾。诸气膹郁，皆属于肺。诸湿肿满，皆属于脾。诸热瞀瘛⑦，皆属于火。诸痛痒疮，皆属于心。诸厥固泄，皆属于下。诸痿喘呕，皆属于上。诸禁鼓栗，如丧神守，皆属于火。诸痉项强，皆属于湿。诸逆冲上，皆属于火。诸胀腹大，皆属于热。诸躁狂越，皆属于火。诸暴强直，皆属于风。诸病有声，鼓之如鼓，皆属于热。诸病胕肿疼酸惊骇，皆属于火。诸转反戾⑧，水液浑浊，皆属于热。诸病水液，澄澈清冷，皆属于寒。诸呕吐酸，暴注下迫，皆属于热。故《大要》曰：谨守病机，各司其属，有者求之，无者求之，盛者责之，虚者责之，必先五胜，疏其血气，令其调达，而致和平。此之谓也。

帝曰：善。五味阴阳之用何如？岐伯曰：辛甘发散为阳，

---

① 之化之变：指六气的正常变化与异常变化。

② 锡：同"赐"，给予之义。

③ 方士：指医生。

④ 工巧神圣：《难经·六十一难》云："望而知之谓之神，闻而知之谓之圣，问而知之谓之工，切脉而知之谓之巧。"工巧神圣，指中医学的望闻问切四种诊察方法。

⑤ 无失气宜：诊治疾病不要违背六气主时之宜。

⑥ 收引：肢体蜷缩，屈曲不伸。

⑦ 瞀瘛：神识昏糊，筋脉抽搐。

⑧ 诸转反戾：指筋脉拘挛所致的角弓反张等多种症状。

酸苦涌泄为阴,咸味涌泄为阴,淡味渗泄为阳。六者或收或散,或缓或急,或燥或润,或软或坚,以所利而行之,调其气使其平也。帝曰:非调气而得者,治之奈何?有毒无毒,何先何后?愿闻其道。岐伯曰:有毒无毒,所治为主,适大小为制也。帝曰:请言其制。岐伯曰:君一臣二,制之小也;君一臣三佐五,制之中也;君一臣三佐九,制之大也。寒者热之,热者寒之,微者逆之,甚者从之,坚者削之,客者除之,劳者温之,结者散之,留者攻之,燥者濡之,急者缓之,散者收之,损者温之,逸者行之,惊者平之,上之下之,摩之浴之,薄之劫之,开之发之,适事为故。帝曰:何谓逆从^①?岐伯曰:逆者正治,从者反治,从少从多,观其事也。帝曰:反治何谓?岐伯曰:热因寒用,寒因热用,塞因塞用,通因通用,必伏其所主,而先其所因^②,其始则同,其终则异,可使破积,可使溃坚,可使气和,可使必已。

帝曰:善。气调而得者何如?岐伯曰:逆之从之,逆而从之,从而逆之,疏气令调,则其道也。

帝曰:善。病之中外何如?岐伯曰:从内之外者,调其内;从外之内者,治其外;从内之外而盛于外者,先调其内而后治其外;从外之内而盛于内者,先治其外而后调其内;中外不相及,则治主病。

帝曰:善。火热复,恶寒发热,有如疟状,或一日发,或间数日发,其故何也?岐伯曰:胜复之气,会遇之时,有多少也。阴气多而阳气少,则其发日远;阳气多而阴气少,则其发日近。此胜复相薄,盛衰之节,疟亦同法。

---

① 逆从:指逆治法(正治法)与从治法(反治法)。
② 伏其所主,而先其所因:要制伏疾病之根本,必先探求发病的原因。

帝曰：论言治寒以热，治热以寒，而方士不能废绳墨而更其道也。有病热者寒之而热，有病寒者热之而寒，二者皆在，新病复起，奈何治？岐伯曰：诸寒之而热者取之阴，热之而寒者取之阳，所谓求其属也。

帝曰：善。服寒而反热，服热而反寒，其故何也？岐伯曰：治其王气，是以反也。帝曰：不治王而然者何也？岐伯曰：悉乎哉问也！不治五味属也。夫五味入胃，各归所喜，故酸先入肝，苦先入心，甘先入脾，辛先入肺，咸先入肾，久而增气，物化之常也。气增而久，夭之由也①。

帝曰：善。方制君臣何谓也？岐伯曰：主病之谓君，佐君之谓臣，应臣之谓使，非上下三品之谓也。帝曰：三品何谓？岐伯曰：所以明善恶之殊贯也。帝曰：善。病之中外何如？岐伯曰：调气之方，必别阴阳，定其中外，各守其乡，内者内治，外者外治，微者调之，其次平之，盛者夺之，汗之下之，寒热温凉，衰之以属，随其攸利，谨道如法，万举万全，气血正平，长有天命。帝曰：善。

刺法论篇第七十二

黄帝问曰：升降不前，气交有变，即成暴郁，余已知之。如何预救生灵，可得却乎？岐伯稽首再拜对曰：昭乎哉问！臣闻夫子②言，既明天元，须穷法刺，可以折郁扶运，补弱全真，泻

---

① 气增而久，夭之由也：指若长期服用某一种药物或食物，则必然会导致人体之气发生偏盛现象，若人体气机长期处于偏盛状态，则导致疾病发生。

② 夫子：指僦贷季。王冰注曰："夫子者，祖师僦贷季也。"

盛蠲[①]余，令除斯苦。帝曰：愿卒闻之。岐伯曰：升之不前，即有甚凶也。木欲升而天柱窒抑之，木欲发郁亦须待时，当刺足厥阴之井。火欲升而天蓬窒抑之，火欲发郁亦须待时，君火相火同刺包络之荥。土欲升而天冲窒抑之，土欲发郁亦须待时，当刺足太阴之输。金欲升而天英窒抑之，金欲发郁亦须待时，当刺手太阴之经。水欲升而天芮窒抑之，水欲发郁亦须待时，当刺足少阴之合。

帝曰：升之不前，可以预备，愿闻其降，可以先防。岐伯曰：既明其升，必达其降也。升降之道，皆可先治也。木欲降而地晶窒抑之，降而不入，抑之郁发，散而可得位，降而郁发，暴如天间之待时也，降而不下，郁可速矣，降可折其所胜也，当刺手太阴之所出，刺手阳明之所入。火欲降而地玄窒抑之，降而不入，抑之郁发，散而可矣，当折其所胜，可散其郁，当刺足少阴之所出，刺足太阳之所入。土欲降而地苍窒抑之，降而不下，抑之郁发，散而可入，当折其胜，可散其郁，当刺足厥阴之所出，刺足少阳之所入。金欲降而地彤窒抑之，降而不下，抑之郁发，散而可入，当折其胜，可散其郁，当刺心包络所出，刺手少阳所入也。水欲降而地阜窒抑之，降而不下，抑之郁发，散而可入，当折其土，可散其郁，当刺足太阴之所出，刺足阳明之所入。

帝曰：五运之至，有前后与升降往来，有所承抑之，可得闻乎刺法？岐伯曰：当取其化源也。是故太过取之，不及资之。太过取之，次抑其郁，取其运之化源，令折郁气。不及扶资，以扶运气，以避虚邪也。资取之法令出《密语》。

---

① 蠲：去除。

黄帝问曰：升降之刺，以知其要，愿闻司天未得迁正 [①]，使司化之失其常政，即万化之或其皆妄。然与民为病，可得先除，欲济群生，愿闻其说。岐伯稽首再拜曰：悉乎哉问！言其至理，圣念慈悯，欲济群生，臣乃尽陈斯道，可申洞微。太阳复布，即厥阴不迁正，不迁正气塞于上，当泻足厥阴之所流。厥阴复布，少阴不迁正，不迁正即气塞于上，当刺心包络脉之所流。少阴复布，太阴不迁正，不迁正即气留于上，当刺足太阴之所流。太阴复布，少阳不迁正，不迁正则气塞未通，当刺手少阳之所流。少阳复布，则阳明不迁正，不迁正则气未通上，当刺手太阴之所流。阳明复布，太阳不迁正，不迁正则复塞其气，当刺足少阴之所流。

帝曰：迁正不前，以通其要。愿闻不退，欲折其余，无令过失，可得明乎？岐伯曰：气过有余，复作布正，是名不退位 [②] 也。使地气不得后化，新司天未可迁正，故复布化令如故也。已亥之岁天数有余 [③]，故厥阴不退位也，风行于上，木化布天，当刺足厥阴之所入。子午之岁，天数有余，故少阴不退位也，热行于上，火余化布天，当刺手厥阴之所入。丑未之岁，天数有余，故太阴不退位也，湿行于上，雨化布天，当刺足太阴之所入。寅申之岁，天数有余，故少阳不退位也，热行于上，火化布天，当刺手少阳之所入。卯酉之岁，天数有余，故阳明不退位也，金行

---

① 迁正：上年司天之气的左间迁为次年司天之位行令，或上年在泉之气的左间迁为次年在泉之位行令。

② 不退位：指因上一年的岁气有余太过，其司天之气至下年还不能退居到司天的右间，在泉之气也不能退居右间，致使新岁的岁气不能迁居于正位。

③ 天数有余：指司天之气的气数有余太过，不能按时退位。

于上，燥化布天，当刺手太阴之所入。辰戌之岁，天数有余，故太阳不退位也，寒行于上凛水化布天，当刺足少阴之所入。故天地气逆，化成民病，以法刺之，预可平痾。

黄帝问曰：刚柔二干，失守其位，使天运之气皆虚乎？与民为病，可得平乎？岐伯曰：深乎哉问！明其奥旨，天地迭移，三年化疫，是谓根之可见，必有逃门①。

假令甲子，刚柔失守，刚未正，柔孤而有亏，时序不令，即音律非从，如此三年，变大疫也。详其微甚，察其浅深，欲至而可刺，刺之，当先补肾俞，次三日，可刺足太阴之所注。又有下位己卯不至，而甲子孤立者，次三年作土疠，其法补泻，一如甲子同法也。其刺以毕，又不须夜行及远行，令七日洁，清净斋戒。所有自来肾有久病者，可以寅时面向南，净神不乱，思闭气不息七遍，以引颈咽气顺之，如咽甚硬物，如此七遍后，饵舌下津令无数。

假令丙寅，刚柔失守，上刚干失守，下柔不可独主之，中水运非太过，不可执法而定之，布天有余，而失守上正，天地不合，即律吕音异②，如此即天运失序，后三年变疫。详其微甚，差有大小，徐至即后三年，至甚即首三年，当先补心俞，次五日，可刺肾之所入。又有下位地甲子，辛巳柔不附刚，亦名失守，即地运皆虚，后三年变水疠，即刺法皆如此矣。其刺如毕，慎其大喜欲情于中，如不忌，即其气复散也，令静七日，心欲实，令少思。

假令庚辰，刚柔失守，上位失守，下位无合，乙庚金运，

---

① 逃门：避免时疫所伤的办法。
② 律吕音异：阳律阴吕之音不相协调。

故非相招，布天未退，中运胜来，上下相错，谓之失守，姑洗林钟①，商音不应也，如此则天运化易，三年变大疫。详其天数，差有微甚，微即微，三年至，甚即甚，三年至，当先补肝俞，次三日，可刺肺之所行。刺毕，可静神七日，慎勿大怒，怒必真气却散之。又或在下地甲子、乙未失守者，即乙柔干，即上庚独治之，亦名失守者，即天运孤主之，三年变疬，名曰金疬，其至待时也，详其地数之等差，亦推其微甚，可知迟速尔。诸位乙庚失守，刺法同，肝欲平，即勿怒。

假令壬午，刚柔失守，上壬未迁正，下丁独然，即虽阳年，亏及不同，上下失守，相招其有期，差之微甚，各有其数也，律吕二角，失而不和，同音有日，微甚如见，三年大疫，当刺脾之俞，次三日，可刺肝之所出也。刺毕，静神七日，勿大醉歌乐，其气复散，又勿饱食，勿食生物，欲令脾实，气无滞饱，无久坐，食无太酸，无食一切生物，宜甘宜淡。又或地下甲子、丁酉失守其位，未得中司，即气不当位，下不与壬奉合者，亦名失守，非名合德，故柔不附刚，即地运不合，三年变疬，其刺法一如木疫之法。

假令戊申，刚柔失守，戊癸虽火运，阳年不太过也，上失其刚，柔地独主，其气不正，故有邪干，迭移其位，差有浅深，欲至将合，音律先同，如此天运失时，三年之中，火疫至矣，当刺肺之俞。刺毕，静神七日，勿大悲伤也，悲伤即肺动，而真气复散也，人欲实肺者，要在息气也。又或地下甲子、癸亥失守者，即柔失守位也，即上失其刚也，即亦名戊癸不相合德者也，

① 姑洗林钟：庚辰年金运太过，为太商，应阳律姑洗，与司天相配；乙未岁金运不及，应阴吕林钟，与在泉相配。

即运与地虚，后三年变疠，即名火疠。

是故立地五年，以明失守，以穷法刺，于是疫之与疠，即是上下刚柔之名也，穷归一体也，即刺疫法，只有五法，即总其诸位失守，故只归五行而统之也。

黄帝曰：余闻五疫之至，皆相染易，无问大小，病状相似，不施救疗，如何可得不相移易者？岐伯曰：不相染者，正气存内，邪不可干，避其毒气，天牝从来，复得其往，气出于脑，即不邪干。气出于脑，即室先想心如日。欲将入于疫室，先想青气自肝而出，左行于东，化作林木。次想白气自肺而出，右行于西，化作戈甲。次想赤气自心而出，南行于上，化作焰明。次想黑气自肾而出，北行于下，化作水。次想黄气自脾而出，存于中央，化作土。五气护身之毕，以想头上如北斗之煌煌，然后可入于疫室。

又一法，于春分之日，日未出而吐之。又一法，于雨水日后，三浴以药泄汗。又一法，小金丹方：辰砂二两，水磨雄黄一两，叶子雌黄一两，紫金半两，同入合中，外固了，地一尺，筑地实，不用炉，不须药制，用火二十斤煅之也，七日终，候冷七日取，次日出合子，埋药地中七日，取出顺日研之三日，炼白沙蜜为丸，如梧桐子大，每日望东吸日华气一口，冰水下一丸，和气咽之，服十粒，无疫干也。

黄帝问曰：人虚即神游失守位，使鬼神外干，是致夭亡，何以全真？愿闻刺法。岐伯稽首再拜曰：昭乎哉问！谓神移失守，虽在其体，然不致死，或有邪干，故令夭寿。只如厥阴失守，天以虚，人气肝虚，感天重虚[1]，即魂游于上，邪干厥大气，

---

[1] 重虚：指人体脏气已虚，又感受天之虚邪，谓之重虚。

身温犹可刺之，刺其足少阳之所过，次刺肝之俞。人病心虚，又遇君相二火司天失守，感而三虚①，遇火不及，黑尸鬼犯之，令人暴亡，可刺手少阳之所过，复刺心俞。人脾病，又遇太阴司天失守，感而三虚，又遇土不及，青尸鬼邪犯之于人，令人暴亡，可刺足阳明之所过，复刺脾之俞。人肺病，遇阳明司天失守，感而三虚，又遇金不及，有赤尸鬼干人，令人暴亡，可刺手阳明之所过，复刺肺俞。人肾病，又遇太阳司天失守，感而三虚，又遇水运不及之年，有黄尸鬼干犯人正气，吸人神魂，致暴亡，可刺足太阳之所过，复刺肾俞。

黄帝问曰：十二藏之相使，神失位，使神彩之不圆，恐邪干犯，治之可刺，愿闻其要。岐伯稽首再拜曰：悉乎哉，问至理，道真宗，此非圣帝，焉穷斯源，是谓气神合道，契②符上天。心者，君主之官，神明出焉，可刺手少阴之源。肺者，相傅之官，治节出焉，可刺手太阴之源。肝者，将军之官，谋虑出焉，可刺足厥阴之源。胆者，中正之官，决断出焉，可刺足少阳之源。膻中者，臣使之官，喜乐出焉，可刺心包络所流。脾为谏议之官，知周出焉，可刺脾之源。胃为仓廪之官，五味出焉，可刺胃之源。大肠者，传道之官，变化出焉，可刺大肠之源。小肠者，受盛之官，化物出焉，可刺小肠之源。肾者，作强之官，伎巧出焉，刺其肾之源。三焦者，决渎之官，水道出焉，刺三焦之源。膀胱者，州都之官，精液藏焉，气化则能出矣，刺膀胱之源。凡此十二官者，不得相失也。是故刺法有全神养真之旨，亦

---

① 三虚：指人体脏气虚，逢司天在泉失守所致的天虚之年，又复感虚邪贼风，是谓三虚。

② 契：合也。

法有修真之道，非治疾也，故要修养和神也。道贵常存，补神固根，精气不散，神守不分，然即神守而虽不去，亦能全真。人神不守，非达至真。至真之要，在乎天玄。神守天息，复入本元，命曰归宗。

本病论篇第七十三

黄帝问曰：天元九室，余已知之，愿闻气交，何名失守？岐伯曰：谓其上下升降，迁正退位，各有经论，上下各有不前，故名失守也。是故气交失易位，气交乃变，变易非常，即四时失序，万化不安，变民病也。

帝曰：升降不前，愿闻其故，气交有变，何以明知？

岐伯曰：昭乎问哉！明乎道矣。气交有变，是为天地机，但欲降而不得降者，地室刑之。又有五运太过，而先天而至者，即交不前，但欲升而不得其升，中运抑之，但欲降而不得其降，中运抑之。于是有升之不前，降之不下者，有降之不下，升而至天者，有升降俱不前，作如此之分别，即气交之变。变之有异，常各各不同，灾有微甚者也。

帝曰：愿闻气交遇会胜抑①之由，变成民病，轻重何如？岐伯曰：胜相会，抑伏使然②。是故辰戌之岁，木气升之，主逢天柱，胜而不前。又遇庚戌，金运先天，中运胜之，忽然不前。木运升天，金乃抑之，升而不前，即清生风少，肃杀于春，露霜复

---

① 遇会胜抑：张介宾注曰："六气有遇、有会、有胜、有抑，则抑伏者为变。"
② 抑伏使然：胜气相会，必致抑室而伏，是造成气交有变的原因。

降，草木乃萎。民病温疫早发，咽嗌乃干，四肢满，肢节皆痛。久而化郁，即大风摧拉，折陨鸣紊。民病卒中偏痹，手足不仁。

是故巳亥之岁，君火升天，主窒天蓬，胜之不前。又厥阴未迁正，则少阴未得升天，水运以至其中者。君火欲升，而中水运抑之，升之不前，即清寒复作，冷生旦暮。民病伏阳，而内生烦热，心神惊悸，寒热间作。日久成郁，即暴热乃至，赤风肿翳，化疫，温疠暖作，赤气彰而化火疫，皆烦而躁渴，渴甚，治之以泄之可止。

是故子午之岁，太阴升天，主窒天冲，胜之不前。又或遇壬子，木运先天而至者，中木遇抑之也，升天不前，即风埃四起，时举埃昏，雨湿不化。民病风厥涎潮，偏痹不随，胀满。久而伏郁，即黄埃化疫也，民病夭亡，脸肢府黄疸满闭，湿令弗布，雨化乃微。

是故丑未之年，少阳升天，主窒天蓬，胜之不前。又或遇太阴未迁正者，即少阴未升天也，水运以至者。升天不前，即寒雾反布，凛冽如冬，水复涸，冰再结，暄暖乍作，冷夏布之，寒暄不时。民病伏阳在内，烦热生中，心神惊骇，寒热间争。以成久郁，即暴热乃生，赤风气瞳翳，化成疫疠，乃化作伏热内烦，痹而生厥，甚则血溢。

是故寅申之年，阳明升天，主窒天英，胜之不前。又或遇戊申戊寅，火运先天而至。金欲升天，火运抑之，升之不前，即时雨不降，西风数举，咸卤燥生。民病上热，喘嗽血溢。久而化郁，即白埃翳雾，清生杀气，民病胁满悲伤，寒鼽嚏嗌干，手拆皮肤燥。

是故卯酉之年，太阳升天，主窒天芮，胜之不前。又遇阳明未迁正者，即太阳未升天也，土运以至。水欲升天，土运抑之，升之不前，即湿而热蒸，寒生两间。民病注下，食不及化。久而成郁，冷来客热，冰雹卒至。民病厥逆而哕，热生于内，气痹于外，足胫酸疼，反生心悸懊热，暴烦而复厥。

黄帝曰：升之不前，余已尽知其旨，愿闻降之不下，可得明乎？岐伯曰：悉乎哉问！是之谓天地微旨，可以尽陈斯道。所谓升已必降也，至天三年，次岁必降，降而入地，始为左间也。如此升降往来，命之六纪者矣。是故丑未之岁，厥阴降地，主室地晶，胜而不前。又或遇少阴未退位，即厥阴未降下，金运以至中，金运承之，降之未下，抑之变郁，木欲降下，金承之，降而不下，苍埃远见，白气承之，风举埃昏，清燥行杀，霜露复下，肃杀布令。久而不降，抑之化郁，即作风躁相伏，暄而反清，草木萌动，杀霜乃下，蛰虫未见，惧清伤藏。

是故寅申之岁，少阴降地，主室地玄，胜之不入。又或遇丙申丙寅，水运太过，先天而至。君火欲降，水运承之，降而不下，即彤云才见，黑气反生，暄暖如舒，寒常布雪，凛冽复作，天云惨凄。久而不降，伏之化郁，寒胜复热，赤风化疫，民病面赤心烦、头痛目眩也，赤气彰而温病欲作也。

是故卯酉之岁，太阴降地，主室地苍，胜之不入。又或少阳未退位者，即太阴未得降也，或木运以至。木运承之，降而不下，即黄云见而青霞彰，郁蒸作而大风，雾翳埃胜，折损乃作。久而不降也，伏之化郁，天埃黄气，地布湿蒸。民病四肢不举，昏眩肢节痛，腹满填臆。

是故辰戌之岁，少阳降地，主室地玄，胜之不入。又或遇水运太过，先天而至也。水运承之，降而不下，即彤云才见，黑气反生，暄暖欲生，冷气卒至，甚则冰雹也。久而不降，伏之化郁，冷气复热，赤风化疫，民病面赤心烦，头痛目眩也，赤气彰而热病欲作也。

　　是故巳亥之岁，阳明降地，主窒地彤，胜而不入。又或遇太阴未退位，即少阳未得降，即火运以至之。火运承之不下，即天清而肃，赤气乃彰，暄热反作。民皆昏倦，夜卧不安，咽干引饮，懊热内烦，天清朝暮，暄还复作。久而不降，伏之化郁，天清薄寒，远生白气。民病掉眩，手足直而不仁，两胁作痛，满目晄晄。

　　是故子午之年，太阳降地，主窒地阜胜之，降而不入。又或遇土运太过，先天而至。土运承之，降而不入，即天彰黑气，瞑暗凄惨，才施黄埃而布湿，寒化令气，蒸湿复令。久而不降，伏之化郁，民病大厥，四肢重怠，阴痿少力，天布沉阴，蒸湿间作。

　　帝曰：升降不前，晰知其宗，愿闻迁正，可得明乎？岐伯曰：正司中位，是谓迁正位，司天不得其迁正者，即前司天以过交司之日，即遇司天太过有余日也，即仍旧治天数，新司天未得迁正也。厥阴不迁正，即风暄不时，花卉萎瘁。民病淋溲，目系转，转筋喜怒，小便赤。风欲令而寒由不去，温暄不正，春正失时。少阴不迁正，即冷气不退，春冷后寒，暄暖不时。民病寒热，四肢烦痛，腰脊强直。木气虽有余，而位不过于君火也。太阴不迁正，即云雨失令，万物枯焦，当生不发。民病手足肢节肿满，大腹水肿，填臆不食，飧泄胁满，四肢不举。雨化欲令，热犹治之，温煦于气，亢而不泽。少阳不迁正，即炎灼弗令，苗莠不荣，酷暑于秋，肃杀晚至，霜露不时。民病痎疟骨热，心悸惊骇，甚时血溢。阳明不迁正，则暑化于前，肃杀于后，草木反荣。民病寒热鼽嚏，皮毛折，爪甲枯焦，甚则喘嗽息高，悲伤不乐。热化乃布，燥化未令，即清劲未行，肺金复病。太阳不迁正，即冬清反寒，易令于春，杀霜在前，寒冰于后，阳光复治，凛冽不作，雾云待时。民病温疠至，喉闭嗌干，烦躁而渴，喘息而有音也。寒化待燥，犹治天气，过失序，与民作灾。

帝曰：迁正早晚，以命其旨，愿闻退位，可得明哉？岐伯曰：所谓不退者，即天数未终，即天数有余，名曰复布政，故名曰再治天也，即天令如故而不退位也。厥阴不退位，即大风早举，时雨不降，湿令不化，民病温疫，疵废①风生，民病皆肢节痛，头目痛，伏热内烦，咽喉干引饮。少阴不退位，即温生春冬，蛰虫早至，草木发生，民病膈热咽干，血溢惊骇，小便赤涩，丹瘤疹疮疡留毒。太阴不退位，而取寒暑不时，埃昏布作，湿令不去，民病四肢少力，食饮不下，泄注淋满，足胫寒，阴痿闭塞，失溺小便数。少阳不退位，即热生于春，暑乃后化，冬温不冻，流水不冰，蛰虫出见，民病少气，寒热更作，便血上热，小腹坚满，小便赤沃，甚则血溢。阳明不退位，即春生清冷，草木晚荣，寒热间作，民病呕吐暴注，食饮不下，大便干燥，四肢不举，目瞑掉眩。

帝曰：天岁早晚，余以知之，愿闻地数，可得闻乎？岐伯曰：地下迁正升天及退位不前之法，即地土产化，万物失时之化也。

帝曰：余闻天地二甲子，十干十二支，上下经纬天地，数有迁移，失守其位，可得昭乎？岐伯曰：失之迁位者，谓虽得岁正，未得正位之司，即四时不节，即生大疫。注《玄珠密语》云：阳年三十年，除六年天刑，计有太过二十四年，除此六年，皆作太过之用，令不然之旨。今言迁支迁位，皆可作其不及也。

---

① 疵废：张介宾注曰："疵，黑斑也。废，肢体偏废也。"

假令甲子阳年，土运太窒，如癸亥天数有余者，年虽交得甲子，厥阴犹尚治天，地已迁正，阳明在泉，去岁少阳以作右间，即厥阴之地阳明，故不相和奉者也。癸巳相会，土运太过，虚反受木胜，故非太过也，何以言土运太过，况黄钟^①不应太窒，木即胜而金还复，金既复而少阴如至，即木胜如火而金复微，如此则甲己失守，后三年化成土疫，晚至丁卯，早至丙寅，土疫至也，大小善恶，推其天地，详乎太一。又只如甲子年，如甲至子而合，应司而治天，即下己卯未迁正，而戊寅少阳未退位者，亦甲己下有合也，即土运非太过，而木乃乘虚而胜土也，金次又行复胜之，即反邪化也。阴阳天地殊异尔，故其大小善恶，一如天地之法旨也。

假令丙寅阳年太过，如乙丑天数有余者，虽交得丙寅，太阴尚治天也，地已迁正，厥阴司地，去岁太阳以作右间，即天太阴而地厥阴，故地不奉天化也。乙辛相会，水运太虚，反受土胜，故非太过，即太簇之管^②，太羽不应，土胜而雨化，木复即风，此者丙辛失守其会，后三年化成水疫，晚至己巳，早至戊辰，甚即速，微即徐，水疫至也，大小善恶推其天地数，乃太乙游宫。又只如丙寅年，丙至寅且合，应交司而治天，即辛巳未得迁正，而庚辰太阳未退位者，亦丙辛不合德也，即水运亦小虚而小胜，或有复，后三年化疠，名曰水疠，其状如水疫，治法如前。

假令庚辰阳年太过，如己卯天数有余者，虽交得庚辰年也，

---

① 黄钟：六律中的六阳律之一。六律通指黄钟、太簇、姑洗、蕤宾、夷则、无射六阳律与大吕、夹钟、仲吕、林钟、南吕、应钟六阴律。
② 管：指律管。阳六律与阴六吕合称十二律。

阳明犹尚治天，地已迁正，太阴司地，去岁少阴以作右间，即天阳明而地太阴也，故地不奉天也。乙巳相会，金运太虚，反受火胜，故非太过也，即姑洗之管，太商不应，火胜热化，水复寒刑，此乙庚失守，其后三年化成金疫也，速至壬午，徐至癸未，金疫至也，大小善恶，推本年天数及太一也。又只如庚辰，如庚至辰，且应交司而治天，即下乙未未得迁正者，即地甲午少阴未退位者，且乙庚不合德也，即下乙未，干失刚，亦金运小虚也，有小胜或无复，后三年化疠，名曰金疠，其状如金疫也。治法如前。

　　假令壬午阳年太过，如辛巳天数有余者，虽交后壬午年也，厥阴犹尚治天，地已迁正，阳明在泉，去岁丙申少阳以作右间，即天厥阴而地阳明，故地不奉天者也。丁辛相合会，木运太虚，反受金胜，故非太过也，即蕤宾之管[1]，太角不应，金行燥胜，火化热复，其即速，微即徐，疫至大小善恶，推疫至之年天数及太一。又只如壬至午，且应交司而治之，即下丁酉未得迁正者，即地下丙申少阳未得退位者，见丁壬不合德也，即丁柔干失刚，亦木运小虚也，有小胜小复。后三年化疠，名曰木疠，其状如风疫，法治如前。

　　假令戊申阳年太过，如丁未天数太过者，虽交得戊申年也，太阴犹尚治天，地已迁正，厥阴在泉，去岁壬戌太阳以退位作右间，即天丁未，地癸亥，故地不奉天化也。丁癸相会，火运太虚，反受水胜，故非太过也，即夷则之管[2]，上太徵不应，此戊

---

[1] 蕤宾之管：张介宾注曰："蕤宾之管，太角之律也，阳木不正，故蕤宾失音。"

[2] 夷则之管：张介宾注曰："夷则之管，火之律也，上管属阳，太徵也，下管属阴，少徵也。戊不得正，故上之太徵不应。"

癸失守其会，后三年化疫也，速至庚戌，大小善恶，推疫至之年天数及太一。又只如戊申，如戊至申，且应交司而治天，即下癸亥未得迁正者，即地下壬戌太阳未退者，见戊癸亥未合德也，即下癸柔干失刚，见火运小虚也，有小胜或无复也，后三年化疬，名曰火疬也。治法如前，治之法可寒之泄之。

黄帝曰：人气不足，天气如虚，人神失守，神光不聚，邪鬼干人，致有夭亡，可得闻乎？岐伯曰：人之五藏，一藏不足，又会天虚，感邪之至也。人忧愁思虑即伤心，又或遇少阴司天，天数不及，太阴作接间至，即谓天虚也，此即人气天气同虚也。又遇惊而夺精，汗出于心，因而三虚，神明失守。心为君主之官，神明出焉。神失守位，即神游上丹田，在帝太一帝君泥丸宫下，神既失守，神光不聚，却遇火不及之岁，有黑尸鬼见之，令人暴亡。人饮食劳倦即伤脾，又或遇太阴司天，天数不及，即少阳作接间至，即谓之虚也，此即人气虚而天气虚也。又遇饮食饱甚，汗出于胃，醉饱行房，汗出于脾，因而三虚，脾神失守。脾为谏议之官，智周出焉。神既失守，神光失位而不聚也，却遇土不及之年，或己年或甲年失守，或太阴天虚，青尸鬼见之，令人卒亡。人久坐湿地，强力入水即伤肾，肾为作强之官，伎巧出焉，因而三虚，肾神失守。神志失位，神光不聚，却遇水不及之年，或辛不会符，或丙年失守，或太阳司天虚，有黄尸鬼至，见之令人暴亡。人或恚怒，气逆上而不下，即伤肝也。又遇厥阴司天，天数不及，即少阴作接间至，是谓天虚也，此谓天虚人虚也。又遇疾走恐惧，汗出于肝。肝为将军之官，谋虑出焉。神位失守，神光不聚，又遇木不及年，或丁年不符，或壬年失守，或厥阴司天虚也，有白尸鬼见之，令人暴亡也。已上五失守者，天虚而人虚也，神游失守其位，即有五尸鬼干人，令人暴亡也，谓之曰尸厥。人犯五神易位，即神光不圆也。非但尸鬼，即一切邪犯者，皆是神失守位故也。此谓得守者生，失守者死。得神者昌，失神者亡。

主要参考文献

[1] 唐·王冰.黄帝内经素问 [M]. 北京：人民卫生出版社，1963.

[2] 宋·赵佶.圣济总录 [M]. 北京：中国中医药出版社，2018.

[3] 宋·何大任.太医局诸科程文格 [M]. 北京：中国中医药出版社，2005.

[4] 宋·陈无择.三因极一病证方论 [M]. 北京：中国中医药出版社，2007.

[5] 金·成无己.注解伤寒论.北京：中国医药科技出版社，2019.

[6] 金·刘完素.素问玄机原病式 [M]. 北京：人民卫生出版社，2005.

[7] 金·张元素.医学启源 [M]. 北京：中国中医药出版社，2019.

[8] 金·张从正.儒门事亲 [M]. 天津：天津科学技术出版社，1999.

[9] 金·李东垣.脾胃论 [M]. 北京：中国中医药出版社，2007.

[10] 金·李东垣.内外伤辨惑论 [M]. 北京：中国医药科技出版社，2019.

[11] 明·汪机.运气易览 [M]. 北京：中国中医药出版社，

2016.

[12] 明·张介宾. 类经图翼 [M]. 北京：人民卫生出版社，1965.

[13] 明·张介宾. 类经 [M]. 北京：人民卫生出版社，1964.

[14] 明·王肯堂撰，陆拯主编. 王肯堂医学全书 [M]. 北京：中国中医药出版社，1999.

[15] 明·楼英. 医学纲目 [M]. 北京：中国中医药出版社，1996.

[16] 明·李梴. 医学入门 [M]. 北京：中国中医药出版社，1995.

[17] 明·徐春甫. 古今医统大全 [M]. 北京：人民卫生出版社，1996.

[18] 明·虞抟. 医学正传 [M]. 北京：中医古籍出版社，2002.

[19] 明·张三锡. 医学六要 [M]. 上海：上海科学技术出版社，2005.

[20] 明·万全. 万氏家传保命歌括 [M]. 武汉：湖北科学技术出版社，1986.

[21] 明·龚廷贤. 万病回春 [M]. 北京：中国医药科技出版社，2014.

[22] 明·韩懋. 韩氏医通 [M]. 北京：人民卫生出版社，1989.

[23] 明·徐春甫. 古今医统大全 [M]. 北京：人民卫生出版社，1991.

[24] 明·张介宾. 景岳全书 [M]. 北京：中国医药科技出版社，2011.

[25] 明·江瓘, 清·魏之琇. 名医类案正续编 [M]. 太原: 山西科学技术出版社, 2013.

[26] 明·孙一奎. 赤水玄珠 [M]. 北京: 中国医药科技出版社, 2011.

[27] 明·徐亦稚. 运气商 [M]. 北京: 中国中医药出版社, 2016.

[28] 明·王肯堂. 医学穷源集 [M]. 北京: 中国医药科技出版社, 2015.

[29] 清·陆懋修. 内经运气病释 [M]. 上海: 上海江东印行, 1912.

[30] 清·王丙. 伤寒论说辩附余. 长春中医药大学馆藏抄本.

[31] 清·杨栗山. 伤寒瘟疫条辨 [M]. 北京: 中国中医药出版社, 2002.

[32] 清·余师愚. 疫疹一得 [M]. 北京: 人民卫生出版社, 1996.

[33] 清·吴瑭. 温病条辨 [M]. 北京: 中国医药科技出版社, 2013.

[34] 清·王孟英. 随息居重订霍乱论 [M]. 北京: 中国中医药出版社, 2008.

[35] 清·雷丰. 时病论 [M]. 福州: 福建科学技术出版社, 2010.

[36] 清·陈耕道. 疫痧草 [M]. 上海: 上海科学技术出版社, 2000.

[37] 清·刘奎. 松峰说疫 [M]. 北京: 人民卫生出版社, 1987.

[38] 清·陈蛰庐. 瘟疫霍乱答问　霍乱审证举要 [M]. 大东

书局，1936.

[39] 清·马印麟. 瘟疫发源 [M]. 北京：中国中医药出版社，2015.

[40] 清·李延昰. 脉诀汇辨 [M]. 海口：海南出版社，2012.

[41] 清·雷丰. 时病论 [M]. 福州：福建科学技术出版社，2010.

[42] 清·叶天士. 临证指南医案 [M]. 北京：中国中医药出版社，2008.

[43] 清·费启泰. 救偏琐言 [M]. 上海：上海古籍出版社，1996.

[44] 清·吴谦. 医宗金鉴 [M]. 北京：人民卫生出版社，2006.

[45] 清·沈金鳌. 杂病源流犀烛 [M]. 北京：人民卫生出版社，2006.

[46] 清·吴瑭. 吴鞠通医案 [M]. 上海：上海科学技术出版社，2010.

[47] 清·魏之琇. 续名医类案 [M]. 北京：人民卫生出版社，1997.

[48] 清·林珮琴. 类证治裁 [M]. 北京：中国医药科技出版社，2011.

[49] 清·程文囿. 程杏轩医案 [M]. 北京：中国医药科技出版社，2018.

[50] 日·冈本为竹. 运气论奥谚解 [M]. 南京：江苏人民出版社，1954.

[51] 王琦.《素问》今释 [M]. 贵阳：贵州人民出版社，1981.

[52] 刘长林.《内经》的哲学和中医学的方法 [M]. 北京：科

学出版社，1982.

[53] 任应秋. 运气学说 [M]. 上海：上海科学技术出版社，1983.

[54] 方药中.《内经素问》运气七篇讲解 [M]. 北京：人民卫生出版社，1984.

[55] 王琦，王树芳，等. 运气学说的研究与考察 [M]. 北京：知识出版社，1989.

[56] 雷顺群.《内经》多学科研究 [M]. 南京：江苏科学技术出版社，1990.

[57] 王玉川. 运气探秘 [M]. 北京：华夏出版社，1993.

[58] 陈庆平等校注. 太平惠民和剂局方 [M]. 北京：中国中医药出版社，1996.

[59] 李顺保. 温病学全书 [M]. 北京：学苑出版社，2002.

[60] 苏颖. 中医运气学 [M]. 长春：吉林科学技术出版社，2004.

[61] 张登本，孙理军校注. 王冰医学全书 [M]. 北京：中国中医药出版社，2006.

[62] 张大昌，钱超尘. 辅行诀五脏用药法要传承集 [M]. 北京：学苑出版社，2008.

[63] 苏颖. 中医运气学 [M]. 北京：中国中医药出版社，2012.

[64] 苏颖. 明清医家论温疫 [M]. 北京：中国中医药出版社，2013.

[65] 苏颖. 五运六气探微 [M]. 北京：人民卫生出版社，2014.

[66] 周仲瑛，于文明. 中医古籍珍本集成（续）（医经卷）

素问入式运气论奥 [M]. 长沙：湖南科学技术出版社，2014.

[67] 苏颖 . 五运六气概论 [M]. 北京：中国中医药出版社，2016.

[68] 苏颖 . 五运六气医案评析 [M]. 北京：人民卫生出版社，2017.